Die Apothekenbetriebsrechte in Preußen

Von

Justizrat Hermann Lewinsky
Rechtsanwalt in Danzig

Zweite, vollständig umgearbeitete Auflage

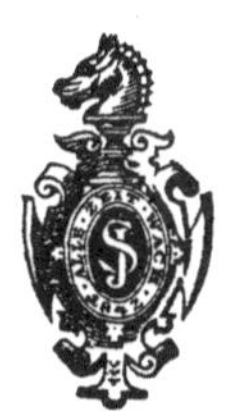

Springer-Verlag Berlin Heidelberg GmbH
1917

ISBN 978-3-662-42296-0 ISBN 978-3-662-42565-7 (eBook)
DOI 10.1007/ 978-3-662-42565-7

Vorwort zur zweiten Auflage.

Seit Erscheinen der ersten Auflage ist die Rechtsnatur der Apothekenbetriebsrechte in Literatur und Rechtsprechung vielfach behandelt worden; auch erwies sich die Heranziehung der Lehren des öffentlichen Rechts als zweckmäßig, worauf insbesondere Kormann in der Kritik meines Aufsatzes in der Kritischen Vierteljahrsschrift, Band 15, S. 602, hingewiesen hat, der dort auch zuerst die Frage anregte, ob die Apothekenkonzessionen nicht in die Gruppe der Rechte und Pflichten erzeugenden Staatsakte gehören. Die Berücksichtigung des neu hinzugekommenen Materials machte eine völlige Umarbeitung notwendig, so daß von der ersten Auflage kaum mehr als der Titel unverändert geblieben ist.

Danzig, im März 1917.

Der Verfasser.

Inhaltsverzeichnis.

Kapitel 3.

Einleitung.

Die verschiedenen Arten der Apothekenbetriebsrechte und ihre Rechtsnatur.

Die Apothekenbetriebsrechte werden in Preußen noch gegenwärtig auf Grund der revidierten Apothekerordnung vom 11. Oktober 1801 und der zur Ergänzung und Ausführung dieser Apothekerordnung ergangenen Gesetze und Verordnungen erteilt. Die neueste Rechtsquelle, die Kabinettsorder vom 30. Juni 1894, nimmt auf die Apothekenordnung ausdrücklich Bezug.

Die Apothekerordnung kennt nur die Privilegien. Seit dem Gewerbeedikt vom 2. November 1810 werden Privilegien nicht mehr verliehen. An ihre Stelle sind die Konzessionen getreten. Die bis zur Kabinettsorder vom 30. Juni 1894 verliehenen Konzessionen werden verkäufliche, die auf Grund der Kabinettsorder vom 30. Juni 1894 verliehenen werden unverkäufliche oder Personalkonzessionen genannt.

Die preußischen Apothekenbetriebsrechte zerfallen hiernach in Apothekenprivilegien und in Apothekenkonzessionen. Die Konzessionen sind entweder verkäufliche oder unverkäufliche.

Alle diese Apothekenbetriebsrechte, auch die unverkäuflichen Apothekenkonzessionen, sind gleichartige, durch einen Staatsakt entstandene Rechte, welche nicht nur öffentlich-rechtliche Ansprüche, sondern auch Befugnisse enthalten, die privatrechtlichen Rechtsschutz genießen.

Kapitel 1.

Geschichtliche Übersicht.

Die rechtsgeschichtliche Entwicklung der Rechte und Pflichten der Apotheker in Deutschland überhaupt.

Die älteste Apothekengesetzgebung, welche für die Entwicklung des deutschen Apothekenwesens in Betracht kommt, stammt aus dem Jahre 1241[1]) und ist in zwei Verordnungen Kaiser Friedrichs II. ergangen. Diese Verordnungen enthalten bereits eine große Zahl von Grundsätzen der gesetzlichen Regelung des Apothekenwesens, welche auch noch gegenwärtig für die Apothekengesetzgebung maßgebend sind. In die Zeit dieser Gesetzgebung wird auch die Ausgestaltung der Apotheke als selbständige Arzneibereitungsstätte verlegt, während bis zu dieser Zeit der Arzt gleichzeitig Arzneibereiter war, und eine besondere Arzneibereitungsstätte nicht existierte. Ob die Gesetzgebung Kaiser Friedrichs II. auch für Deutschland erlassen ist und auch in Deutschland Geltung haben sollte, ist bestritten. Schelenz und Radeke[2]) nehmen dies wohl zu unrecht an; sie paßt ausschließlich auf italienische Verhältnisse und ist wohl nur für das Königreich beider Sizilien ergangen, wo schon ein Jahrhundert vorher und zwar 1140 König Roger von Neapel eine ähnliche Gesetzgebung erlassen hatte, wenngleich sie auch für Deutschland Einfluß gewann. Die Verordnungen Kaiser Friedrichs II. lauten, soweit sie sich auf die

---

[1]) Als Jahr dieser Gesetzgebung wird auch 1224 angegeben, so Schelenz S. 314, Günzel S. 5.

[2]) Schelenz S. 315, Radeke S. 10, dagegen Berendes S. 85 ff., Sundheim S. 5, auch Günzel S. 5.

Pharmazie beziehen, nach Thomasius[1]) und Schelenz[2]), wie folgt:

Medicus ... jurabit ... quod si pervenerit ad notitiam suam quod aliquis confectionarius minus bene conficiat, curiae denuntiabit.

Non contrahat societatem cum confectionaris ... nec ipse habeat propriam stationem. Confectionarii vero facient confectiones expensis suis cum testimonio medicorum juxta formam constitutionis nostrae,

nec admittentur ad hoc, ut teneant confectiones nisi praestito juramento, omnes confectiones suas secundum praedictam formam facient sine fraude.

Nec stationes hujusmodi modus erunt ubique, sed in certis civitatibus per regnum ut inferius describitur.

In qualibet terra regni nostri nostrae jurisdictioni subjecta duos viros circumpectos et fide dignos volumus ordinari et corporali per eos praestito sacramento tenere, quorum nomina ad curiam nostram mittentur, sub quorum testatione electuaria et syrupi ac aliae medicinae legaliter fiant et sic factae vendantur. Salerni maximė per magistros in physica haec volumus approbare.

Conficientes medicinas sacro corporaliter praestito volumus obligare, ut ipsas fideliter juxta artes et honmium qualitates in praesentia juratorum conficiant.

Quod si contra fecerint, publicatione bonorum suorum mobilium sententialiter condemnentur,

Ordinati autem, quorum fidei praedicta sunt commissa, si fraudes in credito ipsis officio commisse probentur, ultimo feriendos supplicio esse censemus.

Lucrabitur autem stationarius de confectionibus et de simplicibus medicinis, quae non consueverunt teneri in apothecis ultra annum a tempore emptionis, pro qualibet uncia poterit et licebit tres tarenos lucrari.

De aliis vero, quae ex natura medicaminum vel ex alia causa ultra annum in apotheca tenentur, pro qualibet uncia licebit lucrari sex tarenos.

Hier findet sich die Bezeichnung Apotheker noch nicht, wohl aber wird von der Apotheke gesprochen, die auch als statio bezeichnet wird; der Apotheker wird confectionarius und stationarius genannt. Der wesentliche Inhalt dieser Gesetzgebung ist folgender:

---

[1]) Thomasius § III ff.

[2]) Schelenz S. 314.

Die Apotheker stehen unter Aufsicht der Ärzte; der die Aufsicht führende Arzt ist unter Eid gehalten, Verfehlungen der Apotheker zur Anzeige zu bringen.

Der Arzt soll mit dem Apotheker keine geschäftliche Gemeinschaft haben und selbst keine Apotheke halten.

Die Apotheker müssen ein Zeugnis der medizinischen Fakultät zu Salerno (medicorum) über ihre Befähigung zum Beruf beibringen; sie sollen eidlich verpflichtet werden, die Arzneien vorschriftsmäßig und ohne Betrug anzufertigen. Verletzungen dieses Eides und dieser Pflicht sollen den Verlust ihres Vermögens zur Folge haben.

Nicht überall, sondern nur in bestimmten größern Ortschaften (certis civitatibus) soll eine Apotheke errichtet werden. In jedem Bezirke des Reichs sollen zwei angesehene Männer (duo viri circumspecti et fide digni) nach Auswahl der Fakultät zu Salerno angestellt werden, die unter Eid verpflichtet werden sollen, darüber zu wachen, daß die Latwergen, Sirupe und andere Arzneien vorschriftsmäßig angefertigt und nur so in Verkehr gebracht werden.

Bei solchen Arzneimitteln, die sich gewöhnlich nicht über ein Jahr halten, durfte der Apotheker reinen Nutzen von 3 Tareni, bei solchen, die sich länger halten, einen Nutzen von 6 Tareni von einer Unze berechnen.

Es wurde dem Apotheker die Verfälschung der Nahrungsmittel und der unbefugte Verkauf von Giften, Liebestränken und ähnlichen Mitteln verboten.

Nach der Gesetzgebung Kaiser Friedrichs II. hatte der Apotheker folgende öffentlich-rechtliche Pflichten:

1. Die Pflicht, die Arzneien vorschriftsmäßig anzufertigen, die er eidlich geloben mußte, also eine Betriebspflicht,
2. er hatte sich der vom Gesetz angeordneten Aufsicht zu unterwerfen,
3. die Pflicht zur Einhaltung von Taxvorschriften,
4. die Pflicht, mit den Ärzten keine geschäftliche Gemeinschaft zu haben.
5. Die Errichtung einer Apotheke war von der Verleihung

des Rechts zur Errichtung seitens der Staatsbehörde abhängig. Das wird aus der Bestimmung gefolgert, daß nicht überall, sondern nur in bestimmten Ortschaften (certis civiltatibus) eine Apotheke errichtet werden dürfe[1]).

Die landesgesetzlichen Vorschriften in Deutschland, die die Geschichtschreiber des Apothekenwesens erwähnen, enthalten die gleichen Grundsätze, wie sie diese Gesetzgebung aufgestellt hat. Die erste und nach Berendes[2]) wohl die älteste landesgesetzliche Verordnung, die sich mit dem Apotheker beschäftigt, stammt aus dem Jahre 1350 und ist in Nürnberg erlassen; sie enthält den Eid, den der Apotheker zu leisten hatte, und durch den er die Erfüllung seiner Berufspflicht eidlich angeloben mußte, und verpflichtet die Ärzte, selbst keine Rezepte anzufertigen. Eine ähnliche Verordnung enthalten die Konstanzer Ratsbücher aus dem Jahre 1384. Auch nach diesen hatte der Apotheker die Erfüllung seiner Berufspflicht eidlich anzugeloben.

Eine deutsche Apothekengesetzgebung ähnlich der Kaiser Friedrichs II. enthalten die Statuten Karls IV. der Kunstärzte, Wundärzte und Apotheker, ebenfalls aus der zweiten Hälfte des 14. Jahrhunderts[3]). Diese stellten eine Taxe für den Apotheker auf, bestimmten, daß der Arzt mit dem Apotheker keine Gemeinschaft haben solle, auch die Patienten in keine bestimmte Apotheke verweisen dürfe; der Apotheker solle keine ärztliche Praxis treiben dürfen. Zwei Kunstärzte sollen allmonatlich die Apotheken besuchen und die Vorräte an Konfekten und sonstigen zur Apotheke gehörigen Dingen untersuchen; die Apotheker mußten diese Statuten beschwören, Übertretungen galten als Meineid.

Ähnliche Apothekengesetze sind im 15. Jahrhundert häufig, überall der Eid des Apothekers, Taxvorschriften, Aufsichtsrecht, Vorschriften über die getreue Ausübung des Berufs,

---

1) Schelenz S. 314. Radeke S. 12.
2) Berendes S. 109 ff.
3) Berendes S. 110.

Trennung des Berufs des Apothekers und des Arztes, Kurierverbot des Apothekers. Hier mag die Apothekerordnung der Stadt Frankfurt von 1461[1]), der Stadt Heidelberg von 1471 und der Stadt Ulm von 1491 erwähnt werden. Im Jahr 1496 erließ Kaiser Sigismund zu Basel ein Gesetz, das die deutschen Reichsstädte verpflichtete, einen Meisterarzt oder Stadtphysikus anzustellen, der auch die Besichtigung der Apotheken vorzunehmen hatte.

Die gleiche Tendenz weisen die Apothekerordnungen aus dem 16. Jahrhundert auf. Die älteste, die der Stadt Frankfurt vom Jahre 1500, bestimmt, daß der Apotheker die composita nur unter Aufsicht des Arztes anfertigen dürfe, daß der Arzt die Aufbewahrung einer großen Zahl von Apothekerwaren dadurch kontrollieren solle, daß er auf die Gefäße Jahr und Tag der Anfertigung vermerke, und daß der Apotheker an die vom Rat aufgestellte Taxe gebunden sei[2]). Eine Nürnberger Apothekerordnung vom Jahre 1529 stellt die gleichen Grundsätze auf; eine Ergänzung vom 28. Juni 1555 ordnet auch eine Prüfung der Apotheker vor einer Kommission von drei Ärzten an, von deren Bestehen die selbständige Führung einer Apotheke abhängen soll. Die Apothekerordnung der Stadt Ulm vom Jahre 1564 regelt die Rechtsverhältnisse der Apotheker ebenfalls auf der gleichen Grundlage und schreibt außerdem alljährlich eine Revision durch die Ärzte und den „Herrn Stätterechner" vor.

Wenige Jahre vorher hatte ein Reichstagsbeschluß von 1548 die Visitationen der Apotheken für alle Länder des Hl. Römischen Reichs angeordnet, und zwar sollten die Visitationen zum mindesten jährlich einmal erfolgen. Die gleiche Anordnung traf ein Reichstagsbeschluß von 1577, der der Behörde außer der Visitation den Erlaß von Taxvorschriften zur Pflicht machte.

Auch die Apothekengesetzgebung des 17. Jahrhunderts brachte lediglich eine nähere Ausgestaltung dieser Grundsätze

1) Berendes S. 110ff. Kriegk S. 60.
2) Berendes S. 138.

über die Betriebspflichten des Apothekers, stellt neue Grundsätze aber nicht auf. Die erste ist die des Erzbischofs Schweikhard von Mainz von 1605[1]), bei der vielleicht als neue Bestimmung die Vorschrift erwähnenswert ist, daß die Apotheken an einer gesunden Stelle liegen müssen. Eine große Zahl weiterer Ordnungen folgte in vielen andern Städten und Staaten, bis dann Ende des 17. Jahrhunderts in Brandenburg eine Medizinalgesetzgebung entstand, welche als die Grundlage der modernen preußischen Medizinalgesetzgebung gilt.

Die rechtsgeschichtliche Entwicklung in Brandenburg-Preußen.

Über die Medizinalgesetzgebung der Mark Brandenburg aus älterer Zeit ist, abgesehen von zahlreichen Privilegien, eine Apothekertaxe bekannt, welche im Jahre 1574 der Stadtphysikus Fleck (Flacius) aus Zwickau unter Zuziehung des Bürgermeisters von Berlin und des Apothekers aus Brandenburg verfaßt hat[2]).

Als erstes eigentliches Medizinalgesetz Brandenburgs ist das „Kgl. Preußische und Churfürstl. Brandenburgische Medicinal Edict und Ordnung" vom 12. November 1685 anzusehen[3]). Dieses Edikt bestimmte, daß ein Collegium Medicum Electorale errichtet werden solle, dem das gesamte Medizinalwesen, insbesondere auch die Beaufsichtigung der Apotheken mit Ausnahme der Hofapotheken unterstehen sollte. Die von den Apothekern handelnden §§ 11 und 12 dieses Edikts enthalten bereits alle öffentlich-rechtlichen Pflichten und Rechte des Apothekers, wie sie auch in spätern Gesetzen geordnet sind.

§ 11. Welchem nechst Wir diesem Collegio die Inspection über alle in Unseren Landen vorhandene Apothecken, außer der Hof-Apothecken, welches denen Leib- und Hof-Medicis allein zukommt, dergestalt anbefohlen haben wollen, daß sie dieselbst, jedoch ohne ihre Kosten, Jährlich aber so offt es vonnöthen ist, und zwar in den Städten mit Zuziehung der Magistraten und Stadt-Physi-

[1]) Berendes S. 161.

[2]) Berendes S. 146.

[3]) Nov. corp. const. March. Teil V Abschnitt 4.

corum mit Fleiß visitieren, die darinnen vorhandenen Medicamente und Materialien examinieren, was alt, verlegen, falsch und untüchtig ist, vom Guten separieren, und sowohl die Apotheker als deren Gesellen und Jungen zur Verrichtung ihres Amts ernstlich anweisen, auch dahin sehen, daß die Medicamenta in gebührlichem Preiß verkauffet, nicht aber über die Maße und Billigkeit gesteigert werden, zu welchem Ende denn eine gewisse Taxa zu machen und darinnen das Pretium zu setzen, auch Uns zu unserer Approbation zu übergeben sein wird. Außer den Apothekern aber soll niemandem Medicamenta zu verkauffen erlaubet seyn bey Vermeidung ernster Straffe. Die Unkosten, welche auf Reise und Visitation der Apotheken gehen, soll der Magistrat und die Apothecker zu tragen schuldig seyn.

§ 12. Die Neuankommenden Apothecker sollen sich zuförderst bei diesem Collegio angeben, deren Examini sich submittieren und darauf ihre Censur und Approbation nach Befindung gewärtig sein. Gleichergestalt sollen auch die alten privilegierten Apothecker, ihre Provisores, Gesellen und Jungen, wenn sie angenommen sind und loßgezahlet werden, dem Collegio Medico in der Churfürstl. Residenz wie auch zu Frankfurt an der Oder, in den anderen Städten aber dem vom Collegio approbierten Physico Ordinario vorstellen, damit sie mit dessen Approbation und Erteilung eines Testimonii ihres Verhaltens losgesprochen und dimittiert werden können. Insonderheit sollen sie bey ihrem Bürgerlichen Eid und Pflichten Unserer Apothecker-Taxa nachzuleben verbunden seyn, die vorgeschriebenen Medicamenta und Recepte in Nahmen, Gewicht, Maas oder sonsten im wenigsten zu ändern, noch ein Stück für das andere zu nehmen, sich unterstehen, oder ihren Gesellen solches zu tuhn verstatten; Fürdes denen Medicis allen gebühren Respect und geziehmende Ehre erweisen (jedoch keinen heimlichen Verstand auf Gewinn und die Patienten zum Schaden und Nachteil mit ihm aufrichten) die ihnen sub nanu approbatorum medicorum zugefertigten Recepte treulich und sorgfältig verfertigen, selbst aber des Curierens und Besuchens der Patienten sich enthalten, und insonderheit ohne der Medicorum Gutbefinden und Wissen keine Purgantia, Vomitoria, oder treibende starke Medicamenta oder Opiata, viel weniger Gift aus ihren Offizinen verkauffen oder jemand abfolgen lassen bey hoher und unausbleiblicher Bestraffung.

„Die Ordnung, wonach sich die Apothecker in unsern Landen zu achten"[1]) haben, vom 30. August 1693, ergänzte

[1]) Nov. cors. const. Marsch.. Teil V, Abt. 4, S. 33.

die Bestimmungen des Medizinaledikts und führte eingehende Betriebsvorschriften ein, hier mögen folgende hervorgehoben werden:

Die Apotheker sollen sich gegenseitig mit Waren und auch mit Personal (Gesellen) aushelfen (§ 7),

die Offizin soll morgens zu rechter Zeit und bis 10 Uhr abends offen und daselbst bei Nacht und auch an Sonn- und Feiertagen wenigstens ein Gesell anwesend sein (§§ 10, 17),

die Lehrjungen sollen vor dem 4. Jahre der Lehrzeit ohne Beisein des Apothekers nicht präparieren und sich nach beendeter Lehrzeit einer Prüfung vor dem Collegium medicum oder dem Stadtphysikus unterziehen (§ 23) —

sie führte auch das Vorrecht der Forderungen der Apotheker im Konkurse im § 27 ein und enthält am Schluße den Eid, den der Apotheker zu leisten hat.

Auf den gleichen Grundsätzen beruht das Medizinaledikt vom 27. September 1725, aus dem einige Bestimmungen noch gegenwärtig in Geltung sind. Hier mag nur hervorgehoben werden, daß es von einem Amt der Apotheker spricht. Unter der Überschrift: „Derer Apotheker-Amt“ wird im § 3 bestimmt:

Nächstdem müssen die Apotheker vor allen Dingen sich der Gottesfurcht befleißigen, ein nüchtern und mäßiges Leben führen, und sich aufrichtig, friedsam und willfährig gegen jedermann erweisen, sonderlich unter einander keinen Neid und Zwiespalt hegen: In ihrem Amte und Beruf sollen sie sich treu und fleißig erzeigen, alle und jede Simplicia gut, aufrichtig, unverfälscht, zur rechten Zeit einsammeln, wie auch sauber und wohl in bequemen Gefäßen halten und bewähren; zu denen Compositis sollen sie gute auserlesene Stücke nehmen und selbige Medicamenta, als auch die Chymica, nach Unserm Dispensatorio richtig praepariren, selbige wohl verwahren, und insonderheit die auf Recepten verordneten Medicamente, jedesmal bei 25 Rthlr. fiscalischer Strafe, weder über noch unter Unsere Apotheker-Taxe an die Patienten verkauffen, noch weniger die auf denen Recepten verschriebene Ingredienzien verändern, oder so ihm etwa eines fehlet, ein anderes davor substituiren.

Dem Medizinaledikt vom 25. September 1725 folgt das am 1. Januar 1794 in Kraft getretene Allgemeine Landrecht, das zu den in Geltung befindlichen Rechtsquellen gehört.

Die rechtsgeschichtliche Entwicklung der Apothekenbetriebsrechte.

Die Errichtung einer Apotheke durfte, soweit die Rechtsquellen in Deutschland sich verfolgen lassen, von jeher nur auf Grund der Verleihung des Rechts zu einer solchen Errichtung seitens einer öffentlichen Behörde erfolgen[1]). Schon die Gesetzgebung Kaiser Friedrichs II. vom Jahre 1241 machte die Errichtung von einer solchen Verleihung abhängig.

Das Recht zur Verleihung des Apothekenbetriebsrechts nahmen außer den Landesherren die Städte in Anspruch. Die Verleihung geschah durch Privileg. Daß solche Privilegien ähnlich einigen älteren Eisenbahnkonzessionen auch in Vertragsform verliehen wurden, zeigt das unten abgedruckte Konstanzer Privileg aus dem Jahre 1454 und das Frankfurter Privileg vom Jahre 1461[2]). Sehr häufig mußte der Beliehene gegen und bei Verleihung des Privilegs Abgaben oder sonstige öffentlich-rechtliche Pflichten übernehmen. Die Abgaben bestanden in einem Kanon, Lokariengeld, auch in Naturalien, insbesondere Lieferung von Wachs und Aromaticis. Ob diese Rechtsentwicklung auf die Inanspruchnahme eines Regal ähnlichen Rechts hindeutet, mag dahingestellt bleiben. Jedenfalls haben Landesherren und Städte, seit Apotheken als besondere Medizinalanstalten bestehen, das Recht in Anspruch genommen, Apothekenprivilegien auch gegen Übernahme von Abgaben und Lasten zu verleihen, und der Rat der Stadt Rostock hat noch im Jahre 1913 das Betriebsrecht für die Fritz-Reuter-Apotheke in Rostock an den Meistbietenden verkauft; wobei ein Meistgebot von 89000 Mark erzielt wurde[3]).

[1]) Schelenz S. 314. Berendes S. 88. Sundheim S. 6. Nelken S. 72.

[2]) Vgl. auch Günzel S. 10. Kriegk S. 60.

[3]) Vgl. auch die Entscheidung des Reichsgerichts vom 26. November 1896 Bd. 38, S. 47, in der es sich um ein vom Lübecker Senat im Jahre 1892 gegen Entrichtung einer jährlichen Rekognitionsgebühr von 1200 M. und einer jährlichen Rente von 4200 M. verliehenes Apotheken-Realprivilegium handelt. Auch anderen mecklenburgischen Städten, insbesondere der Stadt Wismar, steht das Recht zu, Apothekenprivilegien zu verleihen und dafür Abgaben zu erheben (vgl. Böttger, Apothekengesetzgebung des Reichs I, S. 32 ff.

Auch in Preußen werden gegenwärtig Betriebsrechte mit der Auflage verliehen, daß der Beliehene sich besonderen, von der Staatsbehörde etwa einzuführenden Betriebsabgaben zu unterwerfen hat.

Anderseits sind eine große Zahl von Privilegien erhalten, die ohne jede Abgabenpflicht verliehen sind, nicht wenige auch, in denen dem Apotheker sogar besondere Vergünstigungen zugewendet werden, wenn er sich nur verpflichtet, eine Apotheke zu errichten und zu betreiben, so die Freiheit von Wachen und Hofdiensten, von Zöllen, von Grundstückslasten, ferner Schutz vor Konkurrenz durch andere Gewerbetreibende und auch gegen Errichtung neuer Apotheken.

Daß die Apotheker bis in die neueste Zeit nicht selten als Beamte, so als Hof-Apotheker, Amtsapotheker[1]), Ratsapotheker, angestellt wurden, ein Gehalt erhielten und außerdem das Recht hatten, ihre Apotheke als gewerbliches Unternehmen zu betreiben, mag nur nebenher erwähnt werden.

Das Betriebsrecht wurde bis zum Anfang des 19. Jahrhunderts überall in Deutschland zumeist in der Form von Privilegien verliehen, die teils persönlich, teils veräußerlich und vererblich waren; vielfach waren sie mit dem Eigentum an dem Apothekengrundstücke verbunden, bildeten also ein Zubehör oder einen Bestandteil des Apothekengrundstücks; vielfach waren sie auch unabhängig von einem Grundstücke verliehen und bildeten dann sogen. selbständige Gerechtigkeiten. Nicht selten mußte bei Veräußerung der Apotheke, bisweilen auch bei deren Übergang auf einen Erben eine Bestätigung, Konfirmation, Extension, Erneuerung des Privilegs erfolgen.

Das Allgemeine Landrecht hob das Recht der Städte zur Verleihung von Apothekenprivilegien auf und nahm es allein für den Staat in Anspruch.

Als das älteste in Deutschland vorhandene Apotheken-

---

[1]) Nach dem Herzogl. Nassauischen Edikt vom 14. März 1818 wurden die Apotheker als Beamte angestellt und erhielten den Titel Amtsapotheker. Ein Gehalt bezogen sie nicht, waren vielmehr auf den Ertrag ihrer Apotheken angewiesen.

privileg wird das Priveleg der Schwanen-Apotheke zu Prenzlau vom Jahre 1303 angesehen, welches in lateinischer Sprache abgefaßt ist. Erhalten ist auch die Urkunde vom Jahre 1320, durch welche dieses Privileg auf den Sohn des zuerst beliehenen Apothekers Walter extendiert wird[1]). Aus spätern Jahrhunderten ist eine große Zahl von Privilegien erhalten, welche aber fast ausschließlich nicht nur das Betriebsrecht des Apothekers feststellen, sondern auch seine Betriebspflichten normieren und fast alle jene Pflichten für den Einzelfall feststellen, welche die spätere Apothekengesetzgebung generell für alle Apotheker gesetzlich festgestellt hat. Es mögen hier einige Beispiele solcher Privilegien folgen.

Beispiele von Privilegien.

1. Konstanzer Privileg vom Jahre 1454[2]).

Wir der burgermaister und råte der statt Costentz bekennen mit diser geschrift, das wir mit dem ersamen Johannsen Mantzen dem apponteger gůtlich ůberkommen syen also, wir haben in by uns zů ainem apponteger uffenommen und empfangen mit den furworten hernach begriffen.

1. Dem ist also, das derselb Johannes Mantz also lang im oder uns das fůglich ist, hie by uns in unser statt Costentz hußhablich sitzen und sin, und sin offen apponteg in der selben unser statt haben, doch das er mit dem, so er in siner apponteg zů der årtzny oder auderm bruchent ist (menglichen damit beschaidenlich halten sol,) und das wir in die zit by uns sturfry, wacht- und raiß-fry beliben laussen sőllen und wőllen also lang und er dann mit siner apponteg also by uns ist, åne gevård.

2. Er sol im och sin appenteg und die species, so er dar inn håt, lausen beschwőwen, als offt uns beducht, das das not sy åne gevård.

3. Und als dann maister Buchlin der artzat bißher ettwa vil tits sin aigen appenteg in sinem hus gehept hat, des glichen andere artzat och für sich selbs jr appentegen gehept hand, haben wir dem selben Hansen Mantzen versprochen also, das hinfür kein artzat hie zu Constentz dehain apponteg fur sich selbs weder in sim hus

[1]) Beide Urkunden sind abgedruckt bei Schelenz S. 373ff.

[2]) Zitiert aus Zeitschrift für Geschichte des Oberrheins von Mone, XII. S. 151.

noch davor in andern husern, daran er weder tail noch gemain oder dehainen gewin habe nich haben sollen, dann was ain jetlicher artzat, (er sige dann hie oder in andern stetten und enden gesessen) sinen siechen (oder andern) ärtzny bruchen wil, das er das von ainem offen apponteger (in unser statt) nemen sol, den oder die ain raut hie haut ungevarlich.

4. Des glichen sol er och nit artzen, noch mit dehainem artzat in der ärtzny och weder tail noch gemain haben in kein weg.

Diß haut ain rat gehaißen für vergessen in ains ratzbuch zu schriben, und des dem benanten Johannsen Mantzen ain abgeschrifft zů gebent, das also beschehen ist. Factum secunda ante Jacobi apost. anno dom. Mcccc. L. quarto.

2. Dienstbrief des Apothekers Rabodus Kremer zu Frankfurt a. M. von 1461[1]).

Ich Rabodus Kremer vom Nuwenhuse bekennen vur mich vnd myn erben uffenlichen mit diesem brieffe, das ich der ersamen, wysen herren burgermeistere vnd Rads der stede czu Franckenfutt diener vnd apotecker worden bin, mich yn verbuntlich gemacht han vnd tun das in crafft disz brieffs, in massen nachgeschrieben steet. Czum ersten sal vnd wil ich in die aptecke czugen vnd bestellen alle soliche materialia symplicia vnd conposita, die in eyn redeliche aptecke gehoren, vnd die auch redeliche ordineren vnd fugen nach rade vnd vnderwijsunge irer geswornen ercete vnd doctores. Vnd ich sal vnd wil auch darinne reddeliche, offrichtig, frisch, dogelich gut haben, darinne bestellen vnd halten, vnd was veraltet, vncrefftig vnd vndogelich wirt, sal vnd wil ich darusz tun vnd domyde nichtis conficieren; vnd obe ich das nit darusz tede, so mogen sie isz selbs bestellen darusz getan werden. Ich sal auch keyn recept conficieren noch machen dann nach ordenunge vnd uszwijsunge der buchere Authidetarien Mesue vnd Nycolai, die man in den apotecken gemeynlich pleget czu haben vnd czu halden. Vnd ich sal auch alle recept machen vnd belegen, als die ercete vnd doctores schrijben vnd ordineren vnd nit anders, vnd kein recept verandern dann nach rade vnd mit willen irer erzte vnd doctores. Vnd sal auch den luden rechten, weselichen keuff geben vnd besonders den burgern vnd innewonern czu Franckenfurt, als dann solichs geordnet vnd gesaczt ist nach uszwijsunge der schrifft vnd register, der myn herren der Radt vnd ich eyns han, vnd sal ire burgere darinne nit ubernemen noch besweren. Vnd obe ich daruber vmb sache, die

[1]) Zitiert aus Kriegk, Deutsches Bürgertum im Mittelalter, Bd. 1, S. 67.

in der schrifft verczeichent oder nit verczeichent were, mit eynchem irer burgere irrig wurde, wie vns dann ire crezte vnd radsfundre darvmb cyngiten vnd seczten in gutlichkeit, dobij sulde ich isz lassen vnd dem folgen. Die vorgenannten myn herren sollen auch mogde vnd macht han, alle soliche dinge vnd phengewert czu hoen vnd czu nydern, czu korczen vnd czu lengen, wie sie nach rade irer erczte czuiglicher czijt dunckt redelich vnd weselich sin, dem ich auch also folgen vnd verwilligen sal und wil. Vnd daruff so han die vorgenannten myn herren der Radt czu Franckenfurt mir geluwen czweie hundert gulden, die ich oder myn erben yn widder bezalen sollen vnd wollen, als nach geschrieben steet. Mit namen sollen soliche czweiehundert gulden verandelaget werden Crafft Stalberg, der sie uff myn ebenture mit anderm mym gelde, das ich darczu legen werden, mit dem sinen gein Venedige bestellen sal, doselbs ich in die apteke keuffen und bestellen sal redeliche uffrichtige notturfftige sache, die Crafft egenant dann mit dem sinen wider herusz gein Franckenfurt bestellen vnd fertigen sal. Vnd so dann die penwert mit gottis hulffe gein Franckenfurt kommet, so sollen alle soliche penwert vnd wes ich Rabodus obgenant dan han dem Rade zu Franckenfurt pant vnd gut sin vor die vorgemelten czweiehundert gulden. Vnd han die vorgenannten myn herren von Franckenfurt mir die besonder fruntschafft getan, das sie mir die czweiehondert gulden die nestkomende vier jare guttich ansteen lassen, also das ich dauon keyn pensien geben bedarff, sunder mich der dieselben vier jare czu mym besten gebruchen mag. Vnd czu uczgange derselben nestkomenden vier jaren sal ich alle Franckenfurter messe nest darnach folgende in iglicher besonder bezalen funff und czwenczig gulden, bisz die egemelten czweihundert gulden bisz uff funff vnd zwenczig gulden bezalt sin, so sollen die vorgenannten myn herren mir die lesten funff vnd czwenczig gulden fahren lassen, vnd sal ich vnd myn erben derselben funff vnd czwenczig gulden genczelich qwijdt, ledig vnd loicz sin. Vnd ich Rabodus obgenant han das alles wie vorgeschrieben steet vnd darczu den burger eyt czu Franckenfurt in guten truwen globt vnd czum (sic) heilgen gesworn stede feste vnd vnuerbrochelich czu halden vnd darwider nit czu tun nach (sie) schaffen getan werden in eynche wijse. Des czu vrkunde vnd bekentenis han ich Rabodus obgenant myn eigen signete heran gehangen vnd han darczu gebeden den hochgelerten, ersamen herren meister Heinrich Losen der stede Franckenfurt arczt, das er sin ingesuegele vmb myner bede willen auch an diesen brieff hat gehangen, des ich Heinrich Lose vorgenant bekennen vmb des egenanten Rabodus bede willen also versiegelt han. Datum anno dni. millesimo quadringentesimo sexagesimo primo feria quinta post festum Concepcionis beate Marie virginis gloriose.

3. Berliner Privileg vom Jahre 1556 mit Auferlegung der Taxpflicht und der Betriebspflicht.

Wir, Joachim von Gottes Gnaden Marggraf zu Brandenburg, des Heil. Röm. Reichs Ertz-Cämmerer und Chur Fürst zu Stettin, Pommern, der Cassuben, Wenden, und in Schlesien zu Crossen Hertzog, Burggraf zu Nürnberg und Fürst zu Rügen p. Bekennen und thun kund, vor Uns, Unsere Erben und Nachkommen p. Nachdemp. Unser Leib Arzt und Lieber Getreuer, Augustin Steel, der Artzney Doktor, Uns und Unsere jungen Herrschaft, nun fünf Jahre lang für einen Artzt gedienet und sämtlicher hinfüro auch. Unser des Chur-Fürsten Leben zu dienen bewilligt und zugesaget. Alles vermöge der Bestallung, die Wir Ihm derhalben aufgerichtet, darüber Wir Ihme auch ein Angeställe verschrieben und zugesagt, da aber derselbigen Angeställe bisher Keiner verlediget, haben Wir Uns darauf mit Ihme weiter vertragen und verglichen, also daß Wir Ihme, seinen Erben und Erbnehmern, vergönnet, bewilliget, nachgegeben und zugelassen haben, daß Er in unseren beyden Städten Berlin und Cölln, in jedem eine Apothecke Erbauen, und darinnen alle und jede Materialia, wie in Apothecken üblich und bräuchlich, samt aller und jeder Zugehörung halten, haben, Einkaufen und Verkaufen soll und mag, Männigliches ungehindert: Wir haben auch gemelten Doktor Steelen, seine Erben und Erbnehmen, dieser Apothecken, die er also in berührten Unseren beyden Städten Anrichten wird, Befreyet, Daß Sie aller und jeder gemeinen Bürden, als Schoß, Vorsitzen, Wachen, und anderer Bürgerlichen Bürden, sollen befreyet seyn, und dagegen von allen seinen Güthern und von den Apothequen, den Räthen in beyden Städten, Berlin und Cölln Fünf Gulden geben. Wir wollen auch hiermit verbothen haben, daß kein Crahmer in beyden Städten Berlin und Cölln, es wäre von Großen oder Samen Crämern, solche Materialia, welche in den Apothequen zu Kaufen gewöhnlich soll Feil haben, und wo es geschehe, soll Doktor Steelen, seine Erben und Erbnehmern dasselbige zu wehren Macht haben. Es sollen auch in diesen Apothecken die Taxe der Materialien halben, Also gehalten werden, wie in den Apothequen zu Leipzig oder Dresden geschiehet, und nichts theuer gegeben werden, Und soll Doktor Steel, seine Erben und Erbnehmen Jährlich aus den Apothequen zu Leipzig oder Dresden schriftliche Urkunden bringen, waß oder wie hoch die Taxe von den

Materialien des Jahres seyn, oder gehalten werden, damit man sich danach zu richten. Wir setzen und ordnen auch weiter, daß hinführo in Unseren Städten Berlin und Cölln, sich Keiner Unterwinden soll, andere mehr Neue Apothecken, es sei eine oder mehr zu bauen noch anzurichten, alles bey Verlust der Apothequen und Materialien darinne, Doch sollen auch in diesen Apothequen zu jederzeit gute frische und Kräftige Materialien gegenget sein, und zum Kaufe, wie sichs gebühret bereitet werden: Es soll auch Doktor Steelen seine Erben und Erbnehmen, zu jederzeit in den Apothecken einen Apothecker Gesellen, der seinem Gewissen nach in den Apothecken treulich und redlich arbeitet, seine Dinge wartet, und den Recepten, die in den Apothecken zu machen gebracht werden, nichts mehr dann darein geschrieben, Zu oder abthun, auch nicht verändern soll, ohne anderen Zusatz halten, Letzlich wollen wir auch Doktor Steelen seinen Erben und Erbnehmern dieser Apothecken, für Unser und Unser Erben Diener und Bestalter angenommen haben, darumb wollen Wir auch, daß sie jederzeit sollen wie andere Unsere wesendliche Hoff Diener gehalten werden auch alle Freiheits und Privilegien, wie dieselben Nahmen haben, genießen und gebrauchen: Wir gönnen Ihme, seinen Erben und Erbnehmen, auch hiemit, daß die mögen zu jeder Zeith, wann es Ihnen gelegen, und gefällig, möge in diesen Apothecken allerley Wein und Bier, Fremde und Einheimische, Rheinische, Weine, Steinpfahl, Malvasier und andere ausländische Fremde Getränke um baare Bezahlung ausschenken, Und wir verschreiben und bewilligen Doktor Augustin Steelen, seinen Erben und Erbnehmen die berührten Apothequen zu Berlin und Cölln mit allen und yeden Umbständen Privilegien, Gerechtigkeiten, Satzungen, Ordnungen, Gnadungen, und Befreyheiten wie abgesetzt, hiemit in Kraft dies Briefs, setzen und wollen auch dasselbige alles und jedes also wirklich treulich und unverhindert auch bey meydung Unsere Ernsten Straf und Ungnade, Staats Veste und unverhindert gehalten haben, bei poen und Strafe wie abgesetzt, Alles Treulich und ungefehrlich, zu Uhrkunde mit Unserem anhangenden Innsiegel besiegelt, auch mit unseren selbst Händen unterschrieben, Geben zu Cölln an der Spree, Mittwochs nach Corporis Christi p. im TAUSEND FUENF HUNDERT UND SECHS UND FUENFZIGSTEN JAHRE.

Joachim, Chur Fürst.

4. Tilsiter Privileg vom 1. Juni 1694 mit Betriebspflicht und Visitationspflicht.[1])

Wir Friedrich III. Thun kund, das wir Georg Falcken über sein in Unserem Herzogtum Preußen zu Tilsit habende Apotheker-Offizie, vor ihm, seine Erben und Erbnehmen in Gnaden dahin privilegiert, privilegieren ihn auch und die Seinigen hiermit und Krafft dieses, aus Landesfürstlicher Macht und Oberherrschaft, dergestalt also, daß G. Falcke und nach seinem Tode seine hinterlassende Erben sich obgesagter Apotheken-Offizie, als ihres eigentumbs Gebrauche und ihren Nutzen nach besten wissen, damit schaffen mögen. Es soll auch erwehnter Falcke sambt den Seinigen aller Gerechtigkeit und benefizien zu erfreuen haben, deren andere Unserer privilegierte Apotheker in Unseren Städten Königsberg genießen, jedoch, das er sich auch der allgemeinen Apotheker-Instruktion und pflichtgemäß verhalte, seine Apotheker-Offizie mit wohlbewehrten und tüchtigen Waaren und Medicamenten wol und satsam versehen, auch mit allem fleis darob sey, daß die Medicamente mit behöriger behutsamkeit verfertigt. Niemand auch mit ungebührlicher taxe übersetzt und beschweret werde. Er sol auch jährlich seine Apotheke, wenn er selbige wieder mit frischen Materialien versehen, gewöhnlichermaßen visitieren lassen, auch verbunden sein, imfall seine Erben nach seinem Tode der Apotheken-Offizie nicht recht verstehen kennten, alsdann einen geschickten Provisoren zu halten. Dagegen wollen Wir mehrerwehnten Falcken, seine Erben und Erbnehmen bey dieser Unser gnädigsten Verschreibung von Preußischen Regierung, wie auch von dem Ambt und Magistrat zu Tilsit, indesmal nachdrücklich schützen und mainteniren lassen uhrkundlich gegeben zu Cölln an der Spree am 1. Juny 1694.

5. Hessisches Privileg für die Homburger Apotheke vom Jahre 1716 mit Betriebs- und Taxpflicht sowie Apothekermonopol und Schutz gegen Konkurrenz neuer Apotheken.

Wir Friederich Jacob, von Gottes Gnaden Landtgraff zu Hessen, Fürst zu Herszfeldt, Graff zu Catzenellenbogen, Dietz, Ziegenhayn, Nidda, Schaumburg, Isenburg und Büdingen ... General-Lieutenant von der Cavallerie von Ihro Hochmögende der Herrn General Staaden der Vereinigten Niederlanden fügen Jedermänniglich zu wissen:

Demnach unter den zeitlichen güthern die Leibes-Gesund-

[1]) Zitiert aus O. V. G. vom 22. Sept. 1915. Pharm. Ztg. Nr. 78/15.

heit billig den Vorzug hat, und also hochnothwendig daß alles, was zu derselbigen Erhaltung und Verbesserung gehörig, in gute Acht genommen, und von Jedermänniglichen an seinem Theil, nach Vermögen befördert, das wiedrige aber, und allerhandt eingerissene Mißbräuche und Mängel verhüthet und abgeschaffet werden:

daß Wir dahero aus Hochfürstlichen Vätterlichen Wohlmeynen, nachfolgende heylsame Ordnunge in verpönten Gesetzen und Articuln begreiffen haben lassen, und solches auch umb soviel destomehr, dieweil weyland Kayser Karl der Fünfte auf dem Reichstage zu Augspurg Anni 1548 wie nicht weniger weyland Kayser Rudolphus der Andere, Beyde Hochseligsten Gedächtnüß in deren Anno 1577 zu Franckfurth verbesserte Policey-Ordenunge jeder Obrigkeit gnädigst auferleget, der Apothecken halben nothwendige Ordenungen, sonderlich aber sowohl guter frischer und tauglicher Materialien und Artzeneyen, als auch deren gebührlichen werths halben zu verfassen und anzustellen. Und nachdeme Wir uns und unseren Hoff, Stadt und Landt vor nothwendig angesehen. Eine ordentliche und Privilegierte Apotheck in unserer Residentz anzustellen, und aufzurichten, damit Wir jederzeit mit guten und tüchtigen Artzeneyen versehen seyn, und dieselben an der Hand haben: So haben Wir aus besonderen Gnaden dieses Privilegium Unsern Hof-, Stadt- und Landt-Apothekern Zacharias Müllern vor sich, seinen Erben und Nachkommen Erb- und Eygenthümblich, nebst aller darancklebender Personal-Freyheit gnädigst ertheilet und gegeben, also und folgendergestalt:

1.

Daß, Er Zacharias Müller, in Unserer Fürstlichen Residentz sich allezeit mit guten tüchtigen Medicamenten und Materialien versehen, und wann durch Unsere Leib- und Hoff-Medicos vor Uns und Unsere Frau Gemahlin und Printzen und Princessinnen Etwas verordnet wird, solches alles selbst oder durch einen Erfahrenen Gesellen mit fleiß verferttigen soll, auch dieselbe, wo es möglich, alles selbsten überbringen.

2.

Daß Er alle Medicamenta composita vor Unß und Jedermänniglichen nach der Frankfurther Taxa taxiren, doch dabey nach aufffsteigen und fallen der Wahren im Handt Kauff sich richten soll.

3.

Und weilen in Unserer Residentz nicht mehr als eine Apotheck kann erhalten werden, und dem Apothecker zum Schaden und ruin gereichen, den Patienten aber, als welche der unvertriebenen alten

Wahren sich befürchten müssen, beschwehrlich fallen würde, wenn Wir noch mehrere verstatteten, also wollen Wir keine mehr als diese zulassen, und solange dieße Apothecke Ihres Ambtes treulich in allem abwartten wird, Niemanden ferner eine Apotheck allhier auffzurichten erlauben; Wie dann auch die noch in der Alt-Statt stehende und in Abgang kommende Officin nicht mehr renoviret oder von Neuem auffgerichtet, sondern bey dieses Mannes Absterben völlig weggethan und cassiret werden soll.

4.

Wie es auch billig und löblich ist, daß die Medici und Apothecker in guter und freudlicher Correspondentz leben, so soll Unsern allhier sich aufhaltenden Medicis nicht erlaubet werden, einige Medicamenta, so mann in der Apothecken haben kan, selbsten zu praepariren oder auszutheilen, sondern Alles in diese Apotheck verschreiben.

5.

Soll keinem Barbierer oder Bader, auch sonsten keinen Privat-Personen und Weibsbildern, die sich allhier aufhalten, sie mögen seyn, wer sie wollen, verstattet werden, einige innerliche Medicamenta selbsten zu praepariren, noch auszutheilen, auch von Kräutern und Wurtzeln nichts zu verkaufen, sondern alles in diese Apothek verschreiben, wie sie auch die Purgationen unersucht eines Medici bey zehen Gulden Straff nicht verordnen noch eingeben sollen.

6.

Soll auch denen Oehl- und Spiritus-Krähmern und Landstreichern ernstlich verbothen seyn, ihre Waahre, die der Apotheck nachtheilig und schädlich sind, nicht in Unserer Statt und Landt zu verkauffen, oder zu bringen, bey Verlust ihrer Waahr, und gebührender Straff. Gebiethen darauff Ernstlich und wollen, daß Alle und jede unß Angehörigen, welche diese Reformation berühren wird, dero sich allerdings gemäß verhalten, dawieder nichts fürnehmen, noch anderen zu thun gestatten sollen. Bey Vermeydung einverleibter oder auch anderer größerer Straffen. Wollen Unß auch gebührlichen gehorsambs versehen, damit wir gegen den muthwilligen verbrechern Unser ernstes Mißfallen zu erzeigen nicht verursachet werden.

Signatum Homburg vor der Höhe den 16. Septembris anno 1716.

(L. S.) Friedrich Jacob.

6. Berliner Privileg vom Jahre 1732 mit Betriebspflicht, in welchem auf die Medizinalordnung verwiesen wird.

Wir Friedrich Wilhelm von Gottes Gnaden König in Preußen, Markgraff zu Brandenburg, des heil. Röm. Reichs Ertz-Cämmerer und Churfürst, Souverainer Printz von Oranien, Neufchatel und Vallengin; in Geldern, zu Magdeburg, Cleve, Jülich, Berge, Stettin, Pommern, der Cassuben und Wenden, zu Mecklenburg, auch in Schlesien, zu Crossen, Hertzog, Burggraf zu Nürnberg, Fürst zu Halberstadt, Minden, Camin, Wenden, Schwerin, Ratzeburg, Ostfrießland und Meurs, Graf zu Hohenzollern, Ruppin, der Mark, Ravensberg, Hohenstein, Tecklenburg, Lingen, Schwerin, Bühren und Lehrdam, Herr zu Ravenstein, der Lande Rostock, Stargard, Lauenburg, Bütow, Arlay und Breda, Thun Kund und bekennen hiermit vor Uns, Unsere Erben und Nachkommen, als Churfürsten zu Brandenburg, auch sonst gegen Jedermänniglich. Nachdem unser Hof Rath und Leib-Medicus Dr. Augustin Buddeus bei Uns allerunterthänigste Ansuchung gethan, auf sein in der Friederichsstadt allhier zu erbauendes neues Hauß, ein Medicin-Apotheken-Privilegium mit dem freien Material-Handell zu ertheilen; Wir auch seinem dehmütigsten Suchen in Gnaden statgegeben. Als privilegiren und begnadigen Wir Kraft dieses, vorgedachten Unsern Hofrath Buddeus daß er in gemeldetem seinem Hause sowohl eine Medicin-Apotheke anlegen, als auch darinn zugleich der Material-Handel getrieben werden möge, daß dieses das zweite Privilegium privativum auf der Friederichs-Stadt sei und er solches nicht nur Erb- und Eigenthümlich besitze, sondern auch ihm nebst seinen Erben und Erbnehmen zu jederzeit freistehe, sothane Medicin-Apothecke samt dem freien Material-Handell entweder durch einen tüchtigen Provisorem vorstehen zu lassen oder dieses Privilegium privativum cum annexis an einen zu vorapprobirten und vereideten Apotheker unter Unserer allergnädigsten Confirmation zu verkaufen und zu transferiren, mit gleichem Recht und Befugnüs, als andere privilegirte Apothecker hiesiger Königlichen Residentzien. Wobei dann mehrerwähnter Buddeus schuldigste Obacht zu tragen hat, daß seine Officin allezeit mit tüchtigen und frischen Medicamenten versehen sei, er auch geschickte und geübte Provisores halte, und außerdem der neuen Medicinalordnung gemäß gelebet werde. Wir befehlen auch Unserer Churmärk'schen Krieges- und Domainen-Cammer, dem Ober Collegio Medico und hiesigem Magistrat, oftgedachten Buddeus bei diesem ihm ertheilten Medicin-Apotheken-Privilegio und dabei aus besondern

Gnaden, concedirten freien Materialhandel zu schützen und allenfalls mit Nachdruck zu mainteniren.

Zu Uhrkunde dessen haben Wir dieses Privilegium höchsthändig unterschrieben und mit Unserm Innsiegel bedrucken lassen. So geschehen und gegeben zu Berlin den 7. Sept. 1732.

(L. S.) Friedrich Wilhelm.

7. Privileg für Deutsch-Krone vom Jahre 1779 mit Exclusivberechtigung, Betriebspflicht, Taxpflicht und Visitationspflicht.

Wir Friederich von Gottes Gnaden König von Preußen Marggraf zu Brandenburg, des heilg. Röm. Reichs Ertz-Cämmerer und Churfürst Souverainer und Oberster Hertzog von Schlesien Souverainer Printz von Oranien, Neuschatel und Vallengin, wie auch der Graffschaft Glatz in Geldern zu Magdeburg, Cleve, Jülich, Berge, Stettin, Pommern, der Cassuben und Wenden; zu Mecklenburg und Großen Hertzog Burggraf zu Nürnberg, Fürst zu Halberstadt, Minden, Camin, Wenden, Schwerin, Ratzeburg, Ostfriesland und Meurs, Graf zu Hohenzollern, Rupien, der Mark Ravensberg, Hohenstein, Tecklenburg, Schwerin, Lingen, Bühren, Lehrdonn, Herr zu Ravenstein, der Lande Rostock, Stargardt, Lauenburg, Bütow, Arlay und Brede ppp. Fügen hiermit zu wissen, daß Wir den Apotheker Johann Martin Otto Gloxin, der nach dem er zu Reetz, in der Neumark als Provisor conditionirt, sich in unserer in den Districkten an der Netze belegenen Stadt Deutsch-Krone um daselbst eine Medecin Apotheke und einen Material Handel anzulegen niedergelassen hat, auf sein allerunterthäniges Ansuchen, neben der Erlaubniß zum Material-Handel, auch ein auf immer ausschließendes Privilegium über die Medicin Apotheke in nur genannter Stadt zu ertheilen, und wie folget, ausfertigen zu lassen, in Allerhöchsten Gnaden geruhet haben.

1). Wir privilegiren nemlich, für Uns Allerhöchst Selbst und unsern Nachfolgern in der Regierung gedachten Johann Martin Otto Gloxin, nachdem er bereits die in der Medicinal-Ordnung vorgeschriebenen Präſtande praſtiret und sich deshalb bei Unserem Ober-Collegio Medico gehörig legitimirt hat über die Anlage einer Medicin Apotheke in Unserm Stadt Deutsch Krone, durch diese öffentliche Ausfertigung also dergestalt, daß ihm Kraft derselben die befugsame verliehen wird, in nurgenannter Stadt eine Medicin-Apotheke anzulegen und zu halten solche nach allen Rechten des Eigenthums zu besitzen und an seine Erben auch jeden andern recipirten Medicin Apotheker zu übertragen; und wird ihm und seinen Erben auch Nachfolgern, dieses Privilegium über die Medicin

Apotheke in Betracht der auf die Anlage zu verwendenden beträchtlichen Kosten, und in Rücksicht auf die besondre Beschaffenheit des Ortes hiermit auf immerwährende Zeiten, dergestalt ausschließungsweise allergnädigst verliehen, daß keinen anderm gestattet werden soll, in der Stadt Dentsch-Krone eine Medicin-Apotheke anzulegen und Medicin feil zu halten.

2). Außer diesem wird ihm noch die Befugniß zum Material-Handel, jedoch nicht ausschließungsweise verliehen, sodaß er ohne die geringste Einrede es sich gefallen lassen muß, wenn noch mehrere als Materialisten sich in der Stadt Deutsch Krone etablieren wollen.

3). Im übrigen ist Privilegiatus verbunden, die Medicin Apotheke so bald als möglich, und spätestens binnen vier Jahren in den gehörigen Stand zu setzen, und mit allen Simplicibus und Compositis zu versehen, aus denen eine wohl eingerichtete Apotheke bestehen soll, auf die Bereitung der Medicamente allen Fleiß und Vorsicht zu verwenden, und die Abgänge stets durch frische Materialien zu ersetzen, damit zu allen und jeden Zeiten, bei allen und jeden Unfällen vorzüglich aber bei gefährlichen ansteckenden und tödlichen Krankheiten die benöthigten Medicamente ohne Zeit Verlust erhalten könne, einen jeden der solche verlangt, auf das promteste und wenn es auch bei Nachtzeit ist zu bedienen bei dem Verkauf seiner Medicamente selbst sich nach dem dispensatorio, und der Medicinal Ordnung auf das genauste zu achten und daher gute Waare nach richtigem Gewicht und Maß zugeben, und solche in keinem höhern als den Preisen der Medicinal-Taxe zu verkaufen, bei der Verabreichung dahin zu sehen, daß keine Verwechslungen mit der Medicin aus Unvorsichtigkeit begangen werden, Gifte und Präparate aus Giften in besonderer Verwahrung zu halten, auch diese niemahlen bei der schwersten Verantwortung und Strafe sowenig durch einen Lehrburschen verabreichen zu lassen, als an schon verdächtige oder Verdacht erweckende Personen, und ohne die genauste Erkundigung, von wem sie und wozu sie verlangt werden zu verabfolgen, ferner sich der von Zeit zu Zeit zu haltenden Visitationen seiner Apotheke ohne Widerrede zu unterwerfen und sich übrigens in allen und jeden Betracht so zu verhalten, wie es einen geschickten, rechtschaffenen und gewissenhaften Apotheker gebühret, und durch den in der Medicinal Ordnung den Apothekern vorgeschriebenen Eid bestimmend.

4). Dagegen wollen wir gedachten Johann Martin Otto Gloxin alle Gerechtigkeiten und Freiheiten so nach unsern höchsten Verordnungen den Medicin Apothekern zukommen gleichfalls genießen lassen, befehlen auch unsern Westpreußischen Cammer Deputation hierdurch allergnädigst und ernstlich mehrgedachten Gloxin dessen Erben und rechtmäßigen Besitzer dieser Medicin Apotheke bei dem vollkommenen Genuß des in Gnaden ihm erteilten vorstehenden Privilegio zu schützen und nicht zu gestatten , daß er oder sie darinnen gestöret oder behindert werden. Urkundlich haben wir dieses Privilegium höchst eigenhändig unterschrieben und mit unserm Königlichen Innsiegel bedrucken lassen.

So geschehen und gegeben zu Berlin, den 28. September 1779

gez. Unterschrift.
(Siegel.)

8. Ein Privileg für die Apotheke zu Friedland vom Jahre 1800,

das als Konzession bezeichnet ist, und in dem nicht nur von Verleihung von Rechten, sondern auch von der Übernahme von Pflichten, insbesondere aller durch die bereits eingeführte und noch einzuführende Medizinalordnung festgestellten Pflichten die Rede ist:

Wir, Friedrich Wilhelm u. s. w. thun hiermit kund, daß bei uns der Gottfr. Benj. Heller zu Friedland, welcher die Apothekerkunst erlernet, alleruntertänigst vorgestellt, wie er die von seinem Vater Gottfr. Heller daselbst errichtete und ganz allein daselbst existierende Apotheke nebst dessen eigentümlichen Hause erkaufet und zu diesem Behuf von unserm Collegio medico und sanitatis ordnungsmäßig examiniert und approbiert worden, bei seinem Einzug und Übernahme aber gefunden, daß dieser väterlichen Apotheke demnach die allerhöchste Conzession ermangele und wir ihn daher allergnädigst zu concessionieren geruhen möchten, daß er unter dem Genuß der hierauf allerhöchst festgesetzten beneficien diese Apotheke fortsetzen dürfe. Als haben wir diesem alleruntertän. Gesuch zu deferieren befunden und erteilen dem Gottfr. Benj. Heller außer denjenigen Rechten, Gerechtigkeiten, Freiheiten u. Immunitäten, welche meine in unserm souveränen Erbherzogtum Schlesien bereits befindlichen Apotheken zu genießen haben, demnach folgende boneficia, Freiheiten und Immunitäten als 1 Freiheit von Chargen u. Stempelgebühren für diese darüber zu erteilende Concession, 2 insofern zu Friedland keine besonderen Privilegia rechtsgültig obstieren, u. s. w. dergestalt, daß nur wegen der Apotheke ein Privilegium exclusivium, hingegen wegen des Handels mit Zucker, Caffee nur eine cummulative, nicht privative erteilt werde, 3. eine Freiheit von Servis u. eine proportionierliche Freiheit von der Einquartierung u. allen bürgerlichen oneribus, insofern diese nicht Realabgaben sind, sondern persönliche Lasten sind. Dagegen ist Impretrant verbunden, sich wegen dieser Apotheke allen den Schuldigkeiten zu unterwerfen, welche von der gleichen Apotheken bisher und künftighin erfordert werden dürften, insonderheit der sich allen und jeden Verfallenheiten nach der in unsern königlichen Erbländern eingeführten und noch einzuführenden Medizinalordnung. u. dispensatio auf das genauste zu richten, auch dabei den geordneten Visitationen zu unterwerfen. Wir gebieten demnach allen und jeden unsren Obrigkeiten und Beamten, besonders aber dem Magistrat der Stadt Friedland so gnädigst als ernstlich, den Heller bei dieser ihm allergnädigst erteilten Concession gehörig zu schützen und in deren ruhigen Genuß durch Niemanden beeinträchtigen zu lassen.

Dat. 19. 2. 1800.

Concession für den Apotheker Gottfried, Benjamin Heller zu Friedland zum Betrieb der von seinem Vater alldort errichteten und ganz allein daselbst existierenden Apotheke.

In Preußen wurden seit dem Gewerbeedikt vom 2. November 1810 Privilegien nicht mehr verliehen, sondern nur noch Konzessionen. Die alten Privilegien blieben jedoch in dem größten Teile der Monarchie bestehen, abgesehen von denjenigen Landesteilen, welche vorübergehend unter französischer Herrschaft gestanden hatten, und abgesehen von den 1815 von Frankreich neu erworbenen Landesteilen, in welchen sie durch die französische Gesetzgebung als aufgehoben gelten. In diesen Landesteilen gibt es keine Privilegien, sondern nur Konzessionen[1]). Die Bemerkung bei Jaeckel-Güthe S. 122 Anm. 5, daß alle vor dem Gewerbeedikt vom 2. Oktober 1810 in Preußen errichteten Apotheken noch gegenwärtig privilegierte sind, ist deshalb ungenau. In den 1866 hinzugekommenen Provinzen gibt es ebenfalls noch Privilegien, insbesondere auch in Frankfurt a. M. In Schleswig-Holstein wurden bis 1866 Privilegien verliehen[2]).

[1]) Vgl. Entsch. des Obertribunals vom 22. März 1839, Bd. 4 S. 226 und Koch in Gruchots Beiträgen Bd. I S. 37 Nr. 6.

[2]) Vgl. Böttger, Apothekengesetzgebung des Deutschen Reichs, S. 26.

Kapitel 2.

A. Die geltenden Rechtsquellen für die Rechte und Pflichten der Apotheker.

1. Das Medizinaledikt vom 27. September 1725.

Nach einer Entscheidung des Oberverwaltungsgerichts vom 29. März 1897, Bd. 31, S. 270 sind die Vorschriften des Medizinaledikts vom 27. September 1725 und der Verordnung vom 17. November 1798 über die Unzulässigkeit der Empfehlung einer bestimmten Apotheke durch die Ärzte noch in Geltung. Der Apotheker ist durch diese Bestimmungen dadurch geschützt, daß seine Apotheke gegenüber anderen Apotheken infolge Empfehlung der Ärzte benachteiligt wird.

Das Medizinaledikt vom 27. November 1725 bestimmt in dem Abschnitt „Von denen Medicis“ Ziffer 3 Absatz 6 (zitiert aus Nov. corp. const. March, Bd. 5, Teil 4, Abteilung I):

„Endlich wird auch denen Medicis gäntzlich verboten, ... auch einen Apotheker vor den andern vorzuschlagen und zu recommendiren, sondern es muß denen Patienten darin freyer Wille gelassen werden.“

Diese Bestimmung ist in der Verordnung vom 17. November 1798 wegen Abschaffung des Gebrauchs, nach welchem die Apotheker den praktizierenden Ärzten sogenannte Weihnachtsgeschenke machen (Novum corpus constitutionum Tom. X S. 1789, Nr. 85, de 1798), „den ausübenden Ärzten“ mit dem Zusatz „in ernstliche Erinnerung gebracht worden“,

„nur bei seltenen oder mit vorzüglicher Geschicklichkeit zuzubereitenden Arzneimitteln wollen Wir den Ärzten überlassen, dem Patienten die Apotheke, worin solches Medikament zu haben ist, zu benennen, auch bei gewöhnlichen Arzneimitteln, welche bei ihrer Zubereitung schon eine mehr als gemeine Geschicklichkeit der Pharmazie erfordern, wollen wir den ausübenden Arzt nicht verschränken, falls er nach seiner Sachkenntniß glaubt, daß solche in dieser oder jener Apotheke des Orts nicht gleich gut verfertigt werden, dem Patienten die Apotheke nachzuweisen, worin das verschriebene Arzneimittel zubereitet werden kann.“

2. Das Allgemeine Landrecht.

Das ALR. regelt die Rechte und Pflichten der Apotheker in Teil II, Titel 8, Abschnitt 6, wie folgt:

Rechte der Apotheker.

§ 456. Apotheker sind zur Zubereitung der Arzneimittel, ingleichen zum Verkaufe derselben und der Gifte ausschließend berechtigt.

§ 457. Naturerzeugnisse, welche außer der Medicin, auch zu andern Fabriken-, Haus- oder Küchenbedürfnissen gebraucht werden, mögen Apotheker ebenfalls führen und, jedoch nur in kleinen Quantitäten, verkaufen.

§ 458. Zum Handel mit Gewürz- oder andern Materialwaaren sind die Apotheker als solche nicht berechtigt.

§ 459. Doch hat an Orten, wo kein besonderer Gewürzkrämer oder Materialist angesetzt ist, der Apotheker die Vermuthung für sich, daß er auch mit Gewürzen und Materialwaaren zu handeln ausschließend berechtigt sei.

§ 460. Ärzte und Wundärzte müssen sich der eignen Zubereitung der den Kranken zu reichenden Arzneien an Orten, wo Apotheker sind, der Regel nach enthalten[1]).

§ 461. Auch sogenannte Arcane darf Niemand, ohne besondere Erlaubniß der dem Medicinalwesen in der Provinz vorgesetzten Behörde, zum Verkaufe verfertigen.

§ 462. Das Recht, zur Anlegung neuer Apotheken Erlaubniß zu geben, kommt allein dem Staate zu.

§ 463. Dergleichen neue Concessionen sind nach den Vorschriften von Privilegien zu beurtheilen.

Pflichten derselben.

§ 464. Die Apotheker sind der unmittelbaren Aufsicht des Staats und den von ihm angeordneten Medicinal-Behörden unterworfen.

§ 465. Nur diejenigen, welche die Apothekerkunst ordentlich erlernt haben, zu deren Ausübung nach angestellter Prüfung von der Medicinal-Behörde tüchtig befunden, und zur Wahrnehmung ihrer Obliegenheiten durch diese Behörde verpflichtet worden, sind fähig, einer Apotheke vorzustehen.

§ 466. Wem es an diesen Erfordernissen mangelt, der muß, zur Verwaltung einer durch Erbgangsrecht oder sonst ihm zugefallenen Apotheke, einen nach obiger Vorschrift qualificirten Provisor bestellen.

---

[1]) Vgl. auch § 14 Titel 1 der revidierten Apothekerordnung.

§ 467. Ein solcher Provisor hat die Rechte und Pflichten eines Handlungsfactors.

§ 468. Kein Arzt soll in der Regel eine eigne Apotheke besitzen, oder dieselbe durch sich selbst oder durch andere verwalten.

§ 469. Ein Apotheker ist bei Verlust seines Rechts schuldig, dafür zu sorgen, daß die nöthigen Arzneimittel bei ihm in gehöriger Güte zu allen Zeiten zu haben sind.

§ 470. Auch muß er solche Veranstaltungen treffen, daß das Publikum und die Kranken mit deren Zubereitung, es sei bei Tage oder bei Nacht, schleunig gefördert werden.

§ 472. Die Pflichten der Apotheker wegen der Zubereitung, des Verkaufs und der Verwahrung der Arzneien und Gifte, imgleichen wegen des Kurirens der Krankheiten, sind im Criminalrechte bestimmt.

3. Die revidierte Apothekerordnung vom 11. Oktober 1801.

Aus ihr sollen folgende Bestimmungen hervorgehoben werden:

Die Rechtssätze über die Betriebsrechte.

Titel I.

Von den Apotheken überhaupt.

§ 1. Zur Ausübung der Apothekerkunst an einem Orte berechtigt nur

1. ein landesherrliches Privilegium,
2. das Approbations-Patent.

Das erstere wird von Unserm General-Directorio, das letztere von Unserm Ober-Collegio et Sanitatis ertheilt.

§ 2. Die Apotheken-Privilegia, welche einmal in einem Orte fundiert sind, sind sowohl erblich, als überhaupt veräußerlich, es wäre denn, daß sie nur dem Besitzer für seine Person verliehen worden; doch gehört zur Besitzfähigkeit des Erwerbers, daß er selbst ein gelernter Apotheker sei, und als solcher von der Medicinal-Behörde approbiert werde.

§ 3. Fällt daher eine Apotheke einem nicht gelernten Apotheker, es sei durch Erbgangsrecht oder durch andere zum Erwerb eines Eigenthums geschickte Titel, zu, so muß er solche binnen Jahresfrist, welche jedoch bei erheblichen Umständen von der Medicinal-Behörde auf sechs Monat erweitert werden kann, auf einen qualificirten Besitzer bringen, bis dahin aber solche durch einen vom Ober-Collegio-Medico et Sanitatis approbirten und vereideten Provisor verwalten lassen.

§ 4. Nur den Wittwen eines privilegierten Apothekers, während ihres Wittwenstandes und den minorennen Kindern desselben bis zu ihrer Großjährigkeit, soll es nach wie vor vergönnt sein, die Apotheke durch einen qualificierten Provisor verwalten zu lassen.

§ 5. Sobald indeß ein Sohn, welcher die Apothekerkunst gelernt hat, solche annehmen, oder eine Tochter an solchen sich verheirathen will, so hört die Administration derselben auf, und der Annehmer muß die Miterben nach einer billigmäßigen Taxe abfinden, da dem Staat daran gelegen ist, daß die Apotheken sich in den Händen gelernter Apotheker befinden und nicht durch den Weg der Versteigerung zu gar zu hohen Preisen getrieben werden.

§ 6. Wenn an einem Orte, wo bereits privilegirte Apotheken vorhanden, neue Apotheken-Privilegia gesucht werden, so wird das Finanz-Departement zuvor mit dem Medicinal-Departement darüber concertiren, weil die zu große Concurrenz derselben der treuen Ausübung der Kunst schädlich ist, doch müssen sich die Apotheker eines solchen Ortes den gemeinschaftlichen Beschluß dieser Behörden gefallen lassen.

§ 7. Zur Qualifikation eines Apothekers in Hinsicht auf die Kunst nach § 1 gehört, daß er, unter Beibringung des Privilegii und des Attestes der Obrigkeit des Orts seines Etablissements, welchergestalt er die Apotheke rechtsgültig erworben, auch, falls er cantonpflichtig ist, eines Losscheins von Seiten der competenten Canton-Behörde, den Lehrbrief, auch die erforderlichen Zeugnisse über die gesetzliche Servirzeit beibringe. Alle diese Zeugnisse reicht er bei dem Provinzial-Collegio-Medico et Sanitasti ein, welches sodann seine theoretische und practische Prüfung veranlaßt, auch davon, unter Einsendung des Prüfungs-Protokolls sammt Beilagen, nach Tit. II. § 2 der Instruction vom 21. April 1800 berichtet.

b) Das Kurierverbot.

§ 14 Satz 1. Die Ausübung der Apothekerkunst erstreckt sich aber weder auf ärztliche, noch chirurgische Verrichtungen.

c) Die Befugnis zur Bestellung eines Stellvertreters für den Apothekenbetrieb.

Von den Provisoren.

§ 21. Ein Candidat der Pharmacie, wenn ihm die Direktion einer Apotheke übertragen wird, führt den Namen Provisor.

§ 22. Niemand kann zum Provisor angenommen werden, der nicht die Lehr- und wenigstens Drei Servirjahre überstanden, auch bei dem Collegio-Medico et Sanitatis der Provinz die geordnete Prüfung ausgehalten hat.

§ 23. Er ist an alle den Betrieb der Apothekerkunst betreffenden Gesetze und Verordnungen gebunden und besonders dafür verantwortlich, daß in der Apotheke, welcher er vorsteht, das Kunstgewerbe im ganzen Umfange vorschriftsmäßig ausgeübt werde, zu welchem Ende er von dem Ober=Collegio-Medico et Sanitatis approbirt und dessen Vereidigung verfügt werden muß.

§ 24. Seine Verhältnisse gegen den Eigenthumsherrn der Apotheke bestimmt der mit ihm schriftlich zu errichtende Contract.

d) Die Staatsaufsicht.

Der Grundsatz ist in Titel II § 1 enthalten.

Titel II.

Von der Ober=Aufsicht über die Apotheken.

§ 1. Die pharmaceutische Praxis gehört ihrer Natur nach zu denjenigen Gegenständen, welche die strengste Aufsicht Unsers Ober=Colegii-Medici et Sanitatis und der von selbigem abhängigen Provinzial=Collegiorum erheischen. Aus dieser Ursache sind, außer der den Medicinal=Behörden abliegenden allgemeinen Wachsamkeit über die Apotheken, noch insbesondere die Visitationen eingeführt. Zu den gewöhnlichen Visitationen ist ein Zeitraum von Drei Jahren festgesetzt; bei dringenden Veranlassungen aber finden auch außerordentliche Visitationen zu unbestimmten Zeiten statt.

e) Die Betriebspflicht und der Kontrahierungzwang.

Aus den Vorschriften über die Betriebspflicht soll hervorgehoben werden:

Titel III.

§ 1. Von den Pflichten der Apotheker in Anschaffung, Bereitung und Aufbewahrung der Medikamente überhaupt.

a) Ein jeder Apotheker in Unsern Landen ist schon durch seinen geleisteten Eid verpflichtet, stets dafür zu sorgen, daß seine Apotheke diejenigen, sowohl rohen als zubereiteten Arzneimittel, welche in der nach Maßgabe für größere und kleinere Städte entworfenen Designation specificirt sind, in bestmöglichster Beschaffenheit und Güte und in einer den Bedürfnissen des Orts angemessenen Menge vorrätig enthalte.

Die einfachen Arzneimittel aus dem Tier= und Pflanzenreiche muß er im Durchschnitt alle zwei Jahre, die gebräuchlichsten aber, oder die durch die Zeit leicht an der Kraft verlieren, alle Jahre frisch und in gehöriger Güte und Menge anschaffen, zur rechten Zeit einsammeln, säubern, mit allem Fleiß trocknen, und in saubern dichten Gefäßen unter richtiger Bezeichnung aufbewahren.

b) Die Apotheker sind zwar überhaupt angewiesen, die chemischen Arzneimittel selbst zu bereiten. In dem Falle aber, daß sie an der eigenen Anfertigung gehindert sind, oder ihre bedürfende Menge dazu zu gering ist, müssen sie sich aus einer andern guten inländischen Apotheke versorgen, dürfen aber dergleichen nicht von gemeinen Laboranten oder ausländischen Drogisten kaufen.

c) Es ist die Pflicht eines jeden Apothekers, daß er seine sämtlichen Waren und Medicinalien oft und fleißig revidire, um sowohl die abgängig gewordenen, als durch Alter oder Zufall verdorbenen Mittel zugleich ergänzen zu können, damit er stets von der Güte und tadellosen Beschaffenheit jedes einzelnen Artikels seines Vorrats überzeugt sein, und dafür die Gewähr leisten könne.

§ 2. Von dem besonderen Verhalten bei Anfertigung der Recepte.

b) Bei der Receptur muß die strengste Genauigkeit, Ordnung und Reinlichkeit herrschen. Sämtliche Gefäße und Instrumente müssen stets rein und sauber, auch Wagen und Gewichte im accuraten Zustande gehalten werden. Auch das Reinhalten der Seihetücher zu Decocten und Infusionen ist nicht zu vernachlässigen.

e) Da noch die Erfahrung gelehrt, daß öfters diejenigen Arzneien, welche die Patienten auf Verordnung ihres Arztes zum zweiten oder öftern Male machen lassen, nicht vollkommen gleich, sondern in Farbe, Quantität, Geschmack und Geruch verschieden sind, und hierdurch den Patienten verdächtig werden, so soll derjenige Apotheker, in dessen Officin dergleichen Nachlässigkeit erweislich gemacht worden, in Fünf Thaler Strafe verfallen. Damit man aber wisse, wer den Fehler bei der Reiteratur begangen, so soll derjenige, der solche verfertigt, jedesmal seinen Namen auf die Signatur schreiben.

f) In gleiche Strafe soll derjenige Apotheker genommen werden, welcher die ihm zugeschickten Recepte, es sei bei Tage oder bei Nacht, nicht sogleich, ohne Aufhaltung, verfertigt, den Handverkauf vorzieht und die Patienten ohne Not auf die Medizin warten läßt. Besonders sollen diejenigen Recepte, die mit cito bezeichnet werden, sogleich bereitet, und die Arzneien den Boten, welche die Recepte einhändigen, mitgegeben werden.

4. Die Apothekenbetriebsordnung.

Zahlreich sind die Betriebsvorschriften, die auf Grund der Apothekerordnung erlassen sind. Es mag auf die vielen Vorschriften über die Zubereitung, die Beschaffenheit, die Prüfung und Aufbewahrung von Arzneimitteln sowie über die Abgabe stark wirkender Arzneimittel hingewiesen werden. Für die Feststellung der Rechte und Pflichten des Apothekers kommt hauptsächlich die Apothekenbetriebsordnung in Betracht; die neueste ist als ein Ministerialerlaß vom 18. Februar 1902 ergangen.

a) Der Apothekenvorstand. Der Eid des Apothekers.

Die Apothekenbetriebsordnung führt den Begriff des Apothekenvorstandes ein, der sich im öffentlichen Recht vielleicht mit dem Gutsvorstande eines selbständigen Gutsbezirks vergleichen läßt. Apothekenvorstand ist der Besitzer oder Verwalter einer Apotheke. Der Apothekenvorstand hat die Verantwortung für den gesamten Apothekenbetrieb. Er hat insbesondere die Ausbildung der Lehrlinge zu leiten, den Ein- und Austritt des Personals beim zuständigen Kreisarzt anzumelden, ist verpflichtet, jede Behinderung in der Leitung der Apotheke, wenn sie die Dauer von 3 Tagen übersteigt, dem Kreisarzt anzumelden. Er hat vor Beginn seiner Tätigkeit als Apothekenvorstand einen Eid zu leisten, durch den er die Erfüllung seiner Berufspflichten eidlich angelobt, wenn er nicht schon vorher beeidigt ist[1]).

Für die Rechtsstellung des Apothekenvorstandes sollen folgende Bestimmungen der Apothekenbetriebsordnung hervorgehoben werden:

§ 2 Absatz 1 und 2.

Der Apothekenvorstand (Besitzer, Verwalter) muß in demselben Hause wohnen, in welchem die Apotheke sich befindet.

Ausnahmen sind mit Genehmigung des Regierungspräsidenten zulässig.

§ 28 Absatz 1.

Der Apothekenvorstand ist für die Güte aller Mittel verantwortlich, gleichviel ob er dieselben bezogen oder selbst hergestellt hat, die Herstellung darf nur nach Vorschrift des Arzneibuchs stattfinden.

§ 29. Der Apothekenvorstand hat fortlaufend die Arzneistoffe, insbesondere die dem Verderben oder der Zersetzung unterliegen-

[1]) Bezüglich der Vorschriften über die Beeidigung vgl. Böttger-Urban S. 255.

den, sorgfältig zu prüfen und erforderlichenfalls durch einwandfreie Waren zu ersetzen.

§ 41. Der Apothekenvorstand ist verpflichtet, jede Behinderung in der Leitung der Apotheke, wenn sie die Dauer von drei Tagen übersteigt, unter Benennung des Vertreters dem Kreisarzt rechtzeitig anzumelden. Bei Abwesenheit oder Behinderung des Vorstandes bis zu 14 Tagen kann die Vertretung durch einen Gehilfen, bei längerer Dauer muß sie durch einen approbierten Apotheker ausgeübt werden. Kein Apothekenvorstand darf ohne Genehmigung des Regierungspräsidenten länger als drei Monate im Zusammenhang und während eines Jahres nicht mehr als vier Monate in der Leitung der Apotheke vertreten werden.

§ 44. Der Apothekenvorstand ist für die sachgemäße Ausbildung des Lehrlings verantwortlich. Er hat für die erforderlichen Lehrmittel zu sorgen, dem Lehrling hinreichend geschäftsfreie Zeit zum Studium, im Sommer zum Sammeln von Pflanzen, zu gewähren, die Anlegung und Ordnung der Pflanzensammlung zu überwachen, sowie selbst oder durch einen Gehilfen den Lehrling in den praktischen Arbeiten zu unterweisen und für die Eintragung des Verlaufes dieser Arbeiten in das Arbeitsbuch Sorge zu tragen.

§ 45. Einem Apothekenvorstand, welcher seine Pflichten als Lehrherr nicht erfüllt oder sich anderweitig in sachlicher oder sittlicher Beziehung unzuverlässig erweist, kann die Befugnis, Lehrlinge auszubilden, durch den Regierungspräsidenten auf Zeit oder dauernd entzogen werden.

§ 48. Der Apothekenvorstand ist verpflichtet, jeden Eintritt und Austritt eines Lehrlings, sowie den Eintritt und den Abgang jedes Gehilfen unter Beifügung des Gehilfenzeugnisses oder der Approbation und bei der Entlassung des Entlassungszeugnisses behufs amtlicher Beglaubigung desselben dem Kreisarzt binnen acht Tagen nach dem Eintritt oder beim Abgang anzuzeigen. Das Entlassungszeugnis muß eine entsprechende Erklärung enthalten, wenn die Beschäftigung des Gehilfen in der Apotheke nur eine aushilfsweise, auf Tage oder Stunden beschränkte war.

Anderes, als das bei dem Kreisarzt angemeldete Personal darf in den Apotheken nicht beschäftigt werden.

b) Die Betriebsordnung wiederholt das Kurierverbot.

§ 37. Die Ausübung der Heilkunst ist den Apothekern untersagt. Bei lebensgefährlichen Verletzungen, Vergiftungen oder besonders eiligen Notfällen ist es dem Apotheker ausnahmsweise gestattet, mangels rechtzeitiger ärztlicher Hilfe die von ihm für zutreffend erachteten Mittel abzugeben. Er hat aber dafür zu sorgen, daß beim Eintreffen eines Arztes diesem sofort genaue Mitteilung gemacht werde.

Einfache, die Anwendung eines Mittels erläuternde, kurze Anweisung zu geben, ist gestattet,

c) ebenso das Verbot der geschäftlichen Gemeinschaft mit den Ärzten.

§ 38. Es ist den Apothekern untersagt, mit Ärzten oder anderen Personen, welche sich mit der Behandlung von Krankheiten befassen, über die Zuwendung von Arzneiverordnungen Verträge zu schließen oder denselben dafür Vorteile zu gewähren oder Arzneien anzufertigen, deren Bestandteile durch erdichtete, unverständliche Ausdrücke bezeichnet sind.

d) Sie regelt endlich auch den Betrieb von Nebengeschäften durch den Apotheker.

§ 39. Nebengeschäfte dürfen Apotheker nur mit Genehmigung des Regierungspräsidenten und zwar in besonderen, von den Apothekenräumen getrennten und mit eigenem Eingang versehenen Gelassen treiben.

5. Ministerialerlaß vom 28. Juni 1912. (M-M-Bl. 220. M. 6694.)

Im Anschluß an die Regelung des Betriebes von Nebengeschäften mag das Verbot des Betriebes einer zweiten Apotheke durch einen Apothekenbesitzer angeführt werden.

Nach feststehendem, schon in einem Erlaß vom 24. Juni 1817 ausgesprochenen Verwaltungsgrundsatze darf ein Apotheker nur eine Apotheke besitzen. Die Übertragung der Konzession zum Weiterbetriebe der Apotheke in G. auf den Apotheker J. kann somit erst erfolgen, wenn dieser nachweist, daß er sich des Besitzes der Apotheke in L. durch Verkauf oder Verzicht auf das Betriebsrecht entäußert hat.

6. Die Gewerbeordnung.

Die Gewerbeordnung hat im § 6 ihre Anwendung ausgeschlossen auf die Errichtung und Verlegung von Apotheken sowie auf den Verkauf von Arzneimitteln; sie regelt aber einige wesentliche Rechte und Pflichten des Apothekers.

a) Das Apothekermonopol[1]).

Der § 6 Abs. 2 in Verbindung mit der Kaiserlichen Verordnung vom 22. Oktober 1901 (RGBl. S. 380) hat ein Apothekermonopol schaffen wollen.

§ 6 Abs. 2: Durch Kaiserliche Verordnung wird bestimmt, welche Apothekerwaren dem freien Verkehr zu überlassen sind.

Auf Grund dieser Bestimmung der Gewerbeordnung ist die Kaiserliche Verordnung vom 22. Oktober 1901 ergangen, welche ein Verzeichnis derjenigen Arzneien enthält, die ausschließlich in den Apotheken, und ein zweites Verzeichnis von Arzneien, die als Heilmittel nur in Apotheken vertrieben werden dürfen. Den Strafschutz des Apothekermonopols enthält der § 367 Ziffer 3 des Strafgesetzbuchs.

b) Die Approbation.

§ 29 regelt das Erfordernis der Approbation.

§ 29 Abs. 1. Einer Approbation, welche auf Grund eines Nachweises der Befähigung erteilt wird, bedürfen Apotheker und diejenigen Personen, welche sich als Ärzte (Wundärzte, Augenärzte, Geburtshelfer, Zahnärzte und Tierärzte) oder mit gleichbedeutenden Titeln bezeichnen oder seitens des Staates oder einer Gemeinde als solche anerkannt ode rmit amtlichen Funktionen betraut werden sollen.

Bezüglich der Zurücknahme der Approbation vgl. die §§ 40, 53, 54, 151 Abs. 2. Der § 147 Ziffer 1 enthält den Strafschutz gegen die Konkurrenz durch nichtapprobierte Apotheker, während der Strafschutz gegen die Konkurrenz durch nicht konzessionierte, aber approbierte Apotheker sich nach Landesrecht richtet.

c) Die Taxpflicht.

Der § 80 Abs. 1 regelt die Taxen der Apotheker; sie sind Maximaltaxen.

§ 80 Abs. 1: Die Taxen für die Apotheker können durch die

---

[1]) v. Landmann, Anm. 18 u. 15 zu § 6 der Gewerbeordnung.

Zentralbehörden festgesetzt werden, Ermäßigungen derselben durch freie Vereinbarungen sind jedoch zulässig.

Die Strafvorschrift zum Schutze der Taxen enthält der § 148 Ziffer 8.

Die sonstigen Bestimmungen der Gewerbeordnung, wie die §§ 14, 15, 15a, 45, 46 und andere, die ebenfalls auf Apotheker angewendet sind, sollen hier außer Betracht bleiben, da sie allgemeine Pflichten aller Gewerbetreibenden feststellen.

7. Das Strafgesetzbuch.

§ 300 enthält die Schweigepflicht des Apothekers.

§ 300. Rechtsanwälte, Advokaten, Notare, Verteidiger in Strafsachen, Ärzte, Wundärzte, Hebeammen, Apotheker, sowie die Gehilfen dieser Personen werden, wenn sie unbefugt Privatgeheimnisse offenbaren, die ihnen kraft ihres Amtes, Standes oder Gewerbes anvertraut sind, mit Geldstrafe bis zu eintausendfünfhundert Mark oder mit Gefängnis bis zu drei Monaten bestraft.

8. Die Reichsjustizgesetze.

a) Das Gerichtsverfassungsgesetz.

Nach §§ 35 Ziffer 4, 85 haben Apotheker, die keinen Gehilfen halten, das Recht, das Amt eines Schöffen oder Geschworenen abzulehnen.

b) Die Strafprozeßordnung.

Nach § 75 ist der Apotheker zur Erstattung solcher Gutachten verpflichtet, zu deren Erstattung die für den Apotheker zu seinem Gewerbe erforderliche Kenntnisse Voraussetzung sind.

§ 75 Abs. 1: Der zum Sachverständigen Ernannte hat der Ernennung Folge zu leisten, wenn er zur Erstattung von Gutachten der erforderten Art öffentlich bestellt ist, oder wenn er die Wissenschaft, die Kunst oder das Gewerbe, deren Kenntnis Voraussetzung der Begutachtung ist, öffentlich zum Erwerbe ausübt, oder wenn er zur Ausübung derselben öffentlich bestellt oder ermächtigt ist.

c) Die Zivilprozeßordnung.

§ 383 Ziffer 5 normiert für die Apotheker ein Zeugnisverweigerungsrecht.

§ 383 Ziff. 5: Personen, welchen kraft ihres Amtes, Standes oder Gewerbes Tatsachen anvertraut sind, deren Geheimhaltung durch die Natur derselben oder durch gesetzliche Vorschrift geboten ist, in betreff der Tatsachen, auf welche die Verpflichtung zur Verschwiegenheit sich bezieht.

Nach § 407 hat der zum Sachverständigen ernannte Apotheker die Pflicht, der Ernennung Folge zu leisten, wenn es sich um ein Gutachten handelt, für dessen Erstattung die dem Apotheker zu seinem Gewerbe erforderlichen Kenntnisse Voraussetzung sind.

§ 407 Abs. 1: Der zum Sachverständigen Ernannte hat der Ernennung Folge zu leisten, wenn er zur Erstattung von Gutachten der erforderlichen Art öffentlich bestellt ist, oder wenn er die Wissenschaft, die Kunst oder das Gewerbe, deren Kenntnis Voraussetzung der Begutachtung ist, öffentlich zum Erwerbe ausübt, oder wenn er zur Ausübung derselben öffentlich bestellt oder ermächtigt ist.

§ 811 Ziffer 9 gewährt dem Apotheker Schutz gegen Pfändung der zum Apothekenbetriebe unentbehrlichen Geräte, Gefäße und Waren.

§ 811. Folgende Sachen sind der Pfändung nicht unterworfen:

Ziffer 9. Die zum Betriebe einer Apotheke unentbehrlichen Geräte, Gefäße und Waren.

d) Die Konkursordnung.

Der § 61 Ziffer 4 gewährt dem Apotheker für seine Forderungen im Konkurse das gleiche Vorrecht wie den Forderungen der Ärzte, und zwar wegen der Kur- und Pflegekosten aus dem letzten Jahre vor der Eröffnung des Konkursverfahrens und in Höhe der taxmäßigen Gebührnisse.

§ 61. Die Konkursforderungen werden nach folgender Rangordnung, bei gleichem Range nach Verhältnis ihrer Beträge berichtigt.

Ziffer 4. Die Forderungen der Ärzte, Wundärzte, Tierärzte, Apotheker, Hebeammen und Krankenpfleger wegen Kur- und Pflegekosten aus dem letzten Jahre vor der Eröffnung des Verfahrens, insoweit der Betrag der Forderungen den Betrag der taxmäßigen Gebührnisse nicht übersteigt.

9. Die Städteordnungen.

Die Städteordnungen sind in der Praxis der Verwaltungsbehörden dahin ausgelegt worden, daß ein ohne Gehilfen arbeitender Apotheker das Recht hat, die Wahl zum Stadtverordneten oder Magistratsmitgliede abzulehnen (vgl. den Ministerialerlaß vom 14. Juli 1835, abgedruckt bei Pistor S. 252, die Entscheidung des Bezirksausschusses zu Breslau vom 15. Februar 1907, abgedruckt in der Pharm. Ztg. 1907, Nr. 15, und Böttger S. 310 Anm. 2).

B. Die geltenden Rechtsquellen für die Betriebsrechte.

Die Vorschriften über die Apothekenprivilegien sind in den oben zitierten §§ 1—7 Titel I der revidierten Apothekerordnung enthalten; für die Apothekenprivilegien kommen ferner alle diejenigen Rechtssätze in Betracht, welche für Realgewerbeberechtigungen gelten.

Die Rechtsquellen für die Apothekenkonzessionen sind alle diejenigen Gesetze und Verordnungen, welche seit dem Gewerbeedikt vom 2. November 1810 behufs Regelung dieser Konzessionen ergangen sind. Diese sollen aber da, die Rechtsnatur der Konzessionen streitig ist, ausführlicher dargelegt werden; es soll insbesondere hervorgehoben werden, daß in der Praxis der Verwaltungsbehörden auch diejenigen Bestimmungen von den Apothekenprivilegien, welche sich auf die privatrechtlichen Rechtsschutz genießenden Berechtigungen der Privilegien beziehen, auf die Apothekenkonzessionen angewendet sind.

1. Die Rechtsquellen bis zur Kabinettsorder vom 5. Oktober 1846.

a) Die Konzessionen vor dem Gewerbeedikt vom 2. November 1810.

Das Allgemeine Landrecht kennt nicht nur Apothekenprivilegien, sondern auch Konzessionen. Es spricht im § 463

ALR. II, 8 von Apothekenkonzessionen und bestimmt, daß diese Apothekenkonzessionen nach den Vorschriften von Privilegien zu beurteilen sind.

Nicht selten werden Urkunden über die Verleihung von Betriebsrechten und auch diese Betriebsrechte selbst bereits vor dem Gewerbeedikt Konzessionen genannt[1]); vornehmlich bezeichnete man die von den Städten verliehenen Apothekenberechtigungen als Konzessionen[2]).

Die Kabinettsorder vom 12. Dezember 1809 bestimmte bezüglich der Betriebsrechte der Apotheker,

> daß ihre Konzessionen gleich denen verschiedener anderer Gewerbe vom Ministerium des Innern zu bestätigen seien[3]).

Seit dem Gewerbeedikt vom 2. November 1810 gibt es in Preußen keine Privilegien, sondern nur noch Konzessionen. Dieses Gewerbeedikt führte die bei der Reorganisation Preußens zugesicherte allgemeine Gewerbefreiheit ein. Das Edikt beginnt:

> Wir Friedrich Wilhelm, von Gottes Gnaden König von Preußen, tun kund und fügen hiermit zu wissen:
>
> In dem Edikt über die Finanzverwaltung vom 27. v. Mts. haben Wir Unseren getreuen Untertanen die Notwendigkeit eröffnet, in der Wir Uns befinden, auf eine Vermehrung der Staatseinnahmen zu denken.
>
> Unter den Mitteln zu diesem Zweck hat Uns die Einführung einer Allgemeinen Gewerbesteuer für Unsere getreuen Untertanen weniger lästig geschienen, besonders da Wir damit die Befreiung der Gewerbe von ihren drückendsten Fesseln verbinden, Unseren Untertanen die ihnen beim Anfange der Reorganisation des Staates zugesicherte vollkommene Gewerbefreiheit gewähren und das Gesamtwohl derselben auf eine wirksame Weise befördern können. Wir verordnen daher und setzen fest:
>
> § 1. Ein jeder, welcher in Unseren Staaten, es sei in den Städten oder auf dem platten Lande, sein bisheriges Gewerbe fortsetzen oder ein neues unternehmen will, ist verpflichtet, einen Gewerbeschein darüber zu lösen und die in dem beigefügten Tarif A angesetzte Steuer zu zahlen.

---

[1]) Vgl. das oben S. 23 mitgeteilte Privileg.

[2]) Vgl. Lindes, S. 212.

[3]) Vgl. Pistor S. 23.

§ 2. Der Gewerbeschein gibt demjenigen, auf dessen Namen er ausgestellt ist, die Befugnis, ein Gewerbe fortzusetzen oder ein neues anzufangen.

Von diesem Rechtsgrundsatze allgemeiner Gewerbefreiheit kennt das Edikt nur folgende Ausnahmen:

§ 21. Zu Gewerben, bei denen ungeschicktem Betriebe gemeine Gefahr obwaltet, oder welche eine öffentliche Beglaubigung oder Unbescholtenheit erfordern, können nur dann Gewerbescheine erteilt werden, wenn die Nachsuchenden zuvor den Besitz der erforderlichen Eigenschaften auf die vorgeschriebene Weise nachweisen. Zu diesen gehören jedoch nur...

3. Apotheker und Laboranten.

Nach diesen Bestimmungen wäre der Betrieb einer Apotheke lediglich von dem Nachweise der Approbation und dem Besitze eines Gewerbescheins abhängig gewesen. Damit wäre eine Gewerbefreiheit für Apotheken eingeführt worden. Doch hat eine solche trotz des Gewerbeedikts niemals bestanden; denn auch nach dem Gewerbeedikt sah man auf Grund der vorerwähnten Kabinettsorder vom 12. Dezember 1809, die man als weiter geltend behandelte, eine Bestätigung der Konzession der Apotheker durch das Ministerium für erforderlich an[1]), und schon das Gesetz über die polizeilichen Verhältnisse der Gewerbe vom 7. September 1811 bestimmt im § 89:

Apothekern und Laboranten darf der Gewerbeschein nur auf ein Zeugnis der Provinzialregierung erteilt werden, daß sie zur Ausübung ihres Geschäfts geeignet sind,

fügt jedoch hinzu:

Wie weit die Anlage neuer Apotheken zu gestatten sei, wird durch ein besonderes Gesetz bestimmt.

b) Die Konzessionen nach dem Gewerbeedikt. Feststellung der Voraussetzungen für eine Neukonzession, Auswahl des Anwärters.

Das besondere Gesetz wegen Anlage neuer Apotheken erging dann sehr bald unterm 24. Oktober 1811 in der könig-

[1]) So auch Ziurek S. 23.

lichen Verordnung wegen Anlegung neuer Apotheken. Dieselbe hat folgenden Wortlaut:

Kgl. Verordnung wegen Anlegung neuer Apotheken.
Vom 24. Oktober 1811. (PrGS., S. 356.)

Wir Friedrich Wilhelm, von Gottes Gnaden König von Preußen usw., haben, da die bisherigen polizeilichen Gesetze darüber,

unter welchen Umständen die Anlegung neuer Apotheken zu gestatten oder zu versagen sei?

unzulänglich und mangelhaft befunden worden, folgendes zu beschließen geruht:

§ 1. In Absicht der vorschriftsmäßigen Prüfung und Qualifikation der Apotheker, sowie ihrer Legitimation, um den Gewerbeschein zum Betriebe ihres Gewerbes lösen zu können, behält es bei den schon bestehenden Gesetzen sein Bewenden, und versteht es sich von selbst, daß auch, wer eine neue Apotheke anlegen will, allen desfallsigen Forderungen zu genügen hat.

§ 2. Die Anlegung neuer Apotheken findet wie in Städten, so in Flecken und Dörfern nur statt, wenn das Bedürfnis einer Vermehrung derselben erwiesen ist.

§ 3. Wenn der Kreisphysikus im Einverständnis mit der Polizeibehörde (in den größeren Städten sind es die Magistrate oder Polizeipräsidien, in den kleineren Städten oder in Flecken, die unter der Kreispolizei stehen, ist es diese) die Anlage einer neuen Apotheke aus Gründen nötig finden, so suchen sie von der Medizinaldeputation der Provinzialregierung die Erlaubnis dazu nach.

§ 4. Für zureichende Gründe werden angenommen:

eine bedeutende Vermehrung der Volksmenge, bedeutende Erhöhung ihres Wohlstandes.

§ 5. Findet die Medizinaldeputation die angegebenen Gründe hinreichend und klar, so erteilt sie die Erlaubnis zur Anlage einer neuen Apotheke, wenn

entweder noch gar keine Apotheke am Orte vorhanden ist, oder wenn der oder die schon vorhandenen Apotheker nach vorhergegangener Aufforderung der Ansetzung eines neuen nicht widersprechen oder ihren Widerspruch nicht begründen können.

§ 6. Ist die Medizinaldeputation der Meinung, daß ein solches Widerspruchsrecht begründet sei, so überläßt sie nach der genauesten Ausmittlung aller Umstände die Sache dem allgemeinen Polizeidepartement zur Entscheidung.

§ 7. In den drei großen Städten Berlin, Königsberg und Breslau wird die Entscheidung der Frage über die Anlegung neuer

Apotheken von dem Polizeipräsidio, im Einverständnis mit dem Stadtphysikus, allemal unmittelbar von dem Allgemeinen Polizeidepartement nachgesucht.

§ 8. Dieses bestimmt, wenn der Vorteil des Ganzen die Anlegung neuer Apotheken erfordert, die Entschädigung der bis dahin bestandenen nach den Grundsätzen des über die polizeilichen Verhältnisse der Gewerbe erschienenen Gesetzes vom 7. September d. J.

§ 9. Die Bestimmung, inwiefern mit den Apotheken der kleineren Städte Gewürzkram oder Materialhandel verbunden sein dürfe, gebührt allemal den Polizei- und Medizinaldeputationen der Provinzialregierungen.

Über die Auswahl des Anwärters enthält diese Kabinettsorder nichts. Sie regelt nur die Voraussetzungen für die Neukonzession. Wem diese Neukonzession zu erteilen ist, das ist ausführlich in einer Zirkularverfügung vom 13. Juli 1840 bestimmt.

Erlaß, betreffend die Genehmigung von Apotheken-Neuanlagen und die Verleihung derselben an die Bewerber, vom 13. Juli 1840 (Min.-Bl. S. 310).

Es sind in der letzteren Zeit Anträge auf die Erteilung der Konzession zur Anlegung einer neuen Apotheke so häufig gemacht und in einem Wege verfolgt worden, welcher mit den desfalls erlassenen Anordnungen durchaus nicht im Einklang steht, daß es für notwendig erachtet werden muß, die hierüber festgestellten, in jedem einzelnen Falle ohne Ausnahme strenge zu beachtenden Vorschriften zur allgemeinen Kenntnis gelangen zu lassen.

In Gemäßheit der Allerh. Verordnung vom 24. Oktober 1811 müssen die Anträge wegen Errichtung einer neuen Apotheke an einem Orte von der betreffenden Ortsbehörde und dem Kreisphysikus ausgehen. Wird von diesen beiden im Einverständnis die Anlegung einer neuen Apotheke für notwendig erachtet, so beantragen sie dieselbe bei der Königlichen Regierung unter ausführlicher Erörterung der dafür sprechenden Gründe. Für zureichende Gründe werden angenommen: eine bedeutende Vermehrung der Volksmenge, bedeutende Erhöhung des Wohlstandes. Hierüber muß eine genaue auf spezielle Angaben gestützte Nachweisung geliefert werden, und in einzelnen vorkommenden Fällen ist den oben aufgestellten Bestimmungsgründen nur noch die Berücksichtigung der Hindernisse beizufügen, welche etwa aus besonderen obwaltenden Lokalverhältnissen hinsichtlich der Kommunikation mit dem Orte, an welchem sich bereits eine Apotheke befindet, für die auf dieselbe angewiesene Umgebung sich herausstellen sollten. Befinden sich an dem Orte, für welchen die Errichtung einer neuen Apotheke in Antrag gebracht werden soll, bereits eine oder mehrere Apotheken, so sind resp. der oder die vorhandenen Apotheker zuvörderst mit ihren etwa dagegen zu machenden Widersprüchen zu hören und letztere, von einem gründlichen Gutachten darüber begleitet, in den an die Königliche Regierung zu erstattenden Bericht mit aufzunehmen. Die letztgenannten Behörden haben nunmehr, eventuell durch veranlaßte Rückfragen zur näheren Aufklärung der obwaltenden, hierbei als maßgebend zu betrachtenden Verhältnisse, den an dieselbe dem Obigen gemäß gerichteten Antrag einer sorgfältigen Prüfung zu unterwerfen und entweder den nicht für gehörig begründet erachteten Antrag unter Angabe der Gründe zurückzuweisen oder im entgegengesetzten Fall darüber einen gehörig motivierten gutachtlichen Bericht an das betreffende Königliche Oberpräsidium zu erstatten. Von diesem ressortiert demnächst die definitive Entscheidung mit Ausnahme der Stadt Berlin, in welcher dieselbe dem Königlichen Ministerium der geistlichen, Unterrichts- und Medizinalangelegenheiten vorbehalten und also von dem Königlichen Polizeipräsidium auch an dieses zu berichten bleibt.

Aus der obigen Feststellung des hierbei überall strenge zu beachtenden Instanzenzuges leuchtet zugleich ein, daß alle und jede Gesuche, welche sich auf die Errichtung einer neuen Apotheke an einem Orte beziehen, zuvörderst an die betreffende Ortsbehörde und den betreffenden Kreisphysikus gerichtet werden müssen. Was nun für den Fall, daß die Anlegung einer neuen Apotheke an einem Orte als statthaft anerkannt sei, und um die Verleihung der Konzession dazu sich mehrere Apotheker beworben haben sollten, die Entscheidung der Frage betrifft, welchem von den Bewerbern die in Rede stehende Konzession zu erteilen sei, so ist hierbei ein ähnliches Verfahren zu beobachten. Es haben daher die betreffende Ortsbehörde und der Kreisphysikus in dem von ihnen an die betreffende Königliche Regierung wegen Anlegung einer neuen Apotheke zu richtenden Antrage zugleich diejenigen Apotheker namhaft zu machen, welche sich um die Erteilung der fraglichen Konzession beworben haben, und demnächst unter ausführlicher Erörterung der Gründe sich gutachtlich darüber zu äußern, welchem von den Bewerbern der Vorzug einzuräumen sein möchte. Die Königliche Regierung und resp. das Königliche Polizeipräsidium in Berlin prüfen die gemachten Vorschläge und legen dieselben in einem darüber zu erstattenden gutachtlich motivierten Berichte dem betreffenden Königlichen Oberpräsidium (für Berlin dem Königlichen Ministerium der geistlichen, Unterrichts- und Medizinalangelegenheiten) zur Entscheidung vor. Um nun den Behörden für die hierzu erforderliche Beurteilung einen Maßstab an die Hand zu geben, hat ein jeder Apotheker, welcher sich um die Erteilung der Konzession zur Anlegung einer neuen Apotheke an einem Orte bewirbt, mit seinem desfallsigen Gesuche zugleich ein vollständiges Curriculum vitae einzureichen, welchem die Zeugnisse über seine Führung während der Lehr- und Servierjahre, die durch Ablegung der Staatsprüfung erworbene Approbation, ein Nachweis über seine Beschäftigung und über seine Führung nach erlangter Approbation, der genügende Ausweis darüber, ob er auch die zur Etablierung einer Apotheke und die zum Betriebe des Geschäfts erforderlichen Mittel besitze, die Angabe, ob er bereits eine Apotheke besessen habe und wodurch er den Besitz derselben aufzugeben veranlaßt worden sei, und die nähere Anführung der Umstände beizufügen sind, auf welche einen besonderen Anspruch zu begründen er sich glaube berechtigt halten zu dürfen.

Indem die Königliche Regierung das Ministerium auffordert, obige Vorschriften durch die Amtsblätter zur öffentlichen Kenntnis zu bringen, teilt solches derselben zugleich zur besonderen Richtschnur hinsichtlich der zu treffenden Wahl unter den verschiedenen Bewerbern um die Konzession zur Anlegung einer neuen Apotheke an einem Orte die hierbei zum Grunde zu legenden Prinzipien mit, welche nach dem Sr. Majestät dem Könige hierüber gehaltenen Vortrage von Allerhöchstdenenselben durch die Allerhöchste Kabinettsordre vom 30. Juni v. Js. genehmigt worden sind und strenge befolgt werden müssen, wenn bei den bedeutenden Vorteilen, die der Gewählte erlangt, und bei dem mithin hierunter auf das Wesentlichste beteiligten Interesse der einzelnen Bewerber nicht zu begründeten Beschwerden über den einem der Bewerber gewährten unverdienten Vorzug Veranlassung gegeben werden soll. Die hierbei zu berücksichtigenden Punkte sind:

1. die Führung und Applikation des Bewerbers während seiner Lehr- und Servierjahre, die von ihm bei der abgelegten Staatsprüfung gezeigte geringere oder höhere Qualifikation.
2. Das frühere oder spätere Datum der Approbation als Provisor, welche ihm auf den Grund des bestandenen Staatsexamens erteilt worden ist.
3. Die Führung und Leistungen nach empfangener Appro-

bation, ob derselbe sich ununterbrochen dem Apothekergeschäft gewidmet hat und dabei eine immer höhere Ausbildung in seinem Fache sich zu erwerben bemüht gewesen ist, dadurch also auch zu desto besseren Erwartungen hinsichtlich der künftigen Verwaltung seiner eigenen Apotheke berechtigt, oder ob dieses nicht der Fall ist, ob er vielleicht durch die Übernahme anderweitiger Geschäfte auf einige Zeit seinem eigentlichen Berufe mehr oder weniger sich entfremdet hat.

4. Die frühere oder spätere Meldung zur Konzessionserteilung zur Anlegung der Apotheke und
5. der nachzuweisende Besitz der zum Betriebe seines Geschäfts erforderlichen Mittel.
6. Anderweitige Verhältnisse, welche zu Gunsten des einen oder anderen Bewerbers sprechen, z. B. unter Voraussetzung übrigens ganz gleicher Qualifikation die Anerkennung von Verdiensten, welche der Bewerber durch vorzügliche Leistungen irgendeiner Art sich erworben hat usw.

Es bedarf wohl keiner Befürwortung, daß nicht ein einzelner dieser Punkte als der allein bestimmende betrachtet werden kann; denn wollte man als solchen z. B. die früher oder später stattgefundene Meldung gelten lassen, so dürfte nur jeder Apotheker unmittelbar nach erhaltener Approbation mit den Anmeldungen für verschiedene Orte, in welchen die früher oder später eintretende Statthaftigkeit der Anlegung einer neuen Apotheke vorauszusehen ist, sich beeilen, um vor allen späteren, in jeder andern Hinsicht vielleicht bei weitem vorzüglicheren Bewerbern den Vorzug zu erlangen. Nur die unparteiische Berücksichtigung aller dieser Momente und das Resultat der sorgfältigen Abwägung der einzelnen gegen einander darf daher die zu treffende Wahl begründen.

Schließlich bemerkt das Ministerium nur noch, daß einem Apotheker, welcher bereits eine Apotheke besessen hat, die Konzession zur Anlegung einer neuen Apotheke nicht zu erteilen ist, wenn nicht besondere Umstände obwalten, durch welche eine hierunter zu machende Ausnahme gerechtfertigt erscheinen dürfe, in welchem Falle jedoch jedesmal die Genehmigung des Ministeriums dazu einzuholen ist.

Eine größere Zahl von Verfügungen beschäftigt sich mit der Wahl des Neukonzessionars insbesondere mit der Frage, ob auch Apothekenbesitzer zu dieser Wahl zuzulassen sind. Ein Ministerialerlaß vom 3. Mai 1895 gibt ihnen sogar den Vorzug vor ihren Mitbewerbern, wenn sie auf eine verkäufliche Apothekengerechtigkeit verzichtet haben.

c) Die Rechtslage kurz nach Einführung der Konzession.

Auch die Inhaber der Privilegien mußten damals eine Konzession nachsuchen. Reskript des Kultusministers vom 27. Dezember 1818 (zitiert aus v. Kamptz, Annalen Bd. 7, H. 3, S. 992):

Dem Antrag der Königl. Regierung in dem Berichte vom 11. v. M., für den bereits approbierten Apotheker N. N. eine besondere Konzession mit Rücksicht auf seinen Ankauf der E . . . schen Apotheke zu N. N. ausfertigen zu lassen, liegt ein Mißverständnis der in neuerer Zeit in der Approbationsformel aufgenommenen Bestimmungen zum Grunde, daß der Inhaber für fähig erachtet worden, innerhalb der Königl. Staaten eine Apothekenkonzession nachzusuchen. Nach dem § 1 Tit. 1 der Revid. Apothekenordn. wird, um die Apothekerkunst ausüben zu dürfen, erfordert:

a) ein landesherrliches Privilegium,
b) zugleich ein Approbationspatent.

Das letztere als der Beweis, daß der Inhaber die nötigen Kenntnisse und Fertigkeiten besitze, die von dem Eigentümer einer Apotheke gefordert werden müssen, ist nach wie vor von jedem zu erfordern, der sich als Apotheker etablieren will. Anders verhält es sich nach den neuern Gewerbsgesetzen mit dem ad a) erforderten landesherrlichen Privilegio. Wenngleich alle früher bestandenen Apotheken-Privilegien durch diese neuern Gewerbsgesetze ihre Exklusivität verloren haben, so sind doch dieselben in den ältern Königl. Provinzen, wo das Gesetz vom 7. September 1811 mit seinen späteren Deklarationen und Abänderungen zur Anwendung gekommen ist, Realprivilegien geblieben, insoweit sie solche früher gewesen sind. Für denjenigen persönlich qualifizierten Apotheker, der ein solches Realprivilegium erwirbt, besteht also die von der Königl. Regierung ihm auszufertigende Konzession nur in der auf den geführten Nachweis seiner persönlichen Qualifikation und des Erwerbs des Realprivilegii ihm auszufertigenden Genehmigung, daß er mit Rücksicht auf diesen Nachweis das Apothekergewerbe betreiben dürfe. Wo die Apothekenprivilegien etwa niemals Realprivilegien gewesen sein sollten, sowie in denjenigen Provinzen, in welchen durch die Gesetze der Fremdherrschaft die Gewerbsprivilegien gänzlich aufgehoben sind, kann natürlich von dem Erwerb eines noch bestehenden Apothekenprivilegii nicht die Rede sein, vielmehr ist in allen diesen Landesteilen die Konzession, deren der Apotheker außer der Approbation zum Betriebe seines Gewerbes bedarf, nur, wie Erlaubnis zum Betriebe jedes andern Gewerbes, eine bloß persönliche Berechtigung, die nach den medizinalpolizeilichen Vorschriften nur erteilt werden kann, wo entweder bisher schon eine Apotheke bestanden hat, und, daß auch ferner eine existiere, für zweckmäßig anerkannt wird, oder aber die Eröffnung einer neuen Apotheke für zulässig erachtet werden muß. Auch in denjenigen wiedererworbenen Provinzen, in welchen das Allg. LR. wieder eingeführt ist, sind hierdurch die von der vorigen Herrschaft aufgehobenen Gewerbsprivilegien, wie sich von selbst versteht, nicht wieder aufgelebt, sowie ferner überall, wo die Erlaubnis zur Eröffnung einer bisher nicht vorhanden gewesenen Apotheke erteilt wird, hierdurch kein vererbliches und veräußerliches Privilegium entsteht, sondern eine nur persönliche Gewerbsberechtigung, deren Ausfertigung der Königl. Regierung überlassen bleibt. Lediglich um diesen verschiedenen möglichen Fällen das Approbations-Formular anzupassen, ist darin die obenerwähnte Bestimmung aufgenommen worden, daß der Inhaber eine Apotheken-Konzession nachzusuchen für fähig erachtet worden sei.

Berlin, den 27. Dezember 1818.

Ministerium der geistlichen, Unterrichts- und Medizinal-Angelegenheiten.

v. Altenstein.

d) Die Ausdehnung der Rechtssätze vom Privileg auf die Konzession.

Die reine Personalkonzession, wie sie durch die Gewerbegesetzgebung von 1810 beabsichtigt war, ist für Apotheken nicht durchgeführt worden, vielmehr stattete man die Apothekenkonzession mit ähnlichen Befugnissen aus, wie sie das Privileg gewährten. Wie weit die Praxis schon bis zum Jahre 1824 ging, zeigt ein Erlaß vom 18. Dezember 1824.

Die Genehmigung der Vorschläge des Königlichen Medizinal-Kollegiums, welche in dem über die wünschenswerte Verminderung der Apotheken in den Rheinprovinzen unterm ...... erstatteten Berichte enthalten sind, muß das Ministerium unter allen Umständen für bedenklich halten, und zwar um so mehr, da durch die bestehenden Verwaltungs-Grundsätze für diesen Gegenstand bereits so weit gesorgt zu sein scheint, als es ohne Unbilligkeit geschehen kann.

Das Ministerium will in dieser Hinsicht nur auf die Verhandlungen über den Verkauf der Offizin des Apothekers N. in N. aufmerksam machen, welcher nach der Verfügung des Königlichen Oberpräsidiums vom 23. Juni v. J. nicht gestattet worden ist. Die Fortsetzung einer schon bestehenden Apotheke ist also nur in folgenden Fällen möglich:

1. wenn sie auf einem Real-Privilegio beruht, ein Fall, der in den Rheinprovinzen nicht vorkommen kann;
2. wenn die Witwe des Apothekers das Gewerbe ihres Mannes fortsetzen will, bis zu ihrem Tode oder ihrer Verheiratung;
3. wenn der Sohn ein qualifizierter Apotheker ist oder im Fall der Minderjährigkeit es bis zur Erreichung der Majorennität noch wird;
4. wenn die Tochter noch minorenn ist und bis zur erlangten Majorennität sich an einen qualifizierten Apotheker verheiratet.

Sobald dagegen ein Apotheker, der keine Real-Gerechtigkeit besitzt, oder dessen vorstehend unter 2, 3, 4 gedachte Erben das Gewerbe aufgeben, so hängt es von der betreffenden Regierung ab, keinem anderen Apotheker die Konzession für den Ort zu erteilen, und somit die Apotheke eingehen zu lassen; ebenso steht es ihr ganz frei, wem sie eventualiter die Konzession erteilen will, so daß also der Konzessionierte ganz freie Wahl hat, von dem vorigen Besitzer der Apotheke das Haus, das vorhandene Inventarium usw. zu kaufen oder ihm dessen anderweiten Verkauf zu überlassen und sich das Benötigte selbst anzuschaffen.

Das Königliche Medizinal-Kollegium wird sich hieraus überzeugen, daß den Behörden bereits sehr viel Spielraum gelassen ist, um in vorkommenden Fällen das allgemeine Beste durch die Schließung überflüssiger Apotheken ohne Beeinträchtigung des Interesses der Apotheker wahrzunehmen, welche *eine ihnen nur persönlich zustehende Berechtigung* (mit den wenigen unter 2, 3 und 4 erwähnten Ausnahmen) an einen Dritten nicht übertragen können. Wie dringend aber das Interesse des Publikums und der Apotheker selbst diese Ausnahmen erheischt, ist in der dem dortigen Königlichen Ober-Präsidium zugefertigten Verfügung an die Regierung zu Köln vom 18. v. M. ausführlich erörtert worden.

Man gestattete also den Übergang der Apotheke auf die Witwe, den qualifizierten Sohn und den qualifizierten Schwiegersohn. Eine Kabinettsorder vom 9. Dezember 1827 ermächtigte dann die Verwaltungsbehörde, die Vorschriften der §§ 4 und 5 der revidierten Apothekerordnung auch auf Konzessionen anzuwenden.

Verfügung vom 23. Juni 1832 mit der Allerhöchsten Order vom 9. Dezember 1827.

Es ist der Fall vorgekommen, daß Regierungen über die durch das Ableben eines konzessionierten Apothekers erledigte Konzession verfügt haben. Da nun das Ministerium durch die Kabinettsorder vom 9. Dezember 1827, aus welcher die bezügliche Stelle hierneben in Abschrift erfolgt (Anlage a), autorisiert ist, in dringenden Fällen die Hinterbliebenen eines konzessionierten Apothekers ebenso zu behandeln, als die eines privilegierten, so wird die Königliche Regierung hierdurch angewiesen, allemal erst bei dem Ministerium anzufragen, ehe sie über eine erledigte Konzession anderweit verfügt.

Anlage a.

Ich autorisiere Sie, nach dem Antrage des Staats-Ministeriums, in vorkommenden Fällen die in den §§ 4 und 5 der revidierten Apothekenordnung vom 11. Oktober 1801 zugunsten der Hinterbliebenen eines privilegierten Apothekers enthaltenen Vorschriften auch für die Hinterbliebenen eines konzessionierten Apothekers in Anwendung zu bringen, und überlasse Ihnen, die Regierungen hiernach anzuweisen.

e) Die sogenannte reine Personalkonzession. Recht und Pflicht zur Übernahme der Geschäftseinrichtung. Öffentliche Konkurrenz der Anwärter.

Eine Änderung traf die Kabinettsorder vom 8. März 1842, welche die reine Personalkonzession einzuführen versuchte, dem Geschäftsnachfolger aber die Verpflichtung zur Übernahme der Geschäftseinrichtung auferlegte.

Allerhöchste Order vom 8. März 1842.

Auf den Bericht des Staats-Ministeriums genehmige Ich, daß bei Erledigung einer bloß persönlichen Konzession zur Anlegung einer Apotheke demjenigen, welchem in deren Stelle eine neue Konzession erteilt wird, von der Medizinalbehörde auf Antrag des bisherigen Apothekers oder seiner Erben zur Bedingung gestellt werden darf die zur Errichtung und zum Betriebe der Offizin seines Vorgängers gehörigen, noch in gutem Zustande befindlichen und für den Geschäftsbetrieb brauchbaren Geräte nur in einer dem Umfange des Geschäfts angemessenen Quantität zu übernehmen.

Welche Gegenstände zu übernehmen, sowie die Quantität und der Preis derselben ist durch Sachverständige zu bestimmen, deren einen der abgehende Apothekenbesitzer, den zweiten der neu antretende Apotheker und den dritten die Regierung zu ernennen hat. Letzterer leitet das Verfahren und stellt den Übernahmepreis fest; gegen diese Feststellung ist eine Berufung auf richterliche Entscheidung nicht zulässig; der neu eintretende Apotheker ist verpflichtet, seinem Vorgänger auf dessen Verlangen die festgestellte Summe sofort bar auszuzahlen. Die Kosten des Verfahrens sind von jedem Teile zur Hälfte zu tragen. Zur Übernahme eines für die Apotheke eingerichteten Grundstücks soll ein neu konzessionierter Apotheker niemals verpflichtet sein. — Diese Bestimmungen sind durch die Gesetzsammlung zur öffentlichen Kenntnis zu bringen.

Auf Grund dieser Kabinettsorder regelte der Erlaß vom 13. August 1842 (MBl. S. 320) insbesondere das öffentliche Konkurrenzverfahren für erledigte Konzessionen.

Durch die Allerh. Kabinettsorder vom 8. März d. J. sind die Grundsätze bestimmt, nach denen, bei Aufgebung einer von dem bisherigen Besitzer auf Grund einer bloß persönlichen Konzession geführten Apotheke dem nachfolgenden Konzessionserwerber die Übernahme der Offizin-Einrichtung seines Vorgängers, für einen taxmäßigen Preis, zur Bedingung der Konzessionserteilung gestellt werden darf.

Nachdem hierdurch dem billigen Interesse der abgehenden Besitzer konzessionierter Apotheken oder ihrer Erben in demjenigen Maße vorgesehen ist, wie die Qualität der Apotheken-Konzessionen, als bloß persönlicher Gewerbeberechtigungen es gestattet, ist es dagegen um so notwendiger, in allen sonstigen Beziehungen bei der Verleihung erledigter Apotheken-Konzessionen, ausschließlich die Rücksicht auf die allgemeinen Interessen des Sanitätswesens walten zu lassen, und danach insbesondere die Auswahl des Erwerbes der neuen Konzession zu treffen. Die Königliche Regierung hat deshalb in künftigen Fällen der Konzessionserledigung nicht ferner, wie bisher öfters geschehen, dem abgehenden oder dessen Erben den Vorschlag des Nachfolgers in der Konzession zu gestatten, sondern die Auswahl des letzteren, unter Beachtung der in der Zirkular-Verfügung vom 13. Juli 1840, betreffend die Erteilung der Konzession zur Anlegung neuer Apotheken, desfalls erteilten Vorschriften nach ihrem eigenen, pflichtmäßigen Ermessen mit vorzugsweiser Rücksicht darauf zu treffen, daß die Verleihung der erledigten Konzession an einen solchen Pharmazeuten geschehe, der sich dazu durch den Grad seiner in der Staatsprüfung bewiesenen Ausbildung, durch die verlaufene längere Zeit seiner erhaltenen Approbation, durch bewährte Tüchtigkeit seiner Dienstleistungen im pharmazeutischen Geschäfte, und die sonstige Art seines Verhaltens am vorzüglichsten eignet. Zu diesem Zwecke hat die Königliche Regierung die vorkommenden Konzessions-Erledigungen ohne Rücksicht darauf, ob der Königlichen Regierung vielleicht schon Bewerber bekannt sind, welche sie für vorzugsweise Berücksichtigung wert hält, jedes Mal in ihrem Amtsblatte zu publizieren, mit Bestimmung einer angemessenen Frist, in der Regel von sechs Wochen, binnen deren die Anmeldungen befähigter Bewerber um die neue Konzession bei ihr einzureichen sind.

f) Die Bestimmungen der Allgemeinen Gewerbe-Ordnung vom 17. Januar 1845 (G.-S. S. 41).

Aus der Allgemeinen Gewerbeordnung vom 17. Januar 1845 sollen folgende Bestimmungen angeführt werden, da deren fortdauernde Geltung vielfach angenommen wird.

§ 42.

2. Gewerbtreibende, welche einer besonderen polizeilichen Genehmigung bedürfen.

Ärzte, Wundärzte, Augenärzte, Zahnärzte, Geburtshelfer, Apotheker und Unternehmer von Privatkranken- und Privat-Irrenanstalten bedürfen einer Approbation des Ministeriums der Medizinalangelegenheiten.

§ 54.

3. Besondere Bestimmungen.

Außer der Approbation (§ 42) bedürfen Apotheker, welche sich nicht im Besitze eines Realprivilegiums befinden, einer Konzession des Oberpräsidenten, in welcher der Ort und das Grundstück, wo das Gewerbe betrieben werden soll, bestimmt sein muß.

§ 63.

Inwiefern für die in den §§ 51 bis 54 bezeichneten Personen eine Stellvertretung zulässig ist, hat in jedem einzelnen Falle die Behörde zu bestimmen, welcher die Anstellung oder Konzessionierung zusteht.

§ 64.

Neue Realgewerbeberechtigungen dürfen fortan nicht mehr begründet werden.

§ 65.

Die zur Zeit noch bestehenden Realgewerbeberechtigungen können auf eine andere gesetzlich qualifizierte Person in der Art übertragen werden, daß der Erwerber die Gewerbeberechtigung für eigene Rechnung ausüben darf.

§ 66.

Bei Erteilung der polizeilichen Genehmigung zu einer gewerblichen Anlage der in den §§ 27, 37 und 28 bezeichneten Arten, ingleichem zur Anlegung von Apotheken und von Privatkranken- und Privat-Irrenanstalten, sowie zu Schauspielunternehmungen kann von der genehmigenden Behörde den Umständen nach eine Frist gesetzt werden, binnen welcher die Anlage oder das Unternehmen bei Vermeidung des Erlöschens der Genehmigung begonnen und ausgeführt und der Gewerbebetrieb angefangen werden muß. Ist eine solche Frist nicht bestimmt, so erlischt die erteilte Genehmigung, wenn der Inhaber nach Empfang derselben ein ganzes Jahr verstreichen läßt, ohne davon Gebrauch zu machen.

Eine Verlängerung der Frist kann von der Behörde bewilligt werden, sobald erhebliche Gründe nicht entgegenstehen.

§ 67.

Hat der Inhaber einer solchen Genehmigung (§ 66) seinen Gewerbebetrieb während eines Zeitraums von drei Jahren eingestellt, so erlischt dieselbe.

Schon vor der Gewerbeordnung hatte die Instruktion vom 31. Dezember 1825 (Gesetzsammlung 1826 S. 4) die Kompetenz zur Verleihung von Apothekenkonzessionen den Oberpräsidenten übertragen.

2. Die Rechtsquellen seit der Kabinettsorder vom 5. Oktober 1846.

a) Die Kabinettsorder vom 5. Oktober 1846.

Sie enthält das Präsentationsrecht des Konzessionars und seiner Erben.

Die Kabinettsorder vom 5. Oktober 1846 ist durch Zirkularverfügung vom 21. Oktober 1846 veröffentlicht. Diese Zirkularverfügung hat folgenden Wortlaut:

Zirkular-Verfügung vom 21. Oktober 1846 (Eichhorn).

Nach der Allerhöchsten Order vom 8. März 1842 und der sich derselben anschließenden Zirkular-Verfügung vom 13. August desselben Jahres soll einem abgehenden, nicht privilegierten Apotheker resp. dessen Erben fernerhin nicht die Wahl und Präsentation des Nachfolgers in der Konzession, mithin nicht mehr der Verkauf der Apotheke einschließlich des Rechts zum Gewerbebetrieb an einen qualifizierten Apotheker gestattet, der neue Konzessionär vielmehr von der betreffenden Königlichen Regierung nach freiem Ermessen lediglich mit Rücksicht auf den Grad seiner Qualifikation und die Anciennität seiner Approbation ausgewählt und nur verpflichtet werden, die für sein Geschäft erforderlichen, noch brauchbaren Gerätschaften, Gefäße und Warenvorräte des abgehenden Apothekers für den Taxpreis zu übernehmen. Diese Bestimmungen beruhten auf der durch die bestehende Gesetzgebung gerechtfertigten Voraussetzung, daß die mit einem Realprivilegium nicht resp. nicht mehr versehenen Apotheken, d. h. die seit Einführung der Gewerbefreiheit in den damaligen Landesteilen der Monarchie neu errichteten sowie die früher auf Grund persönlicher Privilegien entstandenen, imgleichen alle Apotheken in den vormals französischen, bergischen und westfälischen Landesteilen als mit einer bloß persönlichen Konzession versehen zu betrachten seien, welche nach dem Abgange des Konzessionärs zur weiteren freien Verfügung der Regierung zurückfalle, so daß mit dem Ausscheiden des Konzessionärs aus seinem Geschäft die Apotheke als solche zu bestehen aufhöre, und dem abgehenden Apotheker die freie Disposition nur über die zur Apotheke gehörig gewesenen Einrichtungsgegenstände und Warenvorräte zustehe. Um ihm resp. seinen Erben die Verwertung dieser meist nur für Apotheker brauchbaren Gegenstände zu erleichtern und ihn möglichst vor dem mit einer Verschleuderung derselben verbundenen Verlust zu bewahren, wurde der neue Konzessionär für verpflichtet erklärt, dieselben für den Taxpreis zu übernehmen. Von diesem Standpunkte aus beabsichtigte also die Allerhöchste Order vom 8. März 1842 eine Begünstigung der nicht privilegierten Apotheker resp. ihrer Erben. Eine solche ist jedoch von den Apothekern in derselben nicht erkannt worden und hat auch nach den gemachten Erfahrungen in der Anwendung nicht gefunden werden können, da sich nach einiger Zeit herausstellte, daß die an sich und im allgemeinen richtige Voraussetzung, von welcher die gedachte Allerhöchste Kabinettsorder ausging, wirklich nicht im Leben sich bestätigt, daß vielmehr die nicht privilegierten Apotheker, welche ihr Geschäft aufgeben wollten, sowie ihre Erben vor Emanation der Allerhöchsten Order vom

8. März 1842 fast immer faktisch an einen Besitznachfolger ihrer Wahl ihre Apotheke einschließlich des Gebrauchsrechts unter den von ihnen gestellten Bedingungen mit Zulassung der die neue Konzession erteilenden Behörde übertragen haben.

Hieraus hat sich ein Zustand entwickelt, der eine neue Anordnung nötig macht. Es handelt sich auch teilweise um Fälle, welche in Erwartung einer abändernden gesetzlichen Bestimmung bisher haben unentschieden gelassen werden müssen. Nach mehreren Mitteilungen aus Provinzen ist selbst anzunehmen, daß eine nicht geringe Anzahl von Fällen von den Interessenten einstweilen nur in sicherer Hoffnung auf legislative Abhilfe noch nicht zu meiner Kenntnis gebracht worden sind.

Bei dieser Lage der Sache habe ich mich verpflichtet gehalten, eine sorgfältige und umfassende Prüfung des Gegenstandes zu veranlassen. Zu diesem Zweck sind zuvörderst mit Allerhöchster Genehmigung aus allen Provinzen der Monarchie besonders tüchtige von den Herren Oberpräsidenten empfohlene Apotheker hierher berufen und in gemeinsamer Beratung mit ihrem Gutachten gehört worden. Demnächst habe ich meine Vorschläge behufs einer anderweitigen legislativen Regulierung der in Rede stehenden Angelegenheit dem Königlichen Staats-Ministerium zur Beratung vorgelegt. Dasselbe hat das Bedürfnis einer durchgreifenden legislativen Abhilfe anerkannt und Sr. Majestät dem Könige den Entwurf einer Verordnung überreicht, von welcher eine gründliche Beseitigung der jetzt obwaltenden Übelstände sowie eine den Interessen der Medizinal-Verwaltung und der Apotheker gleichmäßig entsprechende, auf einfachen Prinzipien beruhende Regulierung der ganzen Angelegenheit erwartet werden darf.

Des Königs Majestät haben jedoch für angemessen zu erachten geruht, daß die Verordnung, welche in einigen Beziehungen als eine Ergänzung der allgemeinen Gewerbe-Ordnung vom 17. Januar v. J. anzusehen ist, zunächst den Provinzial-Landtagen zur Begutachtung vorgelegt werde.

Da die Beseitigung der oben angedeuteten Nachteile dem Wesen nach nicht länger verschoben werden kann, so haben Seine Majestät mittelst Allerhöchster Order vom 5. d. M. mich zugleich zu ermächtigen geruht, einstweilen und bis zur definitiven gesetzlichen Regulierung dieses Gegenstandes zu der vor Erlaß der Allerhöchsten Order vom 8. März 1842 stattgefundenen Praxis zurückzukehren und demgemäß unter Aufhebung der Zirkularverfügung vom 13. August 1842 und des darin angeordneten Konkurrenz-Verfahrens die Königlichen Regierungen anzuweisen:

beim Ausscheiden eines nicht privilegierten Apothekers aus seinem Geschäft die Konzession dem von dem abgehenden Apotheker oder dessen Erben präsentierten Geschäftsnachfolger, sofern derselbe vorschriftsmäßig qualifiziert ist, jedoch immer nur für seine Person und unter ausdrücklichem Vorbehalt der Wiedereinziehung der Konzession bei seinem dereinstigen Abgange zu erteilen.

Auf Grund dieser Allerhöchsten Ermächtigung wird die Königliche Regierung mit Vorbehalt weiterer legislativer Bestimmung veranlaßt, bei vorkommendem Wechsel in dem Besitz nicht privilegierter Apotheken die Konzession dem neuen Erwerber der Apotheke nach Maßgabe der vorstehend extrahierten Allerhöchsten Order vom 5. d. M. zu verleihen, demgemäß auch in den bisher etwa noch unerledigt gebliebenen früheren Fällen zu verfahren und den Inhalt dieser Verfügung in angemessener Weise durch das Amtsblatt zur öffentlichen Kenntnis zu bringen. —

Der Übergang des Präsentationsrechts auf alle Erben wird noch besonders festgestellt in dem Ministerialerlasse vom 24. Januar 1852. Dort wird die Konzession als Teil des Nachlasses bezeichnet.

Auf den in dem Berichte vom ..... gestellten Antrag: dem Apotheker N. auf Grund der Allerhöchsten Order vom 21. Oktober 1844 die Konzession zur Übernahme der für Rechnung der jetzt mit dem rc. N. verheirateten Witwe M. durch einen Provisor verwalteten Apotheke zu N. zu verleihen, kann ich nicht eingehen.

Die dem Ministerium der Medizinal-Angelegenheiten durch die Allerhöchste Order vom 21. Oktober 1844 nach Inhalt des Zirkular-Reskripts vom 16. November 1844 erteilte Ermächtigung, in Fällen, wo die Witwe eines konzessionierten Apothekers mit einem vorschriftsmäßig qualifizierten Apotheker sich wieder verehelicht, letzterem ohne weitere öffentliche Konkurrenz die Konzession zur Fortführung der bis dahin für Rechnung der Witwe durch einen Provisor verwalteten Apotheke zu verleihen, stellt sich als eine Ausnahme dar von den Vorschriften der Allerhöchsten Order vom 8. März 1842 und des darauf beruhenden Zirkular-Reskripts vom 13. August 1842, wonach jede erledigte Apotheken-Konzession nur im Wege öffentlicher Konkurrenz an den würdigsten Bewerber, ohne Rücksicht auf das Interesse des abgehenden Apothekers oder seiner Hinterbliebenen an der Auswahl eines bestimmten Bewerbers, verliehen werden sollte.

Diese Vorschriften sind aber durch die den Königlichen Regierungen mittelst Zirkular-Erlaß vom 21. Oktober 1846 zur Nachachtung bekannt gemachte Allerhöchste Order vom 5. Oktober 1846 aufgehoben. Die Königlichen Regierungen sind demgemäß allgemein ermächtigt, bei Erledigung einer Apotheken-Konzession von der Eröffnung eines Konkurrenzverfahrens abzusehen und beim Ausscheiden eines nicht privilegierten Apothekers aus seinem Geschäft die Konzession dem von dem abgehenden Apotheker oder dessen Erben präsentierten Geschäftsnachfolger, sofern dieser vorschriftsmäßig qualifiziert ist, zu verleihen. — Hiernach kann die Konzession zur Übernahme der in Rede stehenden Apotheke, da sie einen Teil des Nachlasses des ꝛc. M. bildet, nur dann dem ꝛc. N. verliehen werden, wenn derselbe nicht bloß von der Witwe, sondern auch von den übrigen Erben des ꝛc. M. als Geschäftsnachfolger präsentiert wird. Da nun der ꝛc. M. außer seiner Witwe noch einen minderjährigen Sohn hinterlassen hat, so muß die Präsentation des ꝛc. N. zu der Konzession auch noch von dem Vormunde des minorennen M. und dem betreffenden Vormundschaftsgerichte erfolgen, bevor demselben die Konzession auf Grund der obigen Verfügung vom 21. Oktober 1846 erteilt werden darf.

Indessen scheint es überhaupt einer Übertragung der Konzession auf den ꝛc. N. nicht zu bedürfen, da die Ehefrau desselben nach der Anzeige der Königlichen Regierung mit ihm N. zu verlassen und die Apotheke zu verkaufen beabsichtigt, sie aber diese Absicht unter Zustimmung des Vormundschaftsgerichts nur unter Bevollmächtigung ihres Ehegatten unbehindert realisieren kann. Dem Käufer der Apotheke wird dann, falls er vorschriftsmäßig qualifiziert ist, die Konzession von der Königlichen Regierung auf Grund des Erlasses vom 21. Oktober 1846 zu verleihen sein.

b) Die verkäufliche Konzession im Falle der Zwangsversteigerung des Apothekengrundstücks.

Die Rechtsverhältnisse bei der Zwangsversteigerung eines Apothekengrundstücks, in welchem eine Apotheke auf Grund einer verkäuflichen Konzession betrieben wird, werden durch die beiden Ministerialerlasse vom 9. Mai 1851 und 19. März 1852 geregelt.

Der Ministerialerlaß vom 9. Mai 1851 lautet:

Auf den Bericht der Königlichen Regierung vom ..... erkläre ich mich zwar damit einverstanden, daß den Gläubigern des verstorbenen Apothekers N. als solchen der Verkauf der Apotheke in N. nicht gestattet werden kann. Für den Fall aber, daß, wie es den Anschein hat, die Subhastation der zur N.schen Masse gehörigen Grundstücke, in welchen die Apotheke betrieben wird, eingeleitet werden sollte, mache ich der Königlichen Regierung nachstehendes bemerklich:

Bei der Extrahierung und dem Erlaß der Allerhöchsten Order vom 5. Oktober 1846, sowie bei der darauf sich gründenden Zirkular-Verfügung vom 21. desselben Monats und Jahres hat hauptsächlich die Absicht vorgewaltet, den Besitzern konzessionierter Apotheken die freie Veräußerung derselben, soweit als dies, ohne der künftigen Gesetzgebung vorzugreifen, geschehen kann, möglich zu machen, sowie diejenigen, welche dem Besitzer einer konzessionierten Apotheke im Vertrauen auf deren Veräußerlichkeit Geld geliehen haben, vor Verlusten zu schützen, so daß bei einer Schulden halber veranlaßten Subhastation das dieselbe leitende Gericht den Schuldner in allen den Verkauf angehenden Bedingungen zu vertreten hat. Jene Absicht würde in dem vorliegenden Falle vereitelt werden, wenn nach erfolgter Subhastation des N.schen Grundstücks die dadurch zur Erledigung gekommene Konzession erst im Wege des öffentlichen Konkurrenzverfahrens, wenn auch mit möglichster Berücksichtigung des Adjudikators, sollte vergeben werden. Es würde unter solchen den Erfolg einer Bewerbung um die erledigte Konzession in keiner Weise sicherstellenden Umständen schwerlich ein qualifizierter Apotheker geneigt sein, auf das Grundstück mitzubieten.

Mit demselben Rechte nun, mit welchem die Erben des 2c. N. auf Grund der Allerhöchsten Order vom 5. Oktober 1846 befugt sein würden, das Grundstück mit der Apotheke zu verkaufen und den Käufer, falls er sonst qualifiziert ist, zur Verleihung der Konzession zu präsentieren, mit demselben Rechte ist auch das die Subhastation leitende Gericht befugt, qualifizierte Apotheker zum Mitbieten auf das Grundstück und Apotheke zu veranlassen, daß es denselben zusichert, den Meistbietenden unter ihnen der Königlichen Regierung zur Verleihung der Konzession zu präsentieren, und die Königliche Regierung ist dem Gerichte ebensowohl wie den Erben des 2c. N. gegenüber verpflichtet, dem zu Präsentierenden, seine formelle Qualifikation vorausgesetzt, die Konzession zu verleihen. Die Eigentümlichkeit des Subhastationsverfahrens macht es aber zugleich auch notwendig, dem Gericht vorweg darüber Gewißheit zu geben, daß im Falle der Adjudikation des Grundstücks an einen qualifizierten Apotheker diesem die Konzession zur Fortführung der N.schen Apotheke werde verliehen werden, damit hierüber das Erforderliche in den Kaufbedingungen festgestellt werde.

Die Königliche Regierung veranlasse ich, demgemäß die Angelegenheiten weiter zu behandeln und insbesondere, falls es zur Subhastation der N.schen Grundstücke kommen oder bereits gekommen sein sollte, dem betreffenden Gerichte mitzuteilen, daß dem Adjudikator der N.schen Grundstücke, falls derselbe ein qualifizierter Apotheker sein sollte, die Konzession zur Fortführung der in dem Grundstücke seither betriebenen Apotheke werde verliehen werden, und daß der Aufnahme dieser Zusicherung in die Kaufbedingungen kein Bedenken entgegenstehe.

Der Ministerialerlaß vom 19. März 1852 hat folgenden Wortlaut:

Nach Inhalt des abschriftlich anliegenden Gesuchs des N. zu M. vom ..... ist das Grundstück, in welchem der Sohn des Bittstellers, der Apotheker N. zu M., sein Apothekergeschäft betreibt, Schulden halber zur Subhastation gestellt. Der N. sen., dessen Ehefrau, die Stiefmutter seines Sohnes, hypothekarische Gläubigerin des letzteren ist, trägt darauf an, zu bestimmen, daß das Grundstück seines Sohnes als Apotheke gleich einer privilegierten bei der Subhastation verkauft werde. Diesem Antrage kann, so wie er gestellt worden, nicht deferiert werden. Es würde dadurch die Apotheke, welche nur auf Grund einer Konzession angelegt ist, zu einer privilegierten erhoben und das Mitbieten solcher Kauflustigen, welche nicht Apotheker sind, ausgeschlossen werden, was beides nicht zulässig ist. Dagegen wird das Interesse der Gläubigerin des Apothekers N. in Gemäßheit der Allerhöchsten Order vom 5. Oktober 1846 in anderer Weise und wahrscheinlich mit dem gewöhnlichen Erfolge gewahrt werden können.

Durch diese Allerhöchste Order und die darauf sich gründende Zirkular-Verfügung vom 21. Oktober 1846 sind nämlich die Königlichen Regierungen angewiesen, bei Erledigung einer Apothekenkonzession diese dem von dem abgehenden Apotheker oder dessen Rechtsnachfolger präsentierten Besitznachfolger, falls derselbe ein qualifizierter Apotheker ist, ohne weiteres Konkurrenzverfahren zu erteilen. Bei dem Erlasse dieser Bestimmungen hat hauptsächlich die Absicht obgewaltet, den Besitzern konzessionierter Apotheken die freie Veräußerlichkeit derselben, soweit als dies, ohne der künftigen Gesetzgebung vorzugreifen, irgend geschehen kann, möglich zu machen, sowie diejenigen, welche dem Besitzer einer konzessionierten Apotheke im Vertrauen auf deren Veräußerlichkeit Geld geliehen haben, vor Verlusten zu schützen, so daß bei einer Schulden halber veranlaßten Subhastation das dieselbe leitende Gericht die

Schuldner in allen den Verkauf angehenden Beziehungen zu vertreten hat. Jene Absicht würde in dem vorliegenden Falle vereitelt werden, wenn etwa erst nach erfolgter Subhastation des N.schen Grundstückes die dadurch zur Erledigung gekommene Konzession im Wege des öffentlichen Konkurrenzverfahrens, wenn auch mit möglichster Berücksichtigung des Adjudikators, sollte vergeben werden. Es würde unter solchen den Erfolg einer Bewerbung um die erledigte Konzession in keiner Weise sicherstellenden Umständen schwerlich ein qualifizierter Apotheker geneigt sein, auf das Grundstück mitzubieten.

Mit demselben Rechte nun, mit welchem der Apotheker N. auf Grund der Allerhöchsten Order vom 5. Oktober 1846 befugt sein würde, das Grundstück mit der Apotheke zu verkaufen und den Käufer, falls er sonst qualifiziert ist, zur Verleihung der Konzession zu präsentieren, mit demselben Rechte ist auch das die Subhastation leitende Gericht befugt, qualifizierte Apotheker zum Mitbieten auf das Grundstück und die Apotheke dadurch zu veranlassen, daß es denselben zusichert, den Meistbietenden unter ihnen der Königlichen Regierung zur Verleihung der Konzession zu präsentieren, und die Königliche Regierung ist sowohl dem Gerichte als auch dem 2c. N. gegenüber verpflichtet, dem zu Präsentierenden, seine formelle Qualifikation vorausgesetzt, die Konzession zu verleihen. Die Eigentümlichkeit des Subhastationsverfahrens macht es zugleich aber auch notwendig, dem Gerichte vorweg Gewißheit zu geben, daß im Falle der Adjudikation des Grundstückes an einen qualifizierten Apotheker diesem die Konzession zur Fortsetzung der N.schen Apotheke werde verliehen werden, damit hierüber das Erforderliche in den Kaufbedingungen festgestellt werde.

Die Königliche Regierung veranlasse ich, demgemäß die Angelegenheit weiter zu behandeln und dem betreffenden Gerichte mitzuteilen, daß dem Adjudikator der N.schen Grundstücke, falls derselbe ein qualifizierter Apotheker sein sollte, die Konzession zur Fortführung der in dem Grundstücke seither betriebenen Apotheke werde verliehen werden, und daß der Aufnahme dieser Zusicherung in die Kaufbedingungen kein Bedenken entgegenstehe.

Ich bemerke schließlich, daß es zu jener Mitteilung an das subhastierende Gericht auch einer besonderen Zustimmung des Apothekers N. nicht bedarf. Denn sollte dieser etwa die Absicht haben, sein Apothekergeschäft nach erfolgter Subhastation des Grundstücks, in welchem er dasselbe jetzt betreibt, in ein anderes, vielleicht gemietetes Haus zu verlegen und auf Grund dieser Konzession fortzusetzen, so würde ein solches in fraudem creditorum beabsichtigtes Unternehmen nicht geduldet werden dürfen und die Erlaubnis dazu versagt werden müssen. Meldet sich aber unter den Bietenden ein qualifizierter Apotheker nicht, oder gelingt es einem solchen nicht, den Zuschlag zu erhalten, so bleibt es dann dem Ermessen der Königlichen Regierung vorbehalten, ob dem rc. N. jene Verlegung des Geschäftes in ein anderes Haus zu gestatten oder die Konzession als erledigt zu betrachten und anderweit zu vergeben sei.

Durch diese beiden Ministerialerlasse ist die Regierung angewiesen, dem Vollstreckungsgericht Mitteilung zu machen,

> daß dem Ersteher, wenn derselbe ein qualifizierter Apotheker sein sollte die Konzession zur Fortführung der in dem subhastierten Grundstücke seither betriebenen Apotheke werde verliehen werden, und daß der Aufnahme dieser Zusicherung in die Kaufbedingungen kein Bedenken entgegensteht.

c) Die Anwendung des § 3 der revidierten Apothekerordnung auf die verkäufliche Konzession.

Durch eine Ministerialverfügung vom 8. Juli 1851 wurde im Falle der Vererbung der vorübergehende Betrieb einer konzessionierten Apotheke seitens eines nicht gehörig qualifizierten Erwerbers in dem gleichen Umfange, wie ihn der § 3 der Apothekerordnung für privilegierte Apotheken vorschreibt, und abgesehen von den Fällen des § 4 der Apothekerordnung zugelassen.

Ministerialverfügung vom 8. Juli 1851 (Lehnert)[1]).

Die Bestimmung des § 4 der revidierten Apothekerordnung vom 11. Oktober 1801, wonach der Witwe eines privilegierten Apothekers während ihres Witwenstandes und den minorennen Kindern desselben bis zu ihrer Großjährigkeit gestattet ist, die Apotheke durch einen qualifizierten Provisor verwalten zu lassen, sowie die Allerh. Order vom 9. Dezember 1827, welche die Anwendung dieser Bestimmung auch auf Witwen und minorenne Kinder konzessionierter Apotheker nachläßt, können, wie ich der Königl. Regierung auf die Berichte vom .... hiermit eröffne, für das Verfahren bei Wiederverleihung der N.schen Apotheken-

[1]) Zitiert aus Eulenburg, Das Apothekerwesen S. 39.

konzession zu N. nicht maßgebend sein. Denn die Konzession war bereits der Witwe des Apothekers N. verliehen und ist in deren Händen bis zu ihrem Ableben geblieben, auch sind weder seitens der Witwe N. noch seitens des verstorbenen Ehegatten minorenne Kinder nachgelassen, für deren Rechnung die Apotheke auf Grund des angeführten § 4 und der Allerh. Order vom 9. Dezember 1827 durch einen Provisor könnte verwaltet werden. Die Lage der Sache ist vielmehr so, daß die durch das Ableben der Witwe N. zur Erledigung gekommene Apothekenkonzession nach Maßgabe der Allerh. Ordre vom 5. Oktober 1846 und der Zirkularverfügung vom 21. Oktober desselben Jahres anderweit zu verleihen, d. h. dem von den Erben der Witwe N. zu präsentierenden Geschäftsnachfolger zu übertragen ist. Die Königliche Regierung hat die Sache in diese Wege zu leiten und den Erben der Witwe N. eine angemessene, jedoch einen anderthalbjährigen Zeitraum nicht übersteigende Frist zu stellen, um einen qualifizierten Geschäftsnachfolger zu präsentieren; bis dahin kann die Apotheke für Rechnung der Erben verwaltet werden.

Dagegen ist es nicht zulässig, die Apotheke lediglich für Rechnung der minorennen Kinder des verstorbenen ältesten Sohnes der Witwe N. verwalten zu lassen, da dieser Sohn eben nicht im Besitz der Apotheke gewesen ist.

Was das Verhältnis der auf die Allerh. Ordre vom 9. Dezember 1827 bezüglichen Zirkularverfügung vom 23. Juni 1832 zu der Zirkularverfügung vom 21. Oktober 1846 anbetrifft, so ergibt sich das von selbst aus der Verschiedenheit derjenigen Fälle, auf welche sich diese Verfügungen beziehen. Diejenige vom 23. Juni 1832 betrifft den Fall, wo es sich um Anwendung des § 4 der revidierten Apothekerordnung vom 11. Oktober 1801 auf konzessionierte Apotheker handelt, wo also eine solche Apotheke für Rechnung der Witwe resp. der minorennen Kinder des verstorbenen Besitzers durch einen Provisor bis zur Wiederverheiratung der Witwe resp. bis zur Großjährigkeit der Kinder verwaltet werden soll. Die Zirkularverfügung vom 21. Oktober 1846 dagegen bezieht sich auf den Fall, wo eine solche Verwaltung der Apotheke nicht stattfinden, sondern die Konzession anderweit an einen qualifizierten Besitzer, mag dieser nun einer der Miterben oder ein Dritter sein, verliehen werden soll. In diesem Falle bedarf es keiner besonderen Genehmigung des Departementschefs zu der Übertragung der Konzession, wogegen dieselbe in dem ersten Falle behufs der länger dauernden Verwaltung einer konzessionierten Apotheke einzuholen ist.

Der § 3 der Apothekerordnung ist dann in neuester Zeit ganz ausdrücklich auch auf den Fall freiwilligen Erwerbs einer konzessionierten Apotheke seitens eines nicht gehörig qualifizierten Erwerbers in Anwendung gebracht durch einen Ministerialerlaß vom 26. Juni 1911.

Erlaß, betreffend die Erteilung der Konzession zur Fortführung einer Apotheke an einen noch nicht approbierten Kandidaten der Pharmazie.

Nach Titel I § 3 der Revidierten Apothekerordnung vom 11. Oktober 1801 konnte der Kandidat der Pharmazie, Bernhard A. die Apotheke in S. jederzeit erwerben und, ohne daß zugleich eine Neuregelung der Konzessionsfrage zu erfolgen brauchte, zunächst durch einen approbierten Apotheker verwalten lassen. Er hatte dann in längstens 18 Monaten dafür zu sorgen, daß die Apotheke einen zum selbständigen Betriebe befähigten (d. h. als Apotheker approbierten) Besitzer erhielt, wobei ihm unbenommen blieb, nach erlangter Approbation als Apotheker sich selbst für die Erteilung der Konzession in Vorschlag zu bringen. Ihm, wie geschehen, die Konzession zur Fortführung der Apotheke schon vor erlangter Approbation zu erteilen, war im Hinblick auf § 1 der Revidierten Apothekerordnung vom 11. Oktober 1801 und § 20 der Reichsgewerbeordnung nicht zulässig.

Berlin, den 26. Juni 1911.

Der Minister des Innern.
Im Auftrage Förster.

An den Herrn Regierungspräsidenten in Magdeburg.

d) Unzulässigkeit der Beanstandung des Kaufpreises für die verkäufliche Konzession und Auslegung der Bestimmung über die Wiedereinziehung derselben.

Ministerialverfügung vom 15. Juli 1857:

Der Königlichen Regierung eröffne ich auf den Bericht vom ....., daß die Verfügung vom 21. Oktober 1846 hinsichtlich der Übertragung nicht privilegierter Apotheken auf den von dem zeitigen Inhaber präsentierten Geschäftsnachfolger, wie der Wortlaut deutlich ergibt, zwischen den damaligen und den späteren Besitzern keinen Unterschied macht. Der Vorbehalt der Wiedereinziehung der Konzession bei dem dereinstigen Abgange des Konzessionärs hat nur die Bedeutung, daß durch die Verfügung vom 21. Oktober 1846 der definitiven legislatorischen Regulierung der

Angelegenheiten nicht präjudiziert werde, nicht aber hat dadurch der Aufsichtsbehörde die Befugnis beigelegt werden sollen, beim Verkaufe dem Käufer die Konzession deshalb zu versagen, weil derselbe nach der Meinung der Behörde zu teuer gekauft hat.

In dieser Ministerialverfügung ist festgestellt:

1. daß die Aufsichtsbehörde nicht befugt war, die Konzession deshalb zu versagen, weil der Kaufpreis der Apotheke zu hoch sei,
2. daß der Vorbehalt der Wiedereinziehung der Konzession in der Kabinettsorder vom 5. Oktober 1846 nur die Bedeutung hat, daß der definitiven legislatorischen Regelung nicht hat präjudiziert werden sollen.

e) Die zehnjährige Unverkäuflichkeit.

Ministerialerlaß vom 21. Juli 1886:

S. M. der Kaiser und König haben infolge der in letzter Zeit vorgekommenen zahlreichen Fälle, daß neu konzessionierte Apotheker unmittelbar oder doch nur ganz kurze Zeit nach der Eröffnung ihrer Apotheke diese veräußerten, durch Allerhöchste Order vom 7. d. M. auf meinen Antrag zu genehmigen geruht, daß die in der Allerhöchsten Order vom 5. Oktober 1846 der Regierung erteilte Ermächtigung bis zur anderweiten gesetzlichen Regelung des Apothekenwesens nur bei denjenigen Apotheken in Anwendung zu bringen ist, seit deren Errichtung zehn Jahre verflossen sind, und mich gleichzeitig ermächtigt, die Regierungen entsprechend mit Anweisungen zu versehen.

Auf Grund dieser Allerhöchsten Ermächtigung bestimme ich hiermit unter Abänderung der diesseitigen Zirkularverfügung vom 21. Oktober 1846 (Eulenberg, Das Medizinalwesen in Preußen usw., S. 476 und 477), daß bis zur anderweiten Regelung des Apothekenwesens innerhalb der nächsten zehn Jahre nach der Errichtung einer neuen Apotheke der Inhaber der Konzession ohne besondere Genehmigung der Aufsichtsbehörde nicht befugt ist, der Regierung nach Maßgabe der Allerhöchsten Order vom 5. Oktober 1846 eine qualifizierte Person mit dem Rechte der Nachfolge zu präsentieren; die Regierung soll vielmehr, wenn ein Apotheker innerhalb dieser Frist sein Geschäft aufgeben will, ermächtigt sein, die Konzession anderweitig zu verleihen. Ausnahmsweise und unter ganz besonderen Umständen wird dem abgehenden Apotheker die Veräußerung gestattet werden können, dies indessen nur nach ganz genauer Prüfung der obwaltenden Verhältnisse und unter Feststellung von Bedingungen geschehen dürfen, welche den bisherigen Inhaber bzw. dessen Erben zwar schadlos halten, jedoch eine gewinnsüchtige Verwertung der Konzession ausschließen.

Die Erteilung der Genehmigung in allen dergleichen Fällen bleibt meiner Entschließung vorbehalten.

Berlin, den 21. Juli 1886.

Ew. Hochwohlgeboren wollen für die Zukunft hiernach gefälligst verfahren und den Inhalt dieses Erlasses schleunigst in angemessener Weise durch das Amtsblatt zur öffentlichen Kenntnis bringen.

v. Goßler.

f) Die reine Personalkonzession.

Kabinettsorder vom 30. Juni 1894 und Ministerialerlaß vom 5. Juli 1894.

Auf den Bericht vom 23. d. Mts. genehmige Ich unter entsprechender Abänderung der Königlichen Erlasse vom 5. Oktober 1846 und 7. Juli 1886, daß bis zur anderweiten gesetzlichen Regelung des Apothekenwesens denjenigen Apothekern, welchen in Zukunft neue Konzessionen zur Errichtung von Apotheken verliehen werden, die Präsentation von Geschäftsnachfolgern überhaupt nicht mehr zu gestatten ist, die Konzession vielmehr beim Ausscheiden eines Apothekers aus seinem Geschäft zur anderweiten Verleihung in allen Fällen an den Staat zurückfällt. Den Witwen und Waisen der neuen Konzessionare sollen jedoch die im § 4 Titel 1 der revidierten Apothekenordnung vom 11. Oktober 1801 bezeichneten Vergünstigungen zuteil werden. Ich ermächtige das Staatsministerium, hiernach das Weitere zu veranlassen.

An Bord M. J. „Hohenzollern", Kiel, den 30. Juni 1894.

Wilhelm R.

Seine Majestät der König haben durch die in der Anlage (s. o.) abschriftlich beigefügte Allerhöchste Order vom 30. Juni 1894 auf Antrag des Königl. Staatsministeriums zu genehmigen geruht, daß bis zur anderweiten Regelung des Apothekenwesens denjenigen Apothekern, welche in Zukunft die Konzession zur Errichtung einer neuen Apotheke verliehen wird, die Präsentation eines Geschäftsnachfolgers überhaupt nicht mehr zu gestatten ist.

In Ausführung dieser Allerhöchsten Order bestimme ich hierdurch unter Abänderung der Erlasse vom 21. Oktober 1846 und 21. Juli 1886 (Min.-Bl. f. d. i. V. 1846, S. 209 und 1886 S. 900), daß von dem Tage der Veröffentlichung dieses Erlasses im Reichs- und Staatsanzeiger an Konzessionen zur Errichtung neuer Apotheken oder Weiterverleihungen von an den Staat zurückgefallenen Apothekengerechtigkeiten nur mit dem Zusatz erteilt werden dürfen, daß dem Inhaber die Präsentation eines Geschäftsnachfolgers in Gemäßheit der Allerhöchsten Order vom 30. Juni 1894 nicht gestattet sei.

In den Wettbewerbbekanntmachungen ist auf diese Bestimmung hinzuweisen.

Den Witwen und Waisen eines Apothekers, welcher eine solche unveräußerliche und unvererbliche Konzession erhalten hat, soll es erlaubt sein, die Apotheke nach Maßgabe des § 4 der Revidierten Apothekernodnung vom 11. Oktober 1801 verwalten zu lassen.

Eure Exzellenz ersuche ich ganz ergebenst, diesen Erlaß nebst Anlage durch die Amtsblätter gefälligst zu veröffentlichen und die nachgeordneten Behörden auf denselben hinzuweisen.

Berlin, den 5. Juli 1894.

Der Minister der geistlichen, Unterrichts- und Medizinal-Angelegenheiten.

Bosse.

An sämtliche Herren Oberpräsidenten.

g) Verpflichtung zur Übernahme nicht nur der Geschäftseinrichtung, sondern auch des Warenlagers bei heimgefallenen Konzessionen.

Im Anschluß an den Ministerialerlaß vom 5. Juli 1894 bestimmt der Ministerialerlaß vom 5. September 1894, daß diejenigen Apothekengerechtigkeiten, welche an den Staat zurückgegeben, und solche Konzessionen, welche während der zehnjährigen Unverkäuflichkeit an den Staat zurückfallen, als reine Personalkonzession zu behandeln sind. Auf Grund dieses Erlasses wird bei heimgefallenen Konzessionen auf Antrag die Übernahme der Geschäftseinrichtung und des Warenlagers zur Bedingung gestellt.

Ministerialerlaß vom 5. September 1894.

Im Anschluß an den Erlaß vom 5. Juli d. J., betreffend die Einführung der Personalkonzession für Apothekengerechtigkeiten, weise ich zur Beseitigung von Zweifeln, welche inzwischen in der Fachpresse laut geworden sind, ganz ergebenst darauf hin, daß auch von dem bisherigen Inhaber an den Staat zurückgegebene Gerechtigkeiten (Erlaß vom 17. November 1893, Ziffer 2 und 4) und solche Konzessionen, welche während der zehnjährigen Unverkäuflichkeit (Erlaß vom 21. Juli 1886) an den Staat zurückfallen, in Gemäßheit der Allerhöchsten Order vom 30. Juni d. J. und des eingangs bezeichneten Erlasses zu behandeln sind.

Solche Apothekengerechtigkeiten sind daher jederzeit in der bei Apothekenneuanlagen üblichen Weise auszuschreiben und zu verleihen; dem neuen Konzessionar darf in Anwendung der Allerhöchsten Order vom 8. März 1842 und des dazu ergangenen Erlasses vom 13. August 1842 nur die Verpflichtung auferlegt werden, die Apothekeneinrichtung und die bei der Geschäftsübernahme vorhandenen Warenbestände gegen einen dem wahren zeitigen Wert entsprechenden Preis zu übernehmen, welcher eventuell durch Sachverständige festzusetzen ist. Die Abschätzungskosten tragen Käufer und Verkäufer zu gleichen Teilen.

Zur Übernahme des Apothekengrundstückes ist der Geschäftsnachfolger nicht verpflichtet; will er dasselbe jedoch erwerben, so ist behufs Vermeidung der Entstehung neuer Idealwerte darauf zu halten, daß es nicht zu einem höheren Preise, als sein zeitiger Wert beträgt, in Rechnung gestellt werde.

h) Das preußische Stempelsteuergesetz vom 31. Juli 1895.

Das preußische Stempelsteuergesetz vom 31. Juli 1895 unterscheidet in Tarifstelle 22a zwischen vererblichen und veräußerlichen und andern Apothekenkonzessionen. Für Konzessionen zum Betriebe einer Apotheke wird, wenn die Konzession vererblich und veräußerlich ist, ein Stempel von $^1/_2$% des Wertes der Konzession, mindestens aber der Betrag von 150 Mark vorgeschrieben. Für andere Konzessionen ist ein Stempelbetrag von 150 Mark bestimmt. Der Stempel für die Konzession zur Errichtung einer Zweigapotheke wird auf 10 Mark festgesetzt, während der Stempel für die Konzession zur Verlegung einer Apotheke auf 20 Mark normiert ist

Befreit sind die vererblichen und veräußerlichen Konzessionen für diejenigen, welche dieselben erbschaftssteuerfrei ererbt haben.

Zur Auslegung dieser steuerrechtlichen Bestimmungen soll auf folgende Materialien und Verfügungen hingewiesen werden.

In den Motiven zum Stempelsteuergesetz heißt es:

Die Reichsgewerbeordnung schließt im § 6 ihre Anwendbarkeit auf die Errichtung und Verlegung von Apotheken aus, behält aber Kaiserlicher Verordnung die Bestimmung darüber vor, welche Apothekerwaren dem freien Verkehr zu überlassen sind. Dementsprechend bestimmt die Kaiserliche Verordnung betreffend den Verkehr mit Arzneimitteln vom 27. Januar 1890, welche Heilmittel, Drogen und chemische Präparate nur in Apotheken feilgehalten oder verkauft werden dürfen. Der mit dieser ausschließlichen Verkaufsberechtigung verbundenen Verleihung der Apothekenkonzessionen wohnt mithin ein erheblicher Vermögenswert bei, der dadurch erhöht wird, daß die seit dem Inkrafttreten der Verordnung vom 24. Oktober 1811 wegen Anlegung neuer Apotheken errichteten Apotheken auf einer vererblichen und veräußerlichen Berechtigung beruhen. Derartige Konzessionen, die nach ihrem Werte den Apothekenprivilegien nahestehen, sind Handelsgegenstand, indem bei der Veräußerung der Apothekengrundstücke für den Verzicht auf die Konzession und die Verpflichtung, den Erwerber als Geschäftsnachfolger vorzuschlagen, erhebliche Preise gezahlt werden. Es erscheint daher nur gerechtfertigt, diese Konzessionen steuerlich ähnlich wie Apothekerprivilegien, deren Veräußerung dem Immobiliarkaufstempel von 1% unterliegt, zu behandeln. Der Entwurf verlangt deshalb für die Verleihung der vererblichen und veräußerlichen Konzessionen, deren Wert sich ohne besondere Schwierigkeiten feststellen läßt, den mäßigen Wertstempel von $^1/_2$ vom Hundert.

Seit dem 11. Juli 1894 können neue, veräußerliche Apotheken nicht mehr entstehen, weil nach der Allerhöchsten Order vom 30. Juni 1894 die Präsentation von Geschäftsnachfolgern überhaupt nicht mehr gestattet wird, die Konzession vielmehr beim Ausscheiden eines Apothekers aus seinem Geschäft zur anderweiten Verleihung in allen Fällen an den Staat zurückfällt. Für die Verleihung dieser unveräußerlichen (Personal-) Konzessionen empfiehlt sich ein fester Stempel oon 50 Mark

In den Sitzungsprotokollen der Stempelsteuerkommission des preußischen Abgeordnetenhauses wurden dann noch folgende Gründe für die Besteuerung der verkäuflichen Konzessionen angegeben:

Gegenüber der Ansicht, daß der Stempel für eine Konzession, welche vererblich und veräußerlich ist, mit $^1/_2$ vom Hundert vielleicht zu hoch sei, führte der Finanzminister aus: Bisher beständen drei Arten von Apotheken: a) Privilegierte Apotheken, Apotheken mit Realberechtigung; bei diesen sei die Apothekenberechtigung als eine Pertinenz des Grundstückes anzusehen. Infolgedessen müßte bei der Auflassung der volle Auflassungsstempel von 1% des Wertes der Apothekenberechtigung bezahlt werden; b) gäbe es vererbliche und veräußerliche Apotheken. Diese ständen wirtschaftlich den privilegierten Apotheken sehr nahe, so daß es vielleicht richtiger gewesen wäre, auch hier den Stempel auf 1% zu bemessen; man habe jedoch hiervon Abstand genommen. Was die dritte Art Apotheken, die Personalkonzession anlange, so verursache die Verleihung einer neuen Personalkonzession den Behörden sehr viel Arbeit, und anderseits gäbe die Erteilung einer Konzession dem Erwerber einen neuen großen Wert; deshalb sei der vorgeschlgene Satz von 50 Mark durchaus angemessen.

In derselben Stempelsteuerkommission wurden von seiten der Regierung noch weiter folgende Auskünfte über die Konzessionsübertragung erteilt:

a) Auf die Frage, ob der Inhaber der Konzession einer vererblichen und veräußerlichen Apotheke ein Recht darauf habe, einen Nachfolger vorzuschlagen, erwiderte der Finanzminister, daß, wenn gegen die Persönlichkeit des vorgeschlagenen Bewerbers keine Bedenken obwalteten, die Konzession verliehen werden müßte. Das Recht auf Präsentation sei anerkannt.

b) Der Witwe bis zu ihrer eventuellen Wiederverheiratung und den minderjährigen Kindern bis zu dem Eintritt der Großjährigkeit steht das Recht zu, die Apotheke für ihre Rechnung weiter verwalten zu lassen; sollte aber dieses Verhältnis durch Verkauf oder Erbgang derartig geändert werden, daß ein neuer Konzessionsinhaber auftritt, so ist der vorschriftsmäßige Stempel zu entrichten.

c) Der Absatz 1 der Tarifposition 22 a bezieht sich darauf, daß der Erwerber konzessioniert werde auf ein vererbliches und veräußerliches Konzessionsrecht, während es sich im Absatz 2 um eine Konzession auf Lebenszeit handelt.

Über den Unterschied zwischen dem Apothekenprivileg und der verkäuflichen Apothekenkonzession äußerten sich die Vertreter der Regierung in der Kommission des Abgeordnetenhauses, die zur Beratung des Stempelsteuergesetzes gebildet war, nach dem Bericht dieser Kommission, wie folgt (zitiert aus Hummel-Specht 1906, S. 606):

Die sogenannten Apothekenprivilegien, welche meistens sehr alten Ursprungs sind, unterscheiden sich von den vererblichen und veräußerlichen Konzessionen dadurch, daß die Berechtigung zum Betriebe der Apotheke eine selbständige Grundgerechtigkeit ist, daß also eine Konzessionserteilung gar nicht stattfindet, sondern für den Inhaber dem Staat gegenüber lediglich die auf Grund der Reichsgewerbeordnung erfolgende und allgemein geltende Approbation erforderlich ist.

Der Begriff der vererblichen und veräußerlichen Konzessionen dagegen ist — vielleicht per nefas — durch die langjährige Praxis entstanden, nunmehr aber als zu Recht bestehend anerkannt, insofern als die Regierung verpflichtet ist, den präsentierten Nachfolger zu konzessionieren, und kein Recht besitzt, eine einmal konzessionierte Apotheke wieder zu beseitigen. Da mit dem Betriebe einer Apotheke die ausschließliche Berechtigung zum Verkauf der sogen. Apothekerwaren verbunden ist, so steht der Wert der vererblichen und veräußerlichen Konzessionen den Privilegien gleich. Da ferner mit dem Jahre 1894 das reine Personalprinzip ausschließlich zur Einführung gelangt ist, so liegt es auf der Hand, daß diese Werte eine steigende Tendenz zeigen.

In Ausführung dieses Gesetzes sind von den zuständigen Ministern, dem Finanzminister, dem Justizminister und auch dem Medizinalminister, Bestimmungen erlassen, aus denen folgendes hervorgehoben werden mag.

Aus der Bekanntmachung des Finanzministers vom 13. Februar 1896 mag hier angeführt werden:

Behufs Ermittlung des stempelpflichtigen Wertes vererblicher und veräußerlicher Konzessionen ist zunächst der die Konzession Nachsuchende zur Wertangabe und zur Vorlegung des über den Verkauf der Apotheke etwa geschlossenen Vertrages aufzufordern. Falls ein solcher Vertrag vorhanden ist, so ist aus ihm festzustellen, ob und was die Vertragschließenden über die Vergütung für den Übergang der Konzession auf den neuen Erwerber verabredet haben. Wird der angegebene Wert für zu niedrig erachtet, und findet eine Einigung mit dem Steuerpflichtigen nicht statt, so ist der Wert, falls ihn die die Konzession erteilende Behörde nicht selbst zu begutachten vermag, nach der Vorschrift der Ziffer 6 dieser Bekanntmachung anderweitig zu ermitteln, wobei unter Umständen auch die in früheren Verträgen über das Entgelt für die betreffende Konzession getroffenen Vereinbarungen als Anhaltspunkte werden dienen können. Den Oberpräsidenten bleibt es überlassen, zur Ermittlung der Konzessionswerte die Mitwirkung der Provinzialsteuerdirektoren in Anspruch zu nehmen.

In dem Runderlaß des Justizministers vom 23. November 1900 (Justizministerialblatt 1900, S. 638) heißt es:

Nach Tarifstelle 22a des Stempelsteuergesetzes vom 31. Juli 1895 unterliegt die Konzession zum Betriebe einer Apotheke, wenn die Konzession vererblich und veräußerlich ist, einem Stempel von $1/2$ Prozent des Wertes der Konzession, mindestens aber von 50 Mark[1]) und wenn die Konzession nicht vererblich und veräußerlich ist, einem Stempel von 50 Mark.

Der Erlaß des Medizinalministers vom 23. März 1901 lautet:

Nach Tarifstelle 22a des Stempelsteuergesetzes vom 31. Juli 1895 unterliegt die Konzession zum Betriebe einer Apotheke, wenn die Konzession vererblich und veräußerlich ist, einem Stempel von $1/2$ Prozent des Wertes der Konzession, mindestens aber von 50 Mark und wenn die Konzession nicht vererblich und veräußerlich ist, einem Stempel von 50 Mark. Dieser Stempel ruht auf der Urkunde über die Erlaubniserteilung und ist daher von dem Regierungspräsidenten, welchem die Ausfertigung der Konzession obliegt, zu verwenden und einzuziehen. Die Kaufurkunden selbst unterliegen, soweit in ihnen Veräußerungen von Apothekenprivilegien beurkundet sind, nach Tarifstelle 32 des Stempelsteuergesetzes einem Stempel von 1 Prozent des Kaufpreises; handelt es sich dagegen um die Veräußerung konzessionierter Apotheken, so unterliegen die Vereinbarungen über die Übertragung der Konzession auf den Erwerber oder über den Verzicht des Verkäufers auf die Konzession dem in Tarifstelle 71, Nr. 2 bestimmten allgemeinen Vertragsstempel von 1,50 Mark. Es ist nun darüber Klage geführt worden, daß vielfach schon bei dem Abschlusse des notariellen Vertrages über die Veräußerung vererblicher

---

[1]) Durch Nov. vom 26. Juni 1909 ist der Mindestsatz auf 150 Mk. erhöht.

und veräußerlicher Apotheken von dem instrumentierenden Notar der Konzessionsstempel von 1/2 Prozent des Konzessionswertes zur Berechnung gebracht wird, und daß später der Regierungspräsident bei Ausfertigung der Konzession nochmals diesen Stempel feststellt und einzieht. Zur Vermeidung dieser doppelten Einziehung des Stempels und der sich daraus ergebenden Unzuträglichkeiten hat daher der Herr Justizminister durch Runderlaß vom 23. November 1900 (abgedruckt im Justizministerialblatt für 1900, Seite 638) die Gerichte und Notare, welche die Veräußerung von Grundstücken beurkunden, angewiesen, sich in Zukunft der Verwendung und Einziehung dieses Konzessionsstempels zu enthalten und sich auf die Verwendung und Einziehung des zur Kaufurkunde erforderlichen Stempels zu beschränken.

Im Einvernehmen mit dem Herrn Finanzminister bringe ich Vorstehendes hiermit zur Kenntnis.

Berlin, den 23. März 1901.

Der Minister der Medizinal-Angelegenheiten.
J. A.: Förster.

Kapitel 3.

Allgemeine Rechtssätze für alle Apothekenbetriebsrechte.

I. Die Rechtsgrundsätze des öffentlichen Rechts.

a) Rechte und Pflichten erzeugende Staatsakte.

Nach der Theorie des öffentlichen Rechts wird man die Apothekenprivilegien und Apothekenkonzessionen der Gruppe derjenigen Staatsakte zurechnen müssen, welche, wie die Eisenbahnkonzessionen, dem Beliehenen nicht nur Rechte verleihen, sondern auch Pflichten auferlegen. Dabei ist hervorzuheben, daß die Rechtssätze von den Apothekenprivilegien stets im Privatrecht behandelt sind; es dient aber zur bessern Erkenntnis der Apothekenbetriebsrechte, wenn man auch die rechtliche Natur des Staatsakts, auf dem sie beruhen, nach öffentlichem

Rechte einer Betrachtung unterzieht, um so mehr, als der gleichartige rechtliche Charakter des Staatsakts, aus dem alle Apothekenbetriebsrechte herzuleiten sind, den Schluß auf den gleichen oder ähnlichen Charakter der aus diesem Staatsakte herrührenden, den privaten Rechtsschutz genießenden Befugnisse zuläßt.

Otto Mayer[1]) faßt die Staatsakte, durch welche Eisenbahnkonzessionen, Brückengerechtigkeiten, Fährgerechtigkeiten, Wegekonzessionen und ähnliche Berechtigungen verliehen werden, zu einer einheitlichen Gruppe zusammen, die er Verleihung eines Unternehmens nennt. Kormann[2]) spricht auch von durch Staatsakt geschaffenen gegenseitigen Rechtsgeschäften. Man spricht ferner hier, besonders bei Eisenbahnkonzessionen, auch im öffentlichen Recht von Privilegien[3]), und die erste deutsche Eisenbahnkonzession für die Bahn von Nürnberg nach Fürth vom 19. Februar 1834 wurde als ein Privileg bezeichnet.

Bei dieser Gruppe von Staatsakten handelt es sich nach Otto Mayer, dessen Ausführungen hier durchweg gefolgt wird, um solche Staatsakte, die ähnlich denen sind, durch welche ein Amt verliehen wird; denn auch durch die Verleihung eines Amts wird die Macht verliehen, eine gewisse Tätigkeit auszuüben; aber diese Tätigkeit soll hier nicht, wie beim Amt, nur im Namen und in Vertretung des Staats ausgeübt werden, sondern im eigenen Namen des Beliehenen und für eigene Rechnung. Auch auf die Ähnlichkeit dieser Verwaltungsakte mit der polizeilichen Erlaubnis weist Otto Mayer hin. Auch bei der polizeilichen Erlaubnis handelt es sich um eine Tätigkeit, die der Einzelne im eigenen Namen und für eigene Rechnung führen soll; aber diese Tätigkeit ist jeder schon auf Grund seiner natürlichen Freiheit zu üben berechtigt;

---

1) Deutsches Verwaltungsrecht Bd. 2 S. 295.

2) Kormann, System der rechtsgeschäftlichen Staatsakte 1910 § 13 S. 104ff.

3) So Eger, Handbuch des Eisenbahnrechts 1889 Bd. I § 93 und Kommentar zum Kleinbahngesetz 1904 zu § 2, Seiler S. 52ff.

die polizeiliche Erlaubnis räumt nur das Hindernis fort, welches das Polizeiverbot geschaffen hatte. Die Gruppe der Verwaltungsakte, die Rechte und Pflichten des Beliehenen schaffen, geben dem Beliehenen etwas, was er nicht schon kraft seiner natürlichen Freiheit hat, was er vielmehr erst von der Staatsgewalt empfangen, von der Staatsgewalt ableiten muß, nämlich ein Stück der öffentlichen Verwaltung.

Auch der Vergleich mit dem Selbstverwaltungskörper dient zur Charakterisierung dieser Verwaltungsakte. Der beliehene Unternehmer hat eine ähnliche Stellung wie die eines Selbstverwaltungskörpers. Hier wie dort handelt es sich um die Tätigkeit eines Rechtssubjekts, das nicht der Staat ist, und die doch als öffentliche Verwaltung gilt; hier wie dort wird dieses Stück öffentlicher Verwaltung von dem dazu berufenen Rechtssubjekte geführt im eigenen Namen und zu eigenem Rechte. „Der Unterschied liegt darin, daß dort das Rechtssubjekt kraft seiner Eigenschaft als juristische Person des öffentlichen Rechts d a z u d a ist, daß seine Tätigkeit öffentliche Verwaltung sei; hier aber der Unternehmer seine Fähigkeit zu einem bestimmten Stück öffentlicher Verwaltung erst durch einen besondern Staatsakt, nämlich durch die Verleihung erhält[1]).“

Diese Verwaltungsakte hängen mit den alten Regalrechten zusammen, sind aber auch schon vor Einführung des Rechtsstaats auf sonstige Verkehreinrichtungen und anstaltsartige Betriebe in Anwendung gebracht, insbesondere auf die Eisenbahnen.

1. Die Rechtsnatur dieser Staatsakte.

Über die rechtliche Natur dieser Verwaltungsakte sind die Meinungen geteilt. Eine umfangreiche Literatur hat der Rechtscharakter der Eisenbahnkonzessionen gezeitigt. Drei verschiedene Grundauffassungen stehen sich gegenüber.

1. Nach der ersten Auffassung ist die Konzession ein

[1]) So Otto M a y e r a. a. O. S. 295ff., vgl. auch K o r m a n n, Rechtliche Natur der südafrikanischen Bergrezesse in der Zeitschr. für Kolonialpolitik Jahrg. 13, S. 38ff.

privatrechtlicher Vertrag, welchen der Staat mit dem Unternehmer abschließt, und aus welchem privatrechtliche Ansprüche entstehen, wie bei jedem anderen privatrechtlichen Vertrage. Daneben wird eine modifizierte Vertragstheorie vertreten, die dahin geht, daß die Konzession in zwei Akte zerfällt, in den eigentlichen Konzessionsakt, die Konzession im engeren Sinne, durch welchen nur öffentlich-rechtliche Befugnisse begründet werden, und die Konzession im weiteren Sinne, welche alle übrigen, nicht öffentlichen Befugnisse zwischen Staat und Unternehmer festlegt, also den privatrechtlichen Vertrag enthält. Nach dieser Theorie kann der Staat die durch die Konzession verliehenen Befugnisse nur in gleicher Weise ändern, wie dies bei vertragsmäßig begründeten Rechten der Fall ist.

2. Nach der zweiten Meinung ist eine derartige Konzession lediglich und ausschließlich ein hoheitlicher Akt; Rechte des Unternehmers gegen den Staat entstehen aus demselben nicht, da der Staat lediglich als Träger der Hoheitsrechte tätig ist. Der Staat kann deshalb jederzeit die dem Unternehmer eingeräumte Macht ohne jede Entschädigung wieder einschränken oder auch zurücknehmen.

3. Die dritte Meinung, die die herrschende ist, und der hier gefolgt wird, geht dahin, daß ein hoheitlicher Akt vorliegt, der aber nicht nur Pflichten des Untertanen begründet, sondern auch Rechte desselben schafft, die, soweit es ihre Natur zuläßt, ähnlich dem Gehaltsanspruche der Beamten, privatrechtlichen Rechtsschutz genießen. Die aus dem hoheitlichen Akt sich ergebenden, den privaten Rechtsschutz genießenden Rechte des Beliehenen fallen unter den privatrechtlichen Begriff der Privilegien. Ob man den hoheitlichen Akt selbst als Privileg bezeichnet, ist kaum von praktischer Bedeutung.

Dieser hoheitliche Akt wird von einzelnen als Verwaltungsakt, von andern als Akt der Gesetzgebung bezeichnet.

2. Die Rechte und Pflichten des Beliehenen.

Die Rechte und Pflichten, die derartige obrigkeitliche Akte erzeugen, sind nicht überall gleich[1]). Im Vordergrunde stehen die Pflichten des Unternehmers. Der Natur des Staatsakts entsprechend, liegt dem Staate in erster Linie an der Erfüllung der Pflichten, die dem Unternehmer durch die Ermächtigung zur Erfüllung öffentlicher Aufgaben auferlegt sind. Ein öffentliches Unternehmen soll im Interesse der Allgemeinheit ins Leben gerufen werden; das ist der erste und eigentliche Zweck der Verleihung; demgemäß begründet die Verleihung die öffentlich-rechtliche Pflicht des Beliehenen, das Unternehmen ins Werk zu setzen und durchzuführen, die sogen. Betriebspflicht. Für die Regelung und Ausgestaltung der Betriebspflicht sind vielfach allgemeine Grundsätze von Staats wegen aufgestellt, so für die Eisenbahnen in den Eisenbahngesetzen; vielfach werden sie auch speziell für den einzelnen Fall in dem Staatsakt selbst festgesetzt.

Neben der Betriebspflicht steht die Pflicht zur Duldung der dauernden staatlichen Aufsicht, der das Aufsichtsrecht des Staats entspricht. Auch dieses Aufsichtsrecht kann durch besondere Ordnungen und Anweisungen generell geregelt werden und entspricht etwa der Dienstgewalt des Staats in bezug auf seine Beamten. Das Aufsichtrecht des Staats wird durch Zwang verwirklicht; der Beliehene hat sich den Ungehorsamsstrafen, der Ersatzvornahme und den nach den geltenden Rechtssätzen zulässigen Maßnahmen zur Durchführung der von der Aufsichtsbehörde festgesetzten Anordnungen zu unterwerfen.

Daneben kommen als weitere Pflichten der sogen. Kontrahierungszwang in Betracht, also die Pflicht, jedem ohne Unterschied die Benutzung des Unternehmens zu gestatten und mit jedermann unter den von der Staatsbehörde festgestellten Bedingungen Rechtsgeschäfte abzuschließen; auch Taxvorschriften und Gebührenordnungen können als weitere öffentlich-rechtliche Pflichten genannt werden.

Diesen Pflichten stehen Rechte des Beliehenen gegenüber. In erster Linie das der Betriebspflicht entsprechende Be-

---

1) Vgl. Otto Mayer a. a. O., dessen Ausführungen fast wörtlich gefolgt ist.

triebsrecht. Dieses Betriebsrecht genießt Rechtsschutz und kann dem Beliehenen ohne Schadloshaltung nur unter den in den Gesetzen oder in dem obrigkeitlichen Akt selbst vorgesehene Bedingungen wieder entzogen werden; andernfalls ist die Entziehung nur unter Gewährung von Entschädigung und nur aus Gründen zulässig, welche die Gesetze für die Entziehung von Privateigentum vorsehen.

Innerhalb der durch den obrigkeitlichen Akt gezogenen Grenzen steht dem Beliehenen auch die Verfügung über das ihm verliehene Betriebsrecht zu. Ist es ihm nur rein persönlich verliehen, dann kann es nur mit Zustimmung der verleihenden Behörde auf einen andern übertragen werden. Ist aber die Verleihung ausdrücklich oder stillschweigend nicht nur an den Beliehenen, sondern auch an dessen Rechtsnachfolger erfolgt, so kann er das Betriebsrecht auch weiter übertragen und vererben, natürlich immer innerhalb der aus dem Verleihungsakt sich ergebenden Grenzen. Die Verleihung kann nämlich nicht nur für den Beliehenen selbst, sondern von vornherein auch schon für alle seine Rechtsnachfolger in dem Unternehmen erfolgen, also nicht nur für die persona certa des Beliehenen sondern auch für die persona incerta aller Rechtsnachfolger des konzessionierten Unternehmens, seien sie Universal- oder Singularsukzessoren[1]).

Gegenüber dem Betriebsrechte treten die weiteren, aus der Verleihung sich ergebenden Rechte in den Hintergrund. Es handelt sich bei diesen Nebenrechten um Schutz gegen Konkurrenzunternehmungen, Rechte auf bestimmte taxmäßige Gebührnisse, das Enteignungsrecht und ähnliche Befugnisse.

3. Der Verzicht als Beendigungsgrund.

Als Endigungsgrund des Betriebsrechts bedarf, abgesehen von den bei der Verleihung selbst festgestellten Endigungsgründen, der Verzicht einer besonderen Darlegung. Da der Verleihungsakt in erster Linie die Betriebspflicht im Interesse der Allgemeinheit erzeugen will, kann der Beliehene

[1]) Vgl. auch Otto Mayer, Bd. I § 22, S. 257.

durch einseitigen Verzicht sein Betriebsrecht nicht aufgeben. Der einfache Verzicht setzt eine Genehmigung der Staatsbehörde voraus, um wirksam zu sein; ohne diese tritt die Entlassung aus der Pflicht nicht ein. Die Verzichtserklärung ist ein Gesuch um Entlassung aus der Pflicht, ähnlich dem Entlassungsgesuch des Beamten. Der Verleiher kann die Entlassung gewähren oder versagen nach seinem Ermessen; er kann auch Bedingungen an die Gewährung knüpfen. Wenn der Fortbestand des Unternehmens für nötig erachtet wird, wird die Bedingung hauptsächlich darin bestehen, für den Fortbetrieb bis zur Übernahme durch einen neuen Unternehmer zu sorgen. Keineswegs kann aber der einseitige Verzicht den Untergang des Betriebsrechts herbeizuführen, da er nicht imstande ist, die als Gegenleistung für das verliehene Betriebsrecht übernommene Betriebspflicht einseitig aufzuheben. Hier zeigt sich die Ähnlichkeit mit dem Amt, wo der Beamte sein Amt nicht einfach durch Verzicht aufgeben, seine Dienstgeschäfte ohne Zustimmung der Staatsbehörde verlassen und sein Amt im Stiche lassen kann, sondern nur seine Entlassung aus dem Amte nachzusuchen berechtigt ist[1]).

b) Die Apothekenprivilegien und Apothekenkonzessionen als Rechte und Pflichten erzeugende Staatsakte.

In die Gruppe dieser Staatsakte wird man die Apothekenprivilegien und Apothekenkonzessionen rechnen müssen. Wiewohl das Oberverwaltungsgericht die Apothekenkonzessionen als reine polizeiliche Erlaubniserteilungen ansieht[2]) · denn auch für diese Staatsakte lassen sich ähnliche Rechte und Pflichten feststellen wie bei den Eisenbahnkonzessionen, und gerade die Eisenbahnkonzessionen haben, nachdem durch das Gesetz über die Bahneinheit eine Buchung der Bahnunternehmungen durch Anlegung eines Bahngrundbuchs zugelassen ist, eine Ausgestaltung erfahren, die sich mit den Apotheken-

[1]) Vgl. auch hier überall Otto Mayer a. a. O.

[2]) OVG. in Staatssteuers. Bd. 6, S. 100, abgedruckt unten S. 158.

privilegien vergleichen läßt. Übrigens ist für die Kleinbahnkonzessionen deren Rechtscharakter auch bestritten. Eger[1]) stellt sie den übrigen Eisenbahnkonzessionen gleich, während Gleim[2]) sie für bloße polizeiliche Erlaubniserteilungen hält. Das ALR. spricht in den §§ 456ff. II, 8 von Rechten und Pflichten des Apothekers.

1. Die Pflichten und Rechte des Apothekers.

Was zunächst die Pflichten der Apotheker anlangt, so sind folgende festzustellen:

1) Die Betriebspflicht.

Sie findet ihre rechtliche Grundlage in den §§ 469, 470 ALR. II. 8, wonach ein Apotheker bei Verlust seines Rechts verpflichtet ist, dafür zu sorgen, daß die notwendigen Arzneimittel in gehöriger Güte zu allen Zeiten bei ihm zu haben sind, und alle Vorkehrungen treffen muß, damit das Publikum und die Kranken bei Tag und bei Nacht ihre Arzneien erhalten können. Sie ist dann durch die revidierte Apothekerordnung näher bestimmt und gegenwärtig durch die Apothekenbetriebsordnung vom 18. Februar 1902 weiter ausgestaltet. Aus diesen Bestimmungen mag hier hervorgehoben werden, daß der Apotheker bestimmte Räume für seinen Betrieb haben, ein Mindestwarenlager vorrätig halten, bestimmte ihm vorgeschriebene Bücher führen und Tag und Nacht, Werktags und Feiertags in genau geregelter Art seinen Betrieb besorgen muß.

2) Der Kontrahierungszwang.

Auch diese Pflicht ist durch § 470 ALR. II. 8 und die revidierte Apothekerordnung, insbesondere Titel III, § 1 und 2 geregelt. Der Apotheker muß für jedermann Arzneimittel zu den Taxpreisen feilhalten und für jeden Rezepte zu Taxpreisen anfertigen. Er darf seine Arbeit ohne vorschriftsmäßigen Grund niemandem verweigern. Kredit braucht er aber nicht zu gewähren.

---

[1]) Eger, Kommentar zum Kleinbahngesetz zu § 2.

[2]) Gleim, Kommentar zum Kleinbahngesetz zu § 2, S. 58ff.

3) Das Kurierverbot.

Die Ausübung der Heilkunst ist dem Apotheker untersagt, und zwar nur demjenigen Apotheker, dem ein Betriebsrecht verliehen ist, und natürlich auch seinen Angestellten, durch die er das ihm verliehene Betriebsrecht ausübt. Das Kurierverbot folgt aus dem Staatsakt, durch den das Betriebsrecht verliehen ist. Seine gesetzliche Grundlage findet es in § 14 I der revidierten Apothekerordnung, während § 37 der Apothekenbetriebsordnung es näher bestimmt.

4) Das Verbot der Geschäftsgemeinschaft mit Ärzten.

Der Apotheker ist verpflichtet, sich jeder geschäftlichen Gemeinschaft mit Ärzten oder andern Personen, welche sich mit der Behandlung von Krankheiten befassen, zu enthalten; er darf insbesondere mit diesen Personen über die Zuwendung von Arzneiverordnungen keinerlei Verträge schließen oder auch ihnen für eine solche Zuwendung keinerlei Vorteile gewähren (§ 38 der Apothekenbetriebsordnung).

5) Die Pflicht zur Leistung eines Berufseides.

Jeder Apothekenvorstand muß den Apothekereid vor Antritt seiner Berufstätigkeit als Apothekenvorstand leisten, falls er denselben nicht schon vorher nach erfolgter Approbation geleistet hat[1]).

6) Die Pflicht, keine zweite Apotheke zu betreiben.

Der Apotheker soll sich ausschließlich seiner Apotheke widmen; deshalb darf er nur eine Apotheke betreiben (§ 39 der Apothekenbetriebsordnung)[2]).

7) Die Taxpflicht.

Der Apotheker ist an behördlich festgestellte Taxen ge-

---

[1]) Vgl. oben S. 31.

[2]) Vgl. oben S. 33.

bunden; diese Taxen sind gegenwärtig Maximaltaxen (§ 80 der RGO).

8) Die Aufsichtspflicht.

Vgl. Titel II. der revidierten Apothekerordnung. Sie ist durch Ministerialerlaß vom 18. Februar 1902 eingehend geregelt. Danach findet alle drei Jahre eine ordentliche, vorher geheim zu haltende Revision durch eine Kommission und außerdem alljährlich eine Musterung durch den Kreisarzt statt.

9) Die Schweigepflicht aus § 300 des StrGB.

und die Verpflichtung zur Erstattung von Gutachten aus der StrPO. und der ZPO sollen hier nur nebenher erwähnt werden, weil sie nicht speziell für Apotheker, sondern auch für andere Berufszweige gelten.

Diesen Pflichten stehen folgende Rechte gegenüber:

1. Das Betriebsrecht. Dieses ist nach privatrechtlichen Rechtssätzen ausgestaltet und wird als Privileg oder Konzession im engern Sinne bezeichnet.

2. Das Recht auf Schutz gegen Konkurrenz. Dieser Konkurrenzschutz besteht in dreifacher Beziehung.

a) gegen Ärzte. Ärzte dürfen keine Apotheke errichten (§ 460 ALR. II. 8); sie dürfen nicht eine Apotheke vor der andern empfehlen (Medizinaledikt vom 27. September 1725).

b) gegen Apotheker. Ein Apotheker darf eine Apotheke nur betreiben, wenn er ein Betriebsrecht erworben hat. Neue Betriebsrechte dürfen auf Grund der Königlichen Verordnung vom 24. Oktober 1811 nur im Falle des Bedürfnisses für eine Vermehrung von Apotheken und nach Anhörung der beteiligten Apotheker verliehen werden.

c) gegen alle Gewerbetreibenden, das sogen. Apothekermonopol. Nach § 6 Abs. 2 der RGewO. sollte durch Kaiserliche Verordnung bestimmt werden, welche Apothekerwaren dem freien Verkehr zu überlassen sind;

die Kaiserliche Verordnung vom 22. Oktober 1901 stellt gleichwohl nur eine negative Liste über diejenigen Apothekerwaren auf, welche ausschließlich oder bedingt den Apothekern überlassen sind, bestimmt aber nicht positiv, welche Apothekerwaren dem freien Verkehr offenstehen. Das Recht der Apotheker auf den ausschließlichen Vertrieb der ihnen überlassenen Apothekerwaren wird als Apothekermonopol bezeichnet. (Vgl. § 456 ALR. II. 8.)

3. Das Recht auf Unpfändbarkeit von Einrichtung und Warenlager. Nach § 811 Ziffer 9 der ZPO. sind der Pfändung nicht unterworfen die zum Betriebe einer Apotheke unentbehrlichen Geräte, Gefäße und Waren.

4. Das Vorrecht der Apothekerforderungen im Konkurse, das Recht auf bedingte Befreiung vom Schöffen- und Geschworenendienst und von Gemeindeämtern soll auch hier nur angedeutet werden, weil auch diese Rechte nicht ausschließlich nur Apothekern zustehen.

2. Die weiteren Merkmale.

Auch die Ähnlichkeit mit dem Selbstverwaltungskörper und mit dem Amte treffen auf die Staatsakte zu, durch welche die Apothekenbetriebsrechte verliehen werden. Nach der Apothekenbetriebsordnung muß jede Apotheke einen Apothekenvorstand haben, der entweder der Besitzer oder der Verwalter ist; der Verwalter dann, wenn der Besitzer zur Verwaltung der Apotheke unfähig oder ein Nichtapotheker ist, insbesondere wenn Witwe oder minderjährige Kinder, das Betriebsrecht ausüben. Dieser Apothekenvorstand hat eine ähnliche Stellung wie etwa der Gutsvorstand eines selbständigen Gutsbezirks. Er hat die Verantwortung für den gesamten Apothekenbetrieb. Er ist insbesondere für die Güte aller Arzneimittel verantwortlich, gleichviel ob er dieselben bezogen oder selbst hergestellt hat. Er hat fortdauernd die Arzneistoffe zu prüfen und erforderlichenfalls durch einwandsfreie Waren zu ersetzen. Er hat jede Behinderung in der Leitung der Apotheke dem Kreisarzt anzumelden und ist für die Ausbildung der Lehrlinge verantwortlich. Er hat auch jeden Eintritt und Austritt eines Lehrlings sowie den Eintritt und Austritt jedes Gehilfen anzumelden, hat bei der Revision mitzuwirken, die gerügten Mängel abzustellen und für Versehen der nichtapprobierten Angestellten zivilrechtlich und strafrechtlich einzustehen. Ihm gegenüber sind auch die zur Durchführung des staatlichen Aufsichtsrechts angeordneten Zwangsmaßnahmen, insbesondere Geldstrafen und Ersatzvornahmen durchzuführen. Was die Ähnlichkeit mit dem Amte anbetrifft, so wird auf die Verleihung eines neuen Betriebsrechts, auf die Auswahl des Anwärters für ein solches, auf die Wiederverleihung erledigter Betriebsrechte verwiesen, wo überall ähnliche Vorschriften gelten wie im Beamtenrecht.

Auch die Prüfung der finanziellen Verhältnisse des Bewerbers um eine Neukonzession gehört hierher, zumal sie Ähnlichkeit mit der Prüfung der finanziellen Leistungsfähigkeit bei Eisenbahnkonzessionen hat. Der Bewerber muß sich darüber ausweisen, ob er die zum Betriebe eines Apothekengeschäfts erforderlichen Geldmittel besitzt. (Vgl. Min.-Erlaß vom 13. Juli 1840.)

Endlich ist auch der Verzicht auf die Apothekenkonzession ähnlich dem Verzicht auf ein Amt oder eine Eisenbahnkonzession ausgestaltet. Verzicht im zivilrechtlichen Sinne ist die einseitige Erklärung des Berechtigten, daß er sein Recht aufgebe. Beim Eigentumsverzicht erklärt der Eigentümer dem Grundbuchamte gegenüber, daß er sein Eigentum an dem Grundstück aufgebe (§§ 875, 928 BGB.) beim Verzicht auf eine rechtshängige Forderung erklärt der Berechtigte vor Gericht, daß er diese Forderung aufgebe (§ 306 ZPO). Der Verzicht hat also den Verlust des Rechts zur Folge und beruht auf der einseitigen empfangsbedürftigen Erklärung des Verzichtenden. Einen solchen Verzicht auf die Apothekenkonzessionen gibt es nicht und kann es nicht geben; wäre er zulässig, so würde das Apothekenunternehmen in demselben Augenblicke zu existieren aufhören, in welchem der Berechtigte diesen Verzicht der zuständigen Behörde gegenüber erklärt. Das würde besonders in Orten, wo nur eine Apotheke besteht, dazu führen, daß es in dem Belieben des Apothekers stände, ob er seine

Medizinalanstalt dem Publikum zur Verfügung halten wolle oder nicht. Der Verzicht soll bei Apothekenbetriebsrechten das Recht nicht zur Aufhebung bringen, sondern nur bewirken, daß es dem Staat zur anderweiten Verleihung zur Verfügung steht. Der Verzichtende will also nicht den Untergang des Betriebsrechtes, sondern dessen Übertragung auf den Staat, der über dasselbe anderweit verfügen soll. Ob es sich hiernach um einen Verzicht im zivilrechtlichen Sinne oder nur um Übertragung des Betriebsrechts auf den Staat handelt, mag dahingestellt bleiben; jedenfalls liegt in der Verzichtserklärung gegenüber der Regierung lediglich der Antrag auf Entlassung aus der Betriebspflicht, welcher der Annahme bedarf. Ob und inwieweit die zivilrechtlichen Ansprüche des Inhabers eines Betriebsrechts durch den Verzicht berührt werden, kommt hierbei nicht in Betracht; auch hier kann auf die Ähnlichkeit mit dem Verzicht auf den Gehaltsanspruch verwiesen werden.

Das gleiche gilt beim Verzicht auf die Konzession im Falle der Veräußerung einer verkäuflichen Apotheke. In diesem Falle verpflichtet sich der Veräußerer, auf die Konzession zu verzichten und den Erwerber als Geschäftsnachfolger der zuständigen Regierung zur Verleihung der Konzession zu präsentieren. Auch hier handelt es sich nicht um einen Verzicht im zivilrechtlichen Sinne, sondern um einen Antrag auf Entlassung des Veräußerers aus der Betriebspflicht und Annahme des Erwerbers an Stelle des Veräußerers, der ebenfalls der Annahme seitens der Regierung bedarf. Es könnte hier vielleicht von einem bedingten Verzicht, richtiger wohl von einer Übertragung des Betriebsrechts gesprochen werden.

Auf dem gleichen Standpunkte stehen die Ministerialerlasse vom 17. November 1893 und 24. Februar 1903. Der Ministerialerlaß vom 17. November 1893 spricht übrigens allgemein von Apothekengerechtigkeiten.

Min.-Erl. betr. die Mitbewerbung von Apothekenbesitzern um Apothekenkonzessionen vom 17. November 1893.

In neuerer Zeit haben wiederholt Apothekenbesitzer durch Vermittlung und unter Befürwortung der Provinzialbehörden bei mir die Genehmigung dazu nachgesucht, daß sie gegen Verzichtleistung **auf die ihnen gehörige Apothekengerechtigkeit** sich um die Konzession zu einer Apothekenanlage bewerben dürfen.

Ich habe in solchen Fällen die Genehmigung erteilt, wenn der Gesuchsteller nach den angestellten Ermittlungen ein tüchtiger Apotheker war und auch sonst einer besonderen Berücksichtigung würdig erschien, **außerdem** aber in bindender Form sich verpflichtet hatte, die folgenden Bedingungen zu erfüllen:

1. Er darf die von ihm bis dahin betriebene Apotheke nicht selbständig verkaufen, muß vielmehr auf die Konzession oder das Privilegium verzichten.

2. Die so frei werdende **Apothekengerechtigkeit** ist in der bei Apothekenanlagen üblichen Weise auszuschreiben; dem neuen Konzessionar darf in analoger Anwendung der Allerhöchsten Order vom 8. März 1842 und des dazu ergangenen Erlasses vom 13. August 1842 nur die Verpflichtung auferlegt werden, die Apothekeneinrichtung und die bei der Geschäftsaufnahme vorhandenen Warenbestände gegen einen dem wahren zeitigen Wert entsprechenden Preis zu übernehmen, welcher eventuell durch Sachverständige festzusetzen ist; die Abschätzungskosten sind von dem Verkäufer und dem Käufer zu gleichen Teilen zu tragen. (Es sind drei Sachverständige zu wählen, und zwar von der Regierung, dem bisherigen Besitzer und dem Konzessionar je einer. Der Sachverständige der Regierung hat das Verfahren zu leiten und den Übernahmepreis, gegen dessen Festsetzung eine Berufung auf richterliche Entscheidung nicht zulässig ist, endgültig zu bestimmen.)

3. Zur Übernahme des Apothekengrundstücks ist der Geschäftsnachfolger nicht verpflichtet; will er dasselbe jedoch erwerben, so wird darauf zu halten sein, daß es nicht zu einem höheren Preise, als sein jetziger Wert beträgt, in Rechnung gestellt werde.

4. Hinsichtlich der Verkäuflichkeit der nach Maßgabe der Ziffer 2 neu konzessionierten Apotheke greifen, sobald dieselbe nicht mehr im Besitz des ehemaligen Inhabers ist, die Bestimmungen des Allerhöchsten Erlasses vom 7. Juli 1886 und der im Anschluß daran ergangenen Rundverfügung vom 21. Juli 1886 Platz.

Diese Bedingungen zu 1—4 sind in die zu erlassenden Wettbewerbbekanntmachungen aufzunehmen.

5. Sobald der Inhaber der schon bestehenden Apotheke auf Grund der ihm eventuell zu erteilenden Genehmigung in den Besitz einer neuen Apothekenkonzession gelangt ist, hat er dies dem bisher zuständigen Oberpräsidenten anzuzeigen, damit der Wett-

bewerb um die erledigte Apotheke ohne Säumen eingeleitet werden kann; letztere hat er so lange weiterzuführen, bis sein mit der Konzession versehener Nachfolger die Geschäfte übernommen hat.

Ich stelle ganz ergebenst anheim, hiernach in geeigneten Fällen meine Genehmigung zu beantragen, und ersuche zugleich, mir nach Erfolg der Verleihung über den für die alte Apothekeneinrichtung nebst Warenbestand vereinbarten oder nach Abschätzung gezahlten Preis gefälligst Mitteilung zu machen, damit hier die Höhe der Preise sowie die Art der Abschätzung nach den einzelnen Provinzen vergleichsweise zusammengestellt werden können.

Min.-Erlaß, betreffend die Weiterführung einer Apotheke durch den ehemaligen Besitzer vom 24. Februar 1903.

Ein Spezialfall gibt mir Veranlassung, unter Hinweis auf den Runderlaß vom 17. November 1893 in Erinnerung zu bringen, daß ein Apothekenbesitzer, welcher in den Besitz einer neuen Apothekenkonzession gelangt, die von ihm bisher betriebene Apotheke so lange weiterzuführen hat, bis sein Nachfolger die Konzession erhalten und die Geschäfte übernommen hat. Eine Betriebsunterbrechung, welche namentlich in Ortschaften mit nur einer Arzneiabgabestelle zu bedenklichen Folgen führen könnte, ist unter allen Umständen zu vermeiden und der Besitzwechsel derartig zu vollziehen, daß ein Geschäftsschluß, auch nur auf kurze Zeit, überhaupt nicht stattfindet.

Deichmann[1]) hält einen einseitigen Verzicht auf das Betriebsrecht mit der Wirkung für zulässig, daß der Verzichtende auch berechtigt ist, seine Betriebspflicht sofort nach dem Verzicht abzulehnen. Er nimmt an, daß dies auch der Standpunkt des Ministerialerlasses vom 17. November 1893 sei, weil dieser Erlaß als Bedingung für die Genehmigung zum Verzicht die besondere Verpflichtung des Verzichtenden zur Weiterführung der Apotheke in bindender Form anordnet. Nun spricht aber der Ministerialerlaß von Erteilung der Genehmigung zu dem Verzicht, also von einer Annahme Antrags auf Entlassung, und wenn dieser Antrag nur unter bestimmten Bedingungen angenommen werden soll, so geht doch daraus hervor, daß er der Annahme bedarf, und daß diese Annahme an Bedingungen geknüpft werden kann.

[1]) Vgl. Deichmann S. 31.

Die Frage ist von erheblicher Bedeutung für den Gläubigerschutz. Ist ein einseitiger Verzicht seitens des Schuldners zulässig, so würde der Inhaber eines Betriebsrechts, soweit es nicht als Bestandteil eines Apothekengrundstücks in Betracht kommt, durch seinen einseitigen Verzicht das Betriebsrecht verlieren. Die Gläubiger, welche dem Apotheker gerade mit Rücksicht auf den Erwerb dieses wirtschaftlich wertvollen Betriebsrechts Kredit gewährt haben, hätten das Nachsehen und würden bei einem verschuldeten Apotheker auf dessen guten Willen angewiesen sein, in dessen freiem Belieben es stände, ob er das Betriebsrecht zu ihren Gunsten ausüben lassen oder ob er auf dasselbe verzichten wolle. Gerade das Erfordernis der Zustimmung der Regierung zu dem Verzicht hat die Gläubiger in der Praxis geschützt. Die Regierung hat ihre Zustimmung zu fraudulosem Verzicht niemals erteilt, sondern stets die Gläubigerinteressen berücksichtigt.

Die Frage, ob nach erfolgter Entlassung des Apothekers aus der Betriebspflicht, also nach Annahme des Verzichts durch die zuständige Behörde diese zum Antrage auf Löschung des Betriebsrechts im Grundbuche befugt ist, ist ebenfalls nicht unerheblich, da nicht selten derartige Betriebsrechte, auf welche bereits verzichtet ist, im Grundbuche fortbestehen. Die zuständige Behörde, also die Regierung ist gemäß § 894 BGB. zum Antrage auf Berichtigung des Grundbuchs als legitimiert anzusehen. Geht man davon aus, daß infolge des sogen. Verzichts das Recht auf den Staat übergegangen ist, so ist der Staat als Inhaber des Betriebsrechts legitimiert; soll es infolge des Verzichts als Privileg aufgehoben werden, so wird durch das Bestehenbleiben desselben als Privileg im Grundbuch das Recht des Staats beeinträchtigt, der dann aus diesem Grunde zu Berichtigungsanträgen gemäß § 894 BGB.s berechtigt ist.

Der Verzicht erfolgt nicht selten zu dem ausgesprochenen Zwecke, um das Privileg als Realgewerbeberechtigung aufzuheben und das Betriebsrecht als verkäufliche Konzession fortbestehen zu lassen; es fragt sich, ob dies zulässig ist. Die Frage ist zu verneinen. Dem Inhaber eines Privilegs wird zugesichert, daß er gegen Verzicht auf sein Privileg eine verkäufliche Konzession erhält; er verzichtet mit Genehmigung der Behörde auf sein Privileg und erhält vom Oberpräsidenten eine verkäufliche Konzession. Dieses Verfahren muß seit der Kabinettsorder vom 30. Juni 1894 als unzulässig bezeichnet werden; denn Apothekenkonzessionen können gegenwärtig nur nach Maßgabe dieser Kabinettsorder, also nur als unverkäufliche verliehen werden. Die Verwaltungsbehörde hat in Preußen gegenwärtig kein Recht, verkäufliche Apothekenkonzessionen zu verleihen. Die Kabinettsorder vom 5. Oktober 1846, welche den Verwaltungsbehörden das Recht zur Verleihung von verkäuflichen Apothekenkonzessionen übertrug, ist durch die Kabinettsorder vom 30. Juni 1894 ausdrücklich abgeändert, und letztere kennt verkäufliche Apothekenkonzessionen nicht, schließt vielmehr die Verleihung des Präsentationsrechtes ausdrücklich aus.

Hierbei kann dahingestellt bleiben, ob die Kabinettsorder vom 30. Juni 1894 rechtsgültig ist oder nicht; denn wenn die Kabinettsorder vom 3. Oktober 1846, die von dem absoluten König erlassen ist, als ein Gesetz anzusehen ist, so bedurfte es nach Einführung der Verfassung zu ihrer Abänderung eines Gesetzes, also der Zustimmung des Landtages, da nach Einführung der Verfassung ein Gesetz durch eine Kabinettsorder nicht mehr geändert werden kann; die Staatsbehörden sind jedoch nicht berechtigt, die Rechtsgültigkeit der Kabinettsorder vom 30. Juni 1894 nachzuprüfen, da sie ordnungsgemäß verkündet ist. Denn die Prüfung der Rechtsgültigkeit gehörig verkündeter königlicher Verordnungen ist nach Artikel 106 der Verfassung den preußischen Staatsbehörden entzogen und nur dem Landtag gestattet. Die Verwaltungsbehörden müssen deshalb kraft der Verfassung die Kabinettsorder vom 30. Juni 1894 als rechtsgültig behandeln. Da diese aber die verkäufliche Apothekenkonzession aufhebt, sind die Verwaltungsbehörden nicht mehr berechtigt, verkäufliche Apothekenkonzessionen zu verleihen oder die Verleihung einer verkäuflichen Apothekenkonzession zuzusichern.

Sollte also die Aufhebung des Privilegs gegen Verleihung einer verkäuflichen Konzession erfolgen und ist die Verleihung einer verkäuflichen Konzession bei dieser Rechtslage unmöglich, so fragt es sich, ob das Privileg gleichwohl als aufgehoben gelten muß. Die Frage ist zu verneinen, das Privileg ist vielmehr als fortbestehend anzusehen; denn die Aufhebung sollte nur unter der Bedingung erfolgen, daß dem Berechtigten eine verkäufliche Konzession verliehen werde. Diese Bedingung ist aber nicht eingetreten.

Als Ergebnis der Betrachtung der für die Apothekenbetriebsrechte geltenden Grundsätze des öffentlichen Rechts ist festzustellen, daß vom Standpunkt des öffentlichen Rechts alle Apotheker die gleichen Pflichten und im wesentlichen auch die gleichen Rechte haben, daß die Rechte der Apotheker infolge der Verschiedenheit der ihnen verliehenen Betriebsrechte sich öffentlich-rechtlich im Wesentlichen dadurch unterscheiden, daß bei den verkäuflichen Apotheken der jeweilige Inhaber oder dessen Erben, bei den unverkäuflichen der Staat den Nachfolger bestimmt. Ob deshalb der Schluß gerechtfertigt ist, daß auch alle Apothekenbetriebsrechte den gleichen rechtlichen Charakter haben, soll im nachstehenden näher untersucht werden.

c) Die Apothekenbetriebsrechte und die Reichsgewerbeordnung. (Die preußische Gewerbeordnung.)

Nach § 6 der RGewO. findet auf die Errichtung und die Verlegung der Apotheken die RGewO. keine Anwendung; es gilt also für die Errichtung und Verlegung das Landesrecht. Welche Rechtssätze die Errichtung und Verlegung von Apotheken regeln, ist streitig; es ist insbesondere bei einer nicht geringen Zahl von Bestimmungen der RGewO. streitig, ob sie auf Apotheken Anwendung finden, oder ob an ihrer Stelle das Landesrecht gilt.

Deichmann[1]) nimmt an, daß alle Besitzverhältnisse der Apotheker und nicht nur die Rechtsverhältnisse über Errichtung

[1]) Deichmann S. 4.

und Verlegung dem Landesrecht unterfallen. Diese Ansicht dürfte nicht zutreffen, weil eine Gewerbeordnung Besitzverhältnisse überhaupt nicht regeln will, sondern nur die öffentlich-rechtlichen Normen über die Gewerbe aufstellt. Nach der hier vertretenen Ansicht wird man annehmen müssen, daß, da die Errichtung einer Apotheke auf Grund eines Staatsakts erfolgt, der nicht nur Pflichten, sondern auch Rechte begründet, und da weiter diese Errichtung, also auch dieser Staatsakt sich nach Landesrecht richtet, alle Rechte und Pflichten des Apothekers sich grundsätzlich nach Landesrecht richten, es sei denn, daß das Reichsrecht diese Rechte und Pflichten ausdrücklich hat regeln wollen. Die Vermutung für die Regelung aller Rechte und Pflichten der Apotheker spricht für Landesrecht; Reichsrecht ist nur da anzuwenden, wo das Reichsrecht ausdrücklich an Stelle des Landesrechts hat treten wollen. Alle Rechtsbeziehungen aber, die nicht aus der Errichtung oder dem zur Errichtung notwendigen Staatsakte folgen, sind nach allgemeinem Recht zu beurteilen. Hierbei mag hervorgehoben werden, daß öffentlich-rechtlich die Verlegung einer Apotheke der Neuerrichtung gleichsteht, daß also auch die Verlegung öffentlich-rechtlich als eine Errichtung gilt[1]).

Von diesen Grundsätzen aus dürfte die Ansicht des Reichsgerichts und des Oberverwaltungsgerichts, daß der § 45 der RGewO., welcher die Stellvertretung im Gewerbebetriebe regelt, auch auf Apotheker Anwendung findet, zutreffend sein[2]). Die preußische Apothekenbetriebsordnung steht auf einem entgegengesetzten Standpunkte, ebenso v. Landmann[3]) und Deichmann[4]). Nach § 41 der preußischen Apothekenbetriebsordnung darf kein Apothekenvorstand ohne Genehmigung des Regierungspräsidenten länger als 3 Monate im Zusammenhang und während eines Jahres nicht mehr als 4 Monate in der

---

[1]) Vgl. die Motive zu § 6 der Gew.-O. von 1869.

[2]) R. G. vom 7. Juni 1899 Jur. Zschr. 1899, S. 496. O.V.G. vom 2. November 1905, abgedruckt bei Böttger S. 328.

[3]) v. Landmann § 45, Anm. 2e S. 493.

[4]) Deichmann S. 5.

Leitung der Apotheke vertreten werden; sowohl das RG. als auch das OVG. haben entschieden, daß diese Bestimmung rechtsungültig sei, und daß der § 45 der Reichsgewerbeordnung auch auf Apotheker Anwendung findet.

Die Verpflichtung, das Apothekengewerbe in eigener Person auszuüben, folgt nicht aus der Verleihung des Betriebsrechts und gehört nicht zu den Rechten und Pflichten des Apothekers, die durch den Verleihungsakt begründet werden. Die rev. ApO. kennt die Ausübung der gesamten gewerblichen Berufstätigkeit des Apothekers durch den Provisor[1]). Dem Provisor kann die gesamte Direktion der Apotheke übertragen werden. Die Regelung der Stellvertretung gehört daher nicht zu den Normen über die Errichtung und Verlegung, richtet sich vielmehr nach allgemeinem Recht; deshalb findet der § 45 der RGO., der die Stellvertretung für gewerbliche Betriebe allgemein regelt, auch auf Apotheken Anwendung[2]).

Aus denselben Gründen ist die Frage der Anwendbarkeit des § 3 der RGewO. auf Apotheker zu entscheiden. Nach § 3 der RGewO. ist der gleichzeitige Betrieb verschiedener Gewerbe sowie desselben Gewerbes in mehreren Betriebs- oder Verkaufsstätten jedermann gestattet. Die Pflicht des Apothekers, nur eine Apotheke zu betreiben, folgt aus dem die Errichtung begründenden Staatsakte, die Rechtssätze welche den Betrieb von mehreren Apotheken durch einen Apotheker verbieten, gehören deshalb zu den Rechtssätzen über die Errichtung. Alle weitern, den Betrieb eines oder mehrerer anderer Gewerbe eines Apothekers regelnden Rechtssätze richten sich nach allgemeinem Recht; für alle weitern Gewerbebetriebe des Apothekers, soweit sie nicht den Betrieb einer Apotheke betreffen, kommt daher der § 3 der RGewO. zur Anwendung. Der Apotheker darf hiernach nur eine Apotheke betreiben, der Betrieb aller andern Gewerbe neben seinem Apothekenbetrieb ist ihm aber ohne Einschränkung gestattet.

---

[1]) Vgl. §§ 21 ff. T. I, oben abgedruckt S. 28.

[2]) Vgl. auch Schultzenstein S. 506 insbesondere darüber, daß der § 63 der preußischen Gewerbeordnung als aufgehoben gelten muß.

Der § 39 der Apothekenbetriebsordnung, insoweit er den Betrieb von Nebengeschäften von der Zustimmung des Regierungspräsidenten abhängig macht, dürfte deshalb ungültig sein. Auf diesem Standpunkt steht auch der Ministerialerlaß vom 11. Januar 1898, der den aus dem Betriebe weiterer Gewerbe sich ergebenden Mißständen dadurch abzuhelfen sucht, daß dem Bewerber um eine Apothekenkonzession die Aufgabe von Nebengeschäften als besondere Konzessionsbedingung auferlegt werden soll. Dieser Ministerialerlaß bestimmt:

Einem Apotheker wird mit Hinblick auf § 3 der Reichsgewerbeordnung im allgemeinen nicht verboten werden können, neben dem Apothekenbetriebe sich noch anderweitige Betriebsquellen auf gewerblichen Gebiete zu verschaffen. Ebenso wie ein Apotheker Eigentümer eines Rittergutes sein kann, wird er auch Eigentümer eines Drogengeschäftes sein dürfen, vorausgesetzt, daß er den Betrieb der Apotheke persönlich leitet und die Nebengeschäfte durch Bevollmächtigte besorgen läßt. Dies schließt jedoch das Recht der Behörde nicht aus, wenn im Einzelfalle begründete Veranlassung vorliegt, anzunehmen, daß dem ordnungsmäßigen Apothekenbetriebe aus dem Betriebe eines zweiten Geschäftes Nachteile erwachsen werden, dem Bewerber um die Konzession einer Apotheke die Aufgabe des zweiten Geschäftes als Bedingung vorzuschreiben. Dies gilt nicht nur von Neukonzessionierungen, sondern auch von der Bestätigung eines präsentierten Geschäftsnachfolgers. § 3 der Reichsgewerbeordnung steht in diesem Punkte nicht entgegen, da die Errichtung von Apotheken — die Präsentation eines Geschäftsnachfolgers gehört auch hierher — sich in Gemäßheit des § 6 a. a.O. nach Landesrecht regelt.

Auch die §§ 7, 8 und 11 der RGewO. kommen, soweit sie die Aufhebung ausschließlicher Gewerbeberechtigungen bestimmen und die Neubegründung solcher Berechtigungen und aller Realgewerbeberechtigungen verbieten, für Apotheken nicht in Betracht. Ob einem Apotheker eine ausschließliche Gewerbeberechtigung oder eine Realgewerbeberechtigung verliehen werden darf, richtet sich nach Landesrecht, da es sich um Rechtssätze über die Errichtung handelt. Im Geltungsgebiete des ALR. dürfen schon seit der Stein-Hardenbergschen Gesetzgebung derartige Gewerbeberechtigungen nicht mehr verliehen werden; in andern Landesteilen, so in Schleswig-Holstein, sind noch bis zum Jahre 1866 Realgewerbeberechtigungen verliehen worden[1]).

Der § 11 der RGewO., wonach das Geschlecht in Beziehung auf die Befugnis zum selbständigen Betrieb eines Gewerbes keinen Unterschied begründet, findet auf die Errichtung von Apotheken ebenfalls keine Anwendung. Die Frage also, ob auch einer Frau eine Apothekenkonzession verliehen werden darf oder nicht, richtet sich nach Landesrecht: sie dürfte nach preußischem Recht zu verneinen sein, da weder die rev. ApO. noch die Königliche Verordnung vom 24. Oktober 1811 die Zulassung von Frauen zum Apothekerberufe kennt, diese Zulassung vielmehr erst durch Bundesratsbeschluß vom 5. Dezember 1912 erfolgt ist[2]).

Der § 14 der RGewO. ist dagegen auf Apotheker schlechthin anwendbar. Nach § 14 hat jeder, der den selbständigen Betrieb eines stehenden Gewerbes anfängt, der zuständigen Behörde Anzeige davon zu erstatten. Es ist streitig, ob der § 14 einen bereits errichteten Gewerbebetrieb voraussetzt, oder ob die Anzeige zu der Errichtung gehört; das erstere ist das richtige; denn eine Anzeige von einem erst in dem Stadium der Errichtung befindlichen Gewerbe, dessen Errichtung noch nicht feststeht und nicht zu erfolgen braucht, ist die Absicht des Gesetzes nicht. Die zuständige Behörde soll von allen vorhandenen, also bereits angefangenen und errichteten Gewerbebetrieben Kenntnis haben. Aus dem gleichen Grunde ist der § 15a auf Apotheker anwendbar, da er ebenfalls das bereits errichtete Gewerbe voraussetzt. Es müssen also auch Apotheker ihre Firma oder deren Inhaber mit mindestens einem ausgeschriebenen Vornamen an der Außenseite oder am Eingange der Offizin anbringen[3]).

---

[1]) Abgaben, die landesrechtlich im Apothekengewerbe vorkommen, sind von § 7 unberührt geblieben; neue Abgaben für die Errichtung und Verlegung einer Apotheke sind nach Landesrecht zulässig, so RG. vom 26. November 1896 Bd. 38 S. 47.

[2]) Vgl. Böttger S. 21.

[3]) Günzel S. 22.

Die unbefugte Errichtung einer Apotheke durch einen approbierten Apotheker ist nach Landesrecht zu beurteilen und unterfällt nicht der Strafvorschrift des § 147 Ziffer 1 der RGewO.; denn den Konzessionsschutz des § 147 Ziffer 1 genießen nur die auf Grund der RGewO. erteilten Konzessionen; die nach Landesrecht verliehenen Konzessionen genießen nur den Schutz des Landesrechts. Dagegen unterfällt die Errichtung einer Apotheke durch einen nichtapprobierten Apotheker dem § 147 Ziffer 1, weil der § 29 der RGewO. die Approbation vorschreibt, und der § 147 Ziffer 1 den Approbationsschutz enthält[1]).

Es mag hier auch noch untersucht werden, ob und inwieweit die preußische allgemeine Gewerbeordnung vom 17. Januar 1846 für die Apothekenbetriebsrechte noch Geltung hat. Deichmann hält deren fortdauernde Geltung insoweit noch für gegeben, als es sich um die Stellvertretung und um die §§ 54, 66 und 67 handelt[2]). Die RGewO. hat nun aber das Landesrecht nur insoweit aufrecht erhalten, als es sich um die Errichtung und Verlegung von Apotheken handelt; alle andern gewerblichen Verhältnisse der Apotheker richten sich nach Reichsrecht. Bezüglich der Stellvertretung ist bereits oben ausgeführt, daß die Normen über die Stellvertretung zu den Rechtssätzen über die Errichtung nicht gehören. Gewiß kann in der Konzession dem Beliehenen die Verpflichtung zur höchstpersönlichen Ausübung des Gewerbes, also die höchstpersönliche Betriebspflicht, auferlegt werden[3]). Aus der Konzession an sich folgt aber die höchstpersönliche Betriebspflicht nicht. Die Frage, ob die §§ 54, 66 und 67 noch gelten, ist nur von geringer praktischer Bedeutung. Nach § 54 ist die Errichtung einer Apotheke nur auf Grund einer Konzession des Oberpräsidenten zulässig, in welcher der Ort und das Grundstück, wo das Apothekengewerbe betrieben werden soll, bestimmt sein muß. Diese Bestimmung bezieht sich auf die Errichtung und ist deshalb

[1]) So v. Landmann Anm. 3c zu § 147.

[2]) Deichmann S. 4ff.

[3]) Vgl. RG. vom 9. Juli 1909, Medizinal-Archiv 1910 S. 220.

noch in Kraft, wobei darauf hingewiesen werden mag, daß die Kompetenz des Oberpräsidenten schon durch die Instruktion vom 31. Dezember 1825 begründet ist. Die §§ 66, 67 der preußischen GewO. dürften aber nicht mehr gelten, da sie vom Erlöschen der Konzession handeln. Nach § 66 kann bei Erteilung einer Apothekenkonzession vom Oberpräsidenten eine Frist gesetzt werden, binnen welcher bei Vermeidung des Erlöschens der Konzession der Gewerbebetrieb begonnen werden muß; ist eine solche Frist nicht gesetzt, so erlischt die Konzession, wenn der Gewerbebetrieb nicht binnen Jahresfrist begonnen ist. Nach § 67 erlischt jede Apothekenkonzession, wenn der Gewerbebetrieb 3 Jahre hindurch eingestellt ist. Die Bestimmungen über das Erlöschen der Konzession gehören nicht zu den Rechtssätzen über die Errichtung von Apotheken. Dabei ist hervorzuheben, daß nach allgemeinen Grundsätzen jede Konzession unter Bedingungen verliehen werden kann, und daß zu den Bedingungen der Konzession auch der Beginn des Gewerbebetriebes binnen bestimmter Frist gehören kann. Die Bestimmungen der §§ 66 und 67 passen auch nicht auf Apotheken. Die Medizinalbehörde wird, wenn sie einmal das Bedürfnis für die Errichtung einer Apotheke festgestellt und eine Konzession verliehen hat, nicht dulden können, daß der Apotheker während Jahresfrist seinen für das Publikum notwendigen Gewerbebetrieb nicht eröffnet oder gar drei Jahre hindurch seine Betriebspflicht nicht erfüllt, vielmehr den Apotheker durch die zulässigen Rechtsbehelfe zur Erfüllung seiner Betriebspflicht zwingen müssen.

Die Handhabung der Gesundheits- und Gewerbepolizei gebührt grundsätzlich, und insoweit die Gesetze nicht ein anderes bestimmen, der Ortspolizeibehörde. Die von dem Regierungspräsidenten an einen Apotheker erlassene Polizeiverfügung nach erfolgter Zwangsversteigerung seines Grundstücks, die Apothekenkonzession zurückzugeben, ist vom Oberverwaltungsgericht aufgehoben worden, weil sie von einer unzuständigen Behörde getroffen ist[1]). Es besteht auch kein beson-

---

[1]) OVG. vom 25. April 1912; Pharm. Ztg. 1912 Nr. 35.

deres Aufsichtsrecht des Regierungspräsidenten über die Apotheken; der Regierungspräsident kann vielmehr lediglich auf Grund der ihm zustehenden Landespolizeigewalt Maßnahmen gegen die Apotheker treffen[1]).

d) Die Realgewerbeberechtigungen und die Reichsgewerbeordnung.

Die Gewerbeordnung kennt Realgewerbeberechtigungen, zu denen die Apothekenprivilegien unstreitig gerechnet werden. Sie bestimmt über dieselben im § 10 Abs. 2:

> Realgewerbeberechtigungen dürfen fortan nicht mehr begründet werden,

und im § 48:

> Realgewerbeberechtigungen können auf jede nach den Vorschriften dieses Gesetzes zum Betriebe des Gewerbes befähigte Person in der Art übertragen werden, daß der Erwerber die Gewerbeberechtigung für eigene Rechnung ausüben darf.

Eine Begriffsbestimmung gibt sie nicht. Der Begriff der Realgewerbeberechtigung ist im deutschen Privatrecht streitig. Nach der einen Ansicht versteht man unter Realgewerbeberechtigung nur die an ein bestimmtes Grundstück geknüpfte Befugnis zur Ausübung eines Gewerbes; nach der anderen weitergehenden Ansicht sind Realgewerbeberechtigungen alle diejenigen, welche, ohne an einem bestimmten Grundstücke zu haften, vererblich und veräußerlich sind und den dinglichen Rechten gleich behandelt werden[2]). Im preußischen Recht werden die Rechte der ersteren Art subjektiv dingliche Rechte, die der letztern Art selbständige Gerechtigkeiten genannt; nach bayrischem Rechte werden die an ein Grundstück geknüpften Gewerberechte als radizierte, die übrigen als Realrechte im engeren Sinne bezeichnet. Die Gewerbeordnung versteht unter Realgewerbeberechtigungen beide Arten dieser Gewerbe-

---

[1]) OVG. vom 29. Juni 1898, Min.-Erlaß vom 21. Januar 1902, abgedruckt bei Böttger S. 237.

[2]) Vgl. die Literaturzusammenstellung bei v. Landmann Anm. 5 zu § 10.

rechte und hat alle diese Gewerberechte aufrechterhalten wollen. Aufrechterhalten sind aber auch diejenigen Gewerbeberechtigungen, welche mangels Eintragung in das Grundbuch dinglichen Charakter nicht haben, diesen aber auf Antrag der Berechtigten jederzeit erlangen können, also auch die in Preußen bestehenden sogen. ungebuchten selbständigen Gerechtigkeiten, die ihren dinglichen Charakter durch Art. 40 und 89 AG. BGB. verloren haben. Die Betrachtung der Apothekenprivilegien im einzelnen wird ergeben, daß nach preußischem Recht zu den Realgewerbeberechtigungen auch solche Gewerberechte gehören, welche dinglichen Charakter nicht haben, denselben aber jederzeit erlangen können[1]). Man wird deshalb den Begriff der Realgewerbeberechtigungen im Sinne der GewO. dahin bestimmen müssen, daß er alle Gewerberechte umfaßt, welche dinglichen Charakter haben oder denselben auf Antrag des Berechtigten jederzeit erlangen können. Ähnlich faßt v. Landmann diesen Begriff dahin, daß Realgewerbeberechtigungen im Sinne der GewO. alle diejenigen Gewerberechte sind, welchen nach dem betreffenden Partikularrecht ein dinglicher Charakter zukommt[2]).

Das Verbot der Neubegründung von Realgewerbeberechtigungen im § 10 der GewO. bezieht sich auf Apothekenbetriebsrechte nicht, weil die GewO. auf die Errichtung von Apotheken keine Anwendung findet; dagegen ist der § 48 der GewO. auch auf Apothekenbetriebsrechte anwendbar. Der § 48 enthält nun keinerlei zivilrechtliche Bestimmung über die Voraussetzungen der Veräußerlichkeit der realen Gewerberechte — diese richten sich vielmehr nach Landesrecht —, sondern lediglich eine gewerbepolizeiliche Beschränkung in der Ausübung erworbener Realrechte, schreibt also nicht vor, daß der Erwerber eines Realrechts zum Betriebe des Gewerbes befähigt sein müsse, verlangt vielmehr nur, daß derjenige, der ein Realrecht für eigene Rechnung persönlich ausüben

[1]) Vgl. unten S. 102.

[2]) v. Landmann Anm. 5 zu § 102.

will, die erforderliche Befähigung besitzen muß[1]). Die Frage, ob eine Verpachtung von Apothekenbetriebsrechten zulässig ist, ist daher aus § 48 der GewO. nicht zu entscheiden, da weder die zivilrechtliche Zulässigkeit der Verpachtung eines Realrechts noch auch die Entbehrlichkeit einer besonderen Pächterkonzession oder eines Pachterprivilegs aus § 48 gefolgert werden kann.

II. Die Rechtsgrundsätze des Privatrechts.

a) Der Rechtsbegriff der Privilegien.

Privilegien im Sinne der herrschenden Lehre des Zivilrechts sind Sonderberechtigungen, die auf besonderem Staatsakt beruhen. Während alle anderen Berechtigungen, mögen sie allgemeiner Natur sein oder das Sonderrecht eines Standes oder einzelner Personen regeln, sich aus einem Gesetze oder allgemeinen Rechtssatze herleiten lassen, beruhen die Privilegien auf einem besonderen Staatsakt, der diese Sonderberechtigung schafft und regelt. Das zuständige Staatsorgan ruft durch besonderen Staatsakt eine Sonderberechtigung ins Leben. Die Normierung der Sonderberechtigung durch die zuständige Staatsbehörde nennt man die Verleihung des Privilegiums; der Staatsakt selbst wird ebenfalls Privilegium genannt.

Privilegien sind hiernach nicht nur diejenigen Rechte, die der Verkehr als Privilegien bezeichnet, sondern alle durch besonderen Staatsakt verliehenen Sonderberechtigungen; man rechnet zu den Privilegien die staatlich verliehenen Eisenbahnkonzessionen, das Enteignungsrecht, die Verleihung des Adels und ähnliche Berechtigungen[2]). Vor dem Erlasse der Urhebergesetzgebung erlangten Verleger und Urheber das Urheberrecht nur durch Privilegium. Vor Erlaß der Städteordnungen schuf man städtische Verfassungen durch Privilegien. Für die Begründung von Aktiengesellschaften bedurfte es bis zur

[1]) So v. Landmann Anm. 2 zu § 48.

[2]) Vgl. Dernburg, Preuß. Privatrecht 5. Aufl. S. 41ff.

Aktiengesetzgebung eines Privilegiums; auch die juristische Persönlichkeit für Vereine wurde vor nicht langer Zeit vielfach durch Privileg verliehen.

Nach dieser Rechtslehre ist jedes Apothekenbetriebsrecht, also nicht nur das Apothekenprivileg, sondern auch die Apothekenkonzession, ein Privileg; denn es wird als Sonderberechtigung durch besondern Staatsakt verliehen, etwa wie die Eisenbahnkonzession. Das als Privileg bezeichnete private Recht gehört nach dieser Rechtslehre zu den wohl erworbenen Rechten und genießt den gleichen Rechtsschutz wie jedes andere private Recht. Es kann gegenüber jedem, der dieses Recht stört, gerichtlich geltend gemacht werden. Praktisch wird diese Frage bei Streitigkeiten über das Betriebsrecht mit den Verwaltungsbehörden. Der Inhaber eines Apothekenbetriebsrechts, nicht nur eines Apothekenprivilegs, kann im Rechtswege die Feststellung seines Rechts und Beseitigung störender Eingriffe verlangen. Die Klage ist beim Bestreiten seitens der Verwaltungsbehörden gegen den Staat zu richten, der durch diejenige Behörde vertreten wird, von der der störende Eingriff ausgegangen ist[1]). Bei Apothekenbetriebsrechten, die in das Grundbuch eingetragen sind, ist für derartige Klagen der dingliche Gerichtsstand gemäß § 24 der ZPO. ausschließlich gegeben[2]).

b) Auslegungsmaßregeln für die Privilegien, insbesondere das Ruhen der Privilegien.

Das Allgemeine Landrecht normiert die allgemeinen Rechtssätze von den Privilegien in den §§ 54ff. der Einleitung. Diese Bestimmungen sind nicht mehr in Geltung, sondern durch Art. 89 PrAG. BGB. aufgehoben. Gleichwohl sind sie noch gegenwärtig von Bedeutung, weil sie lediglich Auslegungsregeln enthalten, die zur Auslegung der im Privileg enthaltenen Berechtigungen auch jetzt noch herangezogen werden

[1]) Vgl. RG. Bd. 70 S. 371, Bd. 80 S. 19.

[2]) RG. Bd. 45 S. 387, Bd. 86 S. 272.

können; denn das Bürgerliche Gesetzbuch kennt Privilegien nicht und hat deshalb Auslegungsregeln für Privilegien nicht normiert[1]). Da aber durch Art. 74 des Einführungsgesetzes zum Bürgerlichen Gesetzbuch die bestehenden Realgewerbeberechtigungen ausdrücklich aufrechterhalten sind, fehlt es für sie an Auslegungsregeln, und man wird für ihre Auslegung zweckmäßig diejenigen Rechtsgrundsätze heranziehen, welche zur Zeit ihrer Entstehung oder doch zur Zeit der Entstehung derjenigen Rechtsnormen, auf Grund deren sie verliehen worden, in Geltung waren. Deshalb sollen die allgemeinen Bestimmungen des ALR. über Privilegien hier angeführt werden.

§ 54. Privilegien und verliehene Freiheiten müssen in zweifelhaften Fällen so erklärt werden, wie sie am wenigsten zum Nachteile des Dritten gereichen.

§ 55. Im übrigen sind die verliehenen Privilegien und Freiheiten so zu deuten, daß die wohltätige Absicht des Gebers dabei nicht verfehlt oder vereitelt werde.

§ 56. Privilegien und Freiheiten, welche durch einen lästigen Vertrag erworben worden, sind nach den Regeln der Verträge zu erklären und zu beurteilen.

§ 57. Außerdem sind alle dergleichen besonderen Gesetze und Verordnungen so zu erklären, wie sie mit den Vorschriften des gemeinen Rechts und dem Hauptendzwecke des Staats am nächsten übereinstimmen.

§ 58. Übrigens ist auf den eigentlichen Inhalt des Privilegs, im zweifelhaften Falle mehr als auf die darin angeführten Beweggründe der ersten Verleihung Rücksicht zu nehmen.

§ 63. Privilegien, welche einer bestimmten Person verliehen werden, erlöschen mit dem Abgange des Privilegierten.

§ 64. Dagegen gehen Rechte und Privilegien, welche der Sache ankleben, auf einen jeden Besitzer über, insofern die Gesetze oder die Verleihungsurkunden nicht ausdrücklich ein anderes besagen.

§ 65. Ist ein oder der andere Besitzer zur Ausübung des der Sache anlebenden Rechts unfähig, so ruht dieses Recht so lange, bis die rechtlichen Hindernisse wieder gehoben sind.

§ 66. Ist das Privilegium oder Recht auf die Person in Ver-

[1]) Vgl. Dernburg, Bürgerliches Recht 1902 S. 71ff.

bindung mit der Sache gerichtet, so erlischt dasselbe durch die Trennung des Besitzers und der Sache.

§ 67. Privilegien, welche nur auf eine bestimmte Zeit verliehen werden, erlöschen mit derselben Ablauf.

§ 68. Ist das Privilegium ausdrücklich nur unter einer festgesetzten Bedingung verliehen, so kann dasselbe ohne Erfüllung dieser Bedingung nicht ausgeübt werden.

§ 69. Auch Privilegien, welche zu einem bestimmten Endzweck gegeben sind, hören auf, wenn der Zweck gar nicht oder doch ferner nicht mehr erreicht werden kann.

§ 70. Privilegien, auch solche, die durch einen lästigen Vertrag erworben werden, kann der Staat, jedoch nur aus überwiegenden Gründen des gemeinen Wohls und nur gegen hinlängliche Entschädigung des Privilegierten, wieder aufheben.

§ 71. Die Entschädigung selbst kann nicht anders als durch Vertrag oder rechtliches Erkenntnis festgesetzt werden.

§ 72. Wer eines groben Mißbrauchs seines Privilegs, zum Schaden des Staats oder seiner Mitbürger, durch richterliches Erkenntnis schuldig befunden wird, der hat sein Recht verwirkt und kann keine Entschädigung dafür fordern

Die §§ 70 und 71 der Einleitung zum ALR. sind aufgehoben. Durch Art. 89 des Ausführungsgesetzes zum BGB. sind aber die §§ 74 und 75 der Einleitung aufrechterhalten, welche auch für Privilegien gelten und die Bestimmungen der §§ 70 und 71 als allgemeinen Rechtssatz für alle privaten Berechtigungen aufstellen.

§ 74. Einzelne Rechte und Vorteile der Mitglieder des Staats müssen den Rechten und Pflichten zur Beförderung des gemeinschaftlichen Wohls, wenn zwischen beiden ein wirklicher Widerspruch (Kollision) eintritt, nachstehen.

§ 75. Dagegen ist der Staat denjenigen, welcher seine besondern Rechte und Vorteile dem Wohle des Gemeinwesens aufzuopfern genötigt wird, zu entschädigen gehalten.

Die Bestimmung des § 65 ist für Apotheker näher ausgestaltet durch die §§ 3, 4 und 5 der rev. ApO. Danach kann eine privilegierte Apotheke auch von einem Nichtapotheker erworben werden, der sie ein Jahr hindurch durch einen qualifizierten Apotheker verwalten lassen darf, wobei die Jahresfrist von der Medizinalbehörde um 6 Monate verlängert werden kann. Die in der Verfügung des Justizministers vom 19. März 1840 (JMBl. 1840 S. 113) vertretene Ansicht, daß eine privilegierte Apotheke nur durch Erbgang, nicht auch unter Lebenden von einem Nichtapotheker erworben werden kann, ist unrichtig; sie wird durch die §§ 465, 466 ALR. II, 8 widerlegt (vgl. das Plenarpräjudiz des Obertribunals vom 29. November 1882, (Präj.-Sammlung Bd. II, S. 17). Fraglich ist, was aus dem Privileg wird, wenn der Nichtapotheker die privilegierte Apotheke entgegen der Vorschrift des § 3 der rev. ApO. nach Ablauf der 18 Monate nicht an einen qualifizierten Apotheker weiter veräußert. Verliert er das Privileg, oder ruht dasselbe nur so lange, bis es an einen qualifizierten Apotheker gelangt? Nach der Auslegungsregel des § 65 der Einleitung wird das letztere anzunehmen sein, der Nichtapotheker verliert nach Ablauf der 18 Monate das Recht zur Ausübung, aber nicht das Privileg selbst.

Das gleiche gilt, wenn ein Apotheker, der bereits eine Apotheke besitzt, eine zweite erwirbt; auch hier ruht das Betriebsrecht so lange, bis er eine der beiden Apotheken veräußert. Ob statt der Veräußerung auch die Verpachtung genügt, ist streitig, dürfte aber anzunehmen sein.

Die Bestimmung des § 66 war für die Verlegung von privilegierten Apotheken von Bedeutung, bei denen das Privileg nur für ein bestimmtes Grundstück verliehen war. Bei Verlegung einer solchen Apotheke ohne Genehmigung der zuständigen Behörden erlosch das Privileg, weil die einseitige Trennung die Verbindung zwischen Privileg und Grundstück aufhob. Da es seit dem Edikt vom 9. Oktober 1807 vom Grundstück untrennbare Gewerbeberechtigungen nicht mehr gibt, vielmehr auf Grund desselben jede mit dem Grundstücke verbundene Gewerbeberechtigung die Eigenschaft der Untrennbarkeit verloren hat, so hat § 66 Einl. keine Bedeutung mehr. Der Inhaber eines Privilegs wird zweckmäßig sein subjektiv dingliches Privileg in eine selbständige Gerechtigkeit umwandeln, wenn er die Apotheke verlegen will.

Ob § 72 Einl. gegenwärtig noch von Bedeutung, ist streitig. Nach § 72 Einl. ist die Entziehung des Privilegs wegen groben Mißbrauchs ohne Entschädigung zulässig. Mit Dernburg[1]) ist früher hier angenommen worden, daß diese Entziehung auch gegenwärtig noch bei denjenigen Privilegien zulässig ist, die vor dem Inkrafttreten des BGB. verliehen sind, da diese mit der Beschränkung aus § 72 Einl. erteilt sind. Deichmann[2]) wendet sich mit Recht gegen diese Ansicht, da der § 72 Einl. durch Art. 89 AG. BGB. aufgehoben ist, das BGB. die Entziehung eines Privatrechts wegen groben Mißbrauchs nicht kennt, und dieser Rechtszustand auch für früher begründete Rechte maßgebend ist; es kommt hinzu, daß nach der gegenwärtigen Organisation der Verwaltungsbehörden auch die Zulässigkeit des Rechtswegs über die Frage der Entziehung einer Gewerbeberechtigung wegen groben Mißbrauchs zweifelhaft ist.

Die §§ 74 und 75 der Einleitung geben dem Inhaber eines Apothekenbetriebsrechts einen Anspruch auf Entschädigung gegen den Staat, wenn das Betriebsrecht durch einen Verwaltungsakt entzogen oder beeinträchtigt wird.

Kapitel 4.

Die einzelnen Apothekenbetriebsrechte.

a) Die Apothekenprivilegien.

1. Begriff. Selbständige Gerechtigkeiten oder subjektiv dingliche Rechte.

Apothekenprivilegien sind veräußerliche und vererbliche Apothekenbetriebsrechte, deren Eintragung in das Grundbuch zulässig ist. Sie gehören zu den Realgewerbeberechtigungen, für welche nach Art. 74 EG. BGB. die landesgesetzlichen Vorschriften unberührt geblieben sind.

---

[1]) Dernburg, Bürgerliches Recht § 27 VII.

[2]) Deichmann S. 29.

Im Geltungsgebiete der rev. ApO. kann man sie als Berechtigungen bezeichnen, welche entweder selbständige Gerechtigkeiten sind oder doch jederzeit selbständige Gerechtigkeiten werden können; denn auch diejenigen Apothekenprivilegien, welche dem jedesmaligen Eigentümer eines Grundstücks verliehen, also mit dem Eigentum an einem Grundstück verbunden sind, die sogen. subjektiv-dinglichen Apothekenprivilegien können auf Antrag der Berechtigten jederzeit vom Grundstücke getrennt und zu selbständigen Gerechtigkeiten umgewandelt werden[1]). Das bestimmt der § 4 des Edikts vom 9. Oktober 1807:

> Die Besitzer an sich veräußerlicher städtischer und ländlicher Grundstücke und Güter aller Art sind nach erfolgter Anzeige bei der Landespolizeibehörde unter Vorbehalt der Rechte der Realgläubiger und Verkaufsberechtigten zur Trennung der Radikalien und Pertinenzien, so auch zur teilweisen Veräußerung, also auch die Miteigentümer zur Teilung derselben unter sich berechtigt,

und es wird noch bestätigt durch die §§ 32 und 33 des Gesetzes über die polizeilichen Verhältnisse der Gewerbe vom 7. September 1811:

> § 32. Ausschließliche vererbliche und veräußerliche Gewerbeberechtigungen in den Städten, die als solche in die Hypothekenbücher eingetragen sind, sollen in bezug auf § 17 des Edikts vom 2. November v. J. abgelöst und bis dies geschehen kann, verzinset werden.
>
> § 33. Auch die vormals auf städtischen Grundstücken unzertrennlich haftenden Gewerbeberechtigungen sind davon nicht ausgeschlossen, weil durch § 4 des Edikts vom 9. Oktober 1807 diese Unzertrennlichkeit bereits aufgehoben ist[2]).

---

[1]) So auch Deichmann S. 61. 62.

[2]) Die Entsch. RG. vom 27. Febr./19. April 1912 (Recht 1912 No. 1880) ist deshalb unzutreffend, weil durch die Buchung als selbständige Gerechtigkeit, wenn sie mit dem Willen des Berechtigten erfolgt, die Bestandteilseigenschaft aufgehoben wird und die Trennung vom Grundstücke erfolgt. Das R.G. nimmt an, daß durch die Buchung als selbständige Gerechtigkeit die Bestandteilseigenschaft nicht berührt wird. Das dürfte aber dem § 4 des Edikts vom 9. Oktober 1807 widersprechen.

2. Die Apothekenprivilegien als selbständige Gerechtigkeiten.

Der Begriff der selbständigen Gerechtigkeiten richtet sich nach Landesrecht, da er ausschließlich auf Berechtigungen Anwendung findet, für welche die Landesgesetzgebung aufrechterhalten ist. Nach gegenwärtig geltendem preußischem Rechte sind selbständige Gerechtigkeiten Berechtigungen, für welche die Anlegung eines Grundbuchblatts zulässig ist.

Die Begriffsbestimmung der selbständigen Gerechtigkeiten ist bereits in einem Kgl. Erlasse vom 4. Juli 1771 (veröffentlicht im Nov. corp. const. March. von 1771, S. 261 und 263ff.) enthalten. Über die Entstehung dieses Erlasses und das Wesen der selbständigen Gerechtigkeit enthält die Entscheidung des Reichsgerichts vom 22. Dezember 1903 Bd. 57 S. 32 folgendes:

In dem Berichte vom 24. Juni 1771, der aus Anlaß gewisser Anordnungen über die Führung der Hypothekenbücher erstattet wurde, beantragte das Stadtgericht, ein Hypotheken- oder gerichtliches Konsensbuch wegen besonderer Privilegiorum civicorum als 1. Barbier- und Badergerechtigkeiten, 2. Buchdruckereien, 3. Apothekerprivilegien, 4. Fischerstellen und Gerechtigkeiten beizubehalten. Zur Rechtfertigung dieses Antrages führte das Stadtgericht aus: Diese Arten der Privilegien hätten seit undenklichen Zeiten ihre fixierte Anzahl und vorgeschriebene Art, wo sie exerziert werden könnten. Sie würden bei Sterbefällen und in Konkursen jederzeit gleich Immobilien tax- und subhastiert, und es verlangten diejenigen, die Gelder darauf liehen, nichts mehr, als der Priorität versichert zu sein. Diese Gerechtigkeiten hätten auch einen erheblichen Wert; eine Fischereigerechtigkeit, so in einer Verkaufsstelle auf den Märkten und der Befugnis, auf der Spree zu fischen, bestehe, falle nicht unter den Preis von 400—500 Talern. In dem darauf ergangenen Allerhöchsten Erlasse vom 4. Juli 1771 heißt es: Nachdem berichtet sei, daß es mit den oben bezeichneten Gerechtigkeiten die Bewandtnis habe, daß sie nicht auf gewissen Häusern hafteten, hingegen ihre Anzahl fixiert und sie gleich Immobilien alieniert werden könnten und bei Sterbefällen und in Konkursen taxiert und subhastiert würden, werde genehmigt, daß ein besonderes Hypothekenbuch nach Art der für Immobilien angelegt und sie dort eingetragen würden.

Die §§ 14 und 15 der preußischen Hypothekenordnung vom 20. Dezember 1783 bestimmen sodann:

§ 14. Ebenso sind Gerechtigkeiten, welche nicht gewissen Grundstücken ankleben, sondern für sich selbst bestehen, einen eigenen Wert haben, auch ohne den Besitz eines Grundstücks ausgeübt, folglich auch für sich allein veräußert und verpfändet werden können, unter besonderen Nummern im Hypothekenbuch einzutragen.

§ 15. Wenn in einem Orte mehrere dergleichen Gerechtigkeiten, z. B. Barbier- und Badstuben, privilegierte Kramläden, Apotheken, Buchdruckerein usw. vorkommen, so muß darüber ein eigenes Hypothekenbuch unter besonders fortlaufenden Nummern angelegt werden.

und der § 395 ALR. I, 20 wiederholt diese Gesetzesbestimmung:

§ 395. Dagegen müssen Gerechtigkeiten, die für sich selbst bestehen und auch ohne den Besitz eines Grundstücks ausgeübt werden können, in das Hypothekenbuch in besondere Tabellen eingetragen werden.

Es gehört also zum Wesen der selbständigen Gerechtigkeiten, die schon vor 1771 ein besonderes Blatt im Hypothekenbuch erhielten und damals schon seit undenklichen Zeiten bestanden, nach diesen gesetzlichen Vorschriften:

1. daß sie nicht gewissen Grundstücken ankleben, sondern für sich selbst bestehen,
2. daß sie für sich allein veräußert und verpfändet werden können;
3. daß sie einen eigenen Wert haben.

Es handelt sich hiernach um Berechtigungen, welche, obwohl an kein bestimmtes Grundstück gebunden, doch wie Grundstücke behandelt werden, welche aber auch ferner an keine bestimmte Person gebunden sind, sondern wie Grundstücke unabhängig von dem jeweils Berechtigten eine selbständige und dauernde Existenz führen. Daß sie veräußerlich, vererblich und verpfändbar sind, folgt aus ihrer grundstücksgleichen Behandlung. Daß sie im Rechtsverkehr einen erheblichen Wert hatten und den Charakter der Dauer in sich trugen, war die Voraussetzung ihrer Entstehung.

Für derartige Berechtigungen war bestimmt, daß sie von Amts wegen unter besonderer Nummer in das Hypothekenbuch eingetragen werden sollten.

Nach preußischem Recht hatten die selbständigen Gerechtigkeiten die Eigenschaft einer unbeweglichen Sache im Sinne der §§ 8, 9 des ALR. I, 2:

§ 8. Wenn aber die Befugnis zur Ausübung eines Rechts mit dem Besitze einer unbeweglichen Sache verbunden ist, so ist das Recht selbst als eine unbewegliche Sache anzusehen.

§ 9. Außerdem hat ein Recht die Eigenschaft einer unbeweglichen Sache nur alsdann, wenn ihm dieselbe durch besondere Gesetze ausdrücklich beigelegt worden.

Ein Recht hatte also nach preußischem Landrecht die Eigenschaft einer unbeweglichen Sache, sogen. Immobiliarcharakter nur, wenn ihm dieser Immobiliarcharakter durch besondere Gesetze ausdrücklich beigelegt war. Diese besonderen Gesetze sind für die selbständigen Gerechtigkeiten, wenn man nicht schon das in dem Berichte vom 24. Juni 1771 bezeugte Gewohnheitsrecht für ausreichend ansehen will, der vorerwähnte Kgl. Erlaß vom 4. Juli 1771 und die §§ 14, 15 der Hypothekenordnung in Verbindung mit § 395 ALR. I, 20; denn durch diese Gesetze ist die Eintragung der selbständigen Gerechtigkeiten in das Hypothekenbuch unter besonderer Nummer bestimmt, da aber nur unbewegliche Sachen ein Blatt im Hypothekenbuch erhielten, war durch die Anordnung der Buchung den selbständigen Gerechtigkeiten die Eigenschaft einer unbeweglichen Sache ausdrücklich verliehen. Vgl. RG. Bd. 57, S. 35. Kammergericht vom 23. Januar 1907 Johow Bd. 34 A, S. 219 und die dort angeführte Literatur.

Deichmann sieht in den zitierten Gesetzen die ausdrückliche Verleihung des Immobiliarcharakters noch nicht, ist aber der Ansicht, daß diese Gesetze den Immobiliarcharakter bereits als bestehenden Rechtszustand unterstellen[1]).

Den Immobiliarcharakter hatten alle selbständigen Gerechtigkeiten, gleichgültig, ob sie ein Blatt im Hypothekenbuch erhalten hatten oder nicht, gleichgültig, ob sie überhaupt im Hypothekenbuche eingetragen waren oder gar nicht gebucht

[1]) Vgl. Deichmann S. 44.

waren. Die Eintragung in das Hypothekenbuch hatte von Amts wegen zu erfolgen; die Tatsache der Eintragung oder Nichteintragung hatte für den Immobiliarcharakter keine Bedeutung; so auch die Verfügung des Finanzministers vom 18. Februar 1825:

Verf. des Finanzministers vom 18. Februar 1825 (v. Klewitz).

Wenngleich das Allgemeine Landrecht §§ 12 und 13 Tit. 22 Tl. I unter Grundgerechtigkeiten allerdings die Realservituten versteht, so ist es dem Finanzminister doch nicht zweifelhaft, daß der Stempeltarif darunter solche Realberechtigungen und Gerechtigkeiten verstanden wissen will, welche nach den §§ 14 ff. Tit. I der Hypothekenordnung unter besonderen Nummern im Hypothekenbuche eingetragen werden können und daher allerdings Gegenstand des Kaufvertrages sein können, während die Abtretung von Rechten, also auch von Servituten, nur als Zession zu betrachten ist. Die Apothekerberechtigungen haben übrigens durch die neue Gesetzgebung zwar insoweit ihre Exklusivität verloren, daß die Anlegung neuer Apotheken, wenn dieselbe nach medizinisch-polizeilichen Gründen gerechtfertigt erscheint, durch die Privilegien der schon vorhandenen Apotheken nicht verhindert werden kann; dagegen ist denjenigen Apothekerberechtigungen, die früher schon wirkliche Realgerechtigkeiten gewesen sind, diese ihre Eigenschaft durch die Gesetzgebung keineswegs entzogen worden. Solche Apothekenberechtigungen können also noch gegenwärtig, für sich bestehend, Gegenstand eines besondern Kaufgeschäfts sein, müssen aber in diesem Falle wie eine Immobile angesehen und beim Verkaufe mit einer Stempelsteuer von ein Prozent belegt werden. Es muß daher auch von der nach Anzeige der Königlichen Regierung vom ... zu N. für 15 000 Taler verkauften Apothekergerechtigkeit dieser Wertstempel entrichtet werden[1]).

Dieser Rechtszustand ist durch das preußische AG. zum BGB. geändert. Durch Art. 89 des AG. BGB. ist der § 9 ALR. I, 2 aufgehoben, da er dort nicht als weiter geltend aufgeführt ist; es gibt also Rechte, die die Eigenschaft einer unbeweglichen Sache haben, nach preußischem Recht nicht mehr; andererseits bestimmt Art. 40 AG. zum BGB.:

---

[1]) Zitiert aus Eulenburg, Apothekerwesen S. 42.

Für Gerechtigkeiten, die nach den bisherigen Gesetzen in Ansehung der Eintragung in die gerichtlichen Bücher und der Verpfändung den Grundstücken gleichstehen (selbständige Gerechtigkeiten), gelten die sich auf Grundstücke beziehenden Vorschriften des Bürgerlichen Gesetzbuchs, wenn die Gerechtigkeit ein Grundbuchblatt erhalten hat.

Unter der gleichen Voraussetzung finden die für den Erwerb des Eigentums und die Ansprüche aus dem Eigentum an Grundstücken geltenden Vorschriften auf eine solche Gerechtigkeit entsprechende Anwendung.

Hiernach finden auf selbständige Gerechtigkeiten die sich auf Grundstücke beziehenden Vorschriften des BGB. nur Anwendung, wenn sie ein Grundbuchblatt erhalten haben, sonst nicht. Auf diejenigen selbständigen Gerechtigkeiten, welche ein Grundbuchblatt nicht erhalten haben, finden die Vorschriften des Liegenschaftsrechts des BGB. keine Anwendung; diese gelten deshalb gegenwärtig nicht mehr als grundstücksgleiche Rechte, folgen vielmehr den Rechtssätzen über persönliche Rechte[1]), während gegenwärtig nur die gebuchten selbständigen Gerechtigkeiten Immobiliarcharakter haben, vgl. RG. vom 1. November 1910 Bd. 74, S. 318. Das Kammergericht ist in einer Entscheidung vom 24. September 1909 Bd. 39, B 94 anderer Ansicht. Es führt S. 97 aus:

Solange die Gerechtigkeit kein Blatt erhalten hat, sind für sie, insbesondere für ihre Übertragung, Belastung und Aufhebung die landrechtlichen Vorschriften maßgebend, die sich auf die zum unbeweglichen Vermögen gehörenden Rechte beziehen; denn die Immobiliarqualität als solche ist durch Artikel 40 den selbständigen Gerechtigkeiten nicht genommen, ebensowenig wie durch § 69 des preußischen Eigentumserwerbsgesetzes. Nur die Anwendung der Vorschriften des BGB. ist von der Eintragung abhängig, die Übertragung der Gerechtigkeit sowohl wie ihre Neubegründung erfolgt daher durch Kauf oder einen andern schuldrechtlichen Vertrag und Übergabe.

Diese Entscheidung dürfte die Aufhebung des § 9 ALG. I, 2 durch das preußische AG. zum BGB. nicht genügend berücksichtigen, aus der folgt, daß der Immobiliarcharakter

[1]) So auch RG. vom 22. April 1910 bei Gruchot Bd. 54 S. 958 ff.

eines Rechts, das nach früherem Rechte einen solchen Charakter besaß, seit Einführung des BGB. aufgehoben ist; der Immobiliarcharakter dürfte gegenwärtig nur aus Art. 40 AG. BGB. herzuleiten sein, nach dem auch Rechte, die bis zur Einführung des BGB. Immobiliarcharakter hatten, diesen nur dann bewahren, wenn sie gebucht sind.

In der Literatur teilen Güthe[1]) und Hummel)-Specht[2]) die Ansicht des Kammergerichts, während die Ansicht des Reichsgerichts vertreten wird von Crusen-Müller, Preuß. AG. BGB., S. 347, Turnau-Förster, Liegenschaftsrecht 3. Aufl. Bd. I, S. 546, Oberneck, Reichsgrundbuchrecht Bd. I, S. 631.

I. Die Anlegung des Grundbuchs.

a) Antragsprinzip.

Nach dem bereits zitierten § 395 ALR. I, 20 und § 14 Titel 1 der Hypothekenordnung mußte die Eintragung der selbständigen Gerechtigkeiten in das Hypothekenbuch von Amts wegen erfolgen; gleichwohl ist die Eintragung zumal von Apothekenprivilegien sehr häufig unterblieben.

Schon die Grundbuchgesetzgebung von 1872, durch welche die Hypothekenordnung aufgehoben ist, setzte an die Stelle des Amtsbetriebs den Antrag des Berechtigten. Seit Inkrafttretens dieser Gesetzgebung, also seit dem 1. Oktober 1872 war für selbständige Gerechtigkeiten ein Grundbuchblatt nur auf Antrag anzulegen[3]). Der § 69 des Eigentumserwerbsgesetzes vom 5. Mai 1872 schrieb vor:

> Wenn für selbständige Gerechtigkeiten Grundbuchblätter eingerichtet sind, so wird die Veräußerung und der Erwerb des Eigentums an ihnen, ihre Belastung und Verpfändung, nach den Vorschriften dieses Gesetzes beurteilt.

und der § 3 der Grundbuchordnung vom 5. Mai 1872 ergänzte diese Bestimmung dahin:

---

[1]) Vgl. Güthe, Kommentar zum Liegenschaftsrecht S. 1382 Anm. 53.
[2]) Hummel-Specht, Preuß. Stempelgesetz S. 773.
[3]) Vgl. Achilles Anm. 2 zu § 3 der Grundbuchordnung.

Die für Grundstücke gegebenen Vorschriften dieses Gesetzes gelten auch für Bergwerke und Gerechtigkeiten, sofern nicht ein anderes ausdrücklich bestimmt ist.

(Für das Geltungsgebiet der rev. ApO. bestanden solche Sondervorschriften nicht,) während der § 134 derselben Grundbuchordnung in dem Geltungsgebiete der rev. ApO. das Antragsprinzip allgemein für neu anzulegende Grundbuchblätter einführte.

Auch das gegenwärtig geltende Recht hat an dem Antragsprinzip im allgemeinen festgehalten. Die Buchung der selbständigen Gerechtigkeiten richtet sich, wie diese selbst, nach Landesrecht. Die Art. 22 und 27 des preußischen AG. zur Reichsgrundbuchordnung enthalten bezüglich der selbständigen Gerechtigkeiten folgende Bestimmung:

Art. 22. Die sich auf Grundstücke beziehenden Vorschriften der Grundbuchordnung und dieses Gesetzes finden, soweit nicht ein anderes bestimmt ist, auf Bergwerke, selbständige Kohlenabbau-Gerechtigkeiten und andere selbständige Gerechtigkeiten entsprechende Anwendung.

Art. 27. Auf die Anlegung eines Grundbuchblatts für eine selbständige Kohlenabbau-Gerechtigkeit finden die für das Erbbaurecht geltenden Vorschriften des § 7 der Grundbuchordnung entsprechende Anwendung.

Für andere selbständige Gerechtigkeiten wird ein Grundbuchblatt nur auf Antrag des Berechtigten angelegt, soweit sich nicht aus den für die Anlegung der Grundbücher geltenden Vorschriften ein anderes ergibt.

Der § 7 der Reichsgrundbuchordnung, auf welche hier Bezug genommen wird, lautet:

Ist auf dem Blatte eines Grundstücks ein Erbbaurecht eingetragen, so ist auf Antrag für dieses Recht ein besonderes Grundbuchblatt anzulegen. Die Anlegung erfolgt von Amts wegen, wenn das Recht veräußert oder belastet werden soll.

Die Anlegung wird auf dem Blatte des Grundstücks vermerkt.

Hiernach erhält ein Apothekenprivileg, welches eine selbständige Gerechtigkeit ist, sofern es ein Grundbuchblatt bisher nicht erhalten hat, ein solches nur auf Antrag des Berechtigten; es sei denn, daß sich aus den für die Anlegung von Grundbüchern geltenden Vorschriften ein anderes ergibt. Solche abweichenden Bestimmungen bestehen für einzelne Landesteile, z. B. für Frankfurt, die früher Großherzoglich Hessischen und Landgräflich Hessischen Gebietsteile von Hessen-Nassau (§§ 25, 26 des Gesetzes vom 19. August 1895) und für das vormalige Herzogtum Nassau (Verordnung vom 11. Dezember 1899 Art. 2). In diesen Landesteilen ist für die selbständige Gerechtigkeit ein Grundbuchblatt von Amts wegen anzulegen, während in allen übrigen Teilen Preußens, vornehmlich also im Geltungsgebiete der rev. ApO. die Anlegung des Grundbuchblatts nur auf Antrag erfolgt.

b) Wann gilt das Grundbuchblatt für die selbständige Gerechtigkeit als angelegt?

Das Grundbuchblatt für die selbständige Gerechtigkeit wird in der Regel derart angelegt, daß diese wie ein Grundstück ein besonderes Blatt im Grundbuche erhält. Es finden aber die Bestimmungen des § 890 BGB. und §§ 4 und 5 der Grundbuchordnung auch auf selbständige Gerechtigkeiten Anwendung.

§ 890 BGB:

Mehrere Grundstücke können dadurch zu einem Grundstücke vereinigt werden, daß der Eigentümer sie als ein Grundstück in das Grundbuch eintragen läßt.

Ein Grundstück kann dadurch zum Bestandteil eines anderen Grundstücks gemacht werden, daß der Eigentümer es diesem im Grundbuche zuschreiben läßt.

§ 4 der Grundbuchordnung:

Über mehrere Grundstücke desselben Eigentümers, die im Bezirke desselben Grundbuchamts belegen sind, kann ein gemeinschaftliches Grundbuchblatt geführt werden, solange hiervon Verwirrung nicht zu besorgen ist.

§ 5 der Grundbuchordnung:

Ein Grundstück soll nur dann einem anderen Grundstück als

Bestandteil zugeschrieben oder mit ihm vereinigt werden, wenn hiervon Verwirrung nicht zu besorgen ist.

Es kann hiernach sowohl eine Vereinigung eines Apothekenprivilegs mit einem Apothekengrundstück zu einer Einheit erfolgen als auch das Privileg dem Grundstücke und umgekehrt das Grundstück dem Privileg als Bestandteil zugeschrieben werden.

Bei der Vereinheitlichung von Privileg und Grundstück würde ein ähnliches Rechtsgebilde wie z. B. die Bahneinheit entstehen. Die Vereinheitlichung erfolgt auf Antrag des Eigentümers und geschieht in der Regel in der Weise, daß die beiden Grundbuchblätter für Privileg und Grundstück geschlossen und an deren Stelle ein neues Grundbuchblatt für Privileg und Grundstück als Einheit angelegt wird, wie dies übrigens vor Einführung der Grundbuchgesetzgebung von 1872 auch bei Apothekenprivilegien, die sich als selbständige Gerechtigkeiten charakterisieren, nicht selten der Fall war; die Vereinheitlichung kann aber auch durch Vermerke auf dem Grundbuchblatt, sei es des Privilegs, sei es des Grundstücks, oder wenn beide gemeinschaftlich gebucht sind, auf dem gemeinschaftlichen Blatte erfolgen. Es handelt sich aber immer um eine Buchung auf dem Titelblatte in dem Verzeichnisse der Grundstücke. Durch die Vereinigung zu einer Einheit werden Privileg und Grundstück Bestandteil eines neuen Ganzen, das man vielleicht Apothekeneinheit nennen könnte; es wird aber nicht eins Bestandteil des andern.

Güthe[1]) hält die Vereinigung von Grundstücken und grundstücksgleichen Rechten für unzulässig, weil es sich um zwei verschiedenartige Gegenstände handelt, deren Zusammenfassung zu einer höheren Einheit sich von selbst verbietet, mit ihm Fuchs § 1012, Anm. 5b; demgegenüber ist für die Apothekenprivilegien anzuführen, daß gerade durch ihre Vereinigung mit dem Apothekengrundstück ihre wirtschaftliche Zusammengehörigkeit auch rechtlich zum Ausdruck kommt, daß

[1]) Güthe, Anm. 5 zu § 5, S. 105.

diese Einheit tatsächlich besteht, da der Inhaber eines Privilegs dieses auf die Dauer berechnete Recht dauernd in einem und demselben Grundstücke auszuüben pflegt, und daß der § 890 BGB. die Vereinigung zu einer höheren Einheit nicht voraussetzt. Die gegenteilige Meinung ist denn auch die herrschende, vgl. den Kommentar der Reichsgerichtsräte Anm. 1 zu § 890 BGB. und die bei Güthe Anm. 5 zu § 5 der Grundbuchordnung aufgeführte Literatur.

Die Zuschreibung der selbständigen Gerechtigkeit zu einem Grundstück als Bestandteil und umgekehrt eines Grundstücks zu einer selbständigen Gerechtigkeit als deren Bestandteil wird allgemein für zulässig gehalten. Auch hier ist Voraussetzung der Vereinigung und der Zuschreibung als Bestandteil, daß nach Ansicht des Grundbuchamts aus dieser Buchung Verwirrung nicht zu besorgen ist.

Auch die Buchung als Bestandteil erfolgt auf dem Titelblatt im Verzeichnis der Grundstücke; es fragt sich, ob die Buchung auch im Verzeichnisse der mit dem Grundstücke verbundenen Rechte erfolgen kann, und ob auch bei solcher Buchung das Grundbuch im Sinne des Art. 40 AG. BGB. als angelegt gilt. Man wird die Frage bejahen müssen. Das Verzeichnis der mit dem Grundstück verbundenen Rechte ist die Stelle, an der die subjektiv-dinglichen Rechte gebucht werden[1]), die ebenfalls unwesentliche Bestandteile sind und die nach Art. 4 des Edikts vom 9. Oktober 1807 auf Antrag der Berechtigten jederzeit in selbständige Gerechtigkeiten umgewandelt werden können. Man wird deshalb die selbständige Gerechtigkeit als gebucht ansehen müssen, selbst wenn sie an dieser, an sich für die Buchung solcher Gerechtigkeit nicht bestimmter Stelle steht.

Weder durch die Vereinigung mit einem Grundstück, noch durch die gemeinschaftliche Buchung auf einem Blatte wird an der rechtlichen Natur der selbständigen Gerechtigkeit etwas geändert. Diese Vorgänge haben nur Bedeutung für die Belastung und die Hypothekenhaftung. Insbesondere ent-

[1]) Vgl. Entscheidung des Kammergerichts vom 9. März 1903 RJA. Bd. 7 S. 191 und vom 23. Januar 1907 Johow Bd. 34 S. 223.

steht durch die Zuschreibung zu einem Grundstücke kein subjektiv-dingliches Recht; denn es handelt sich immer nur um unwesentliche Bestandteile, die jederzeit ihre Selbständigkeit wieder erlangen können. So mit ausführlicher Begründung Deichmann S. 50ff. Eine andere Meinung vertrat früher das Oberverwaltungsgericht[1]), das die auf demselben Blatte gebuchten Apothekenprivilegien stets als subjektiv-dinglich ansah; in neuerer Zeit ist diese Ansicht aufgegeben.

c) Wird durch die Anlegung des Grundbuchs die Entstehung der selbständigen Gerechtigkeit bewiesen?

Die Entstehung der selbständigen Gerechtigkeit wird durch ihre Eintragung in das Grundbuch nicht bewiesen. So wenig durch das Grundbuch die Existenz eines Grundstücks erwiesen wird, ebensowenig wird die Existenz einer selbständigen Gerechtigkeit dadurch bewiesen, daß sie ein besonderes Grundbuchblatt erhalten oder sonst im Grundbuche vermerkt ist. Die Eintragung stellt nicht den Akt der Begründung der selbständigen Gerechtigkeit dar, sondern setzt deren außerhalb des Hypotheken- oder Grundbuchs erfolgte Entstehung, also ihre bereits vorhandene Existenz voraus (so fast wörtlich RG. vom 22. Dezember 1903 Bd. 57, S. 38, vgl. auch KG. vom 22. Januar 1907, Johow Bd. 34, S. 223).

Der Grundbuchrichter darf allerdings die Eintragung der selbständigen Gerechtigkeit nur anordnen, wenn ihm deren Bestehen nachgewiesen wird. Die Buchung ergibt für deren Existenz also nur, daß der Grundbuchrichter den Nachweis der Entstehung als geführt angesehen hat. Ein Aufgebotsverfahren zum Zwecke der Anlegung eines Grundbuchblatts für selbständige Gerechtigkeiten kennt das Gesetz nicht; auch finden die Vorschriften des § 15ff. JMB. vom 13. November 1899

[1]) Vgl. die Entscheidungen des OVG. Bd. 43 S. 49 und Bd. 54 S. 24. Wie hier jetzt OVG. vom 6. Juni 1910 in der Apothekerzeitung 1910 Nr. 88 S. 864 u. OVG. vom 30. März 1911 in Sachen Sch. c/a den Kreisausschuß zu Johannisburg.

nur auf Grundstücke, nicht auch auf selbständige Gerechtigkeiten Anwendung[1]).

Auf die existente und gebuchte selbständige Gerechtigkeit finden die Bestimmungen der §§ 891, 892 des BGB. über den guten Glauben des Grundbuchs Anwendung.

Die Existenz eines Apothekenprivilegs wird durch den Staatsakt bewiesen, der ebenfalls Privileg genannt wird; sie kann im früheren Geltungsgebiete des gemeinen Rechts auch durch unvordenkliche Verjährung bewiesen werden. Dazu ist erforderlich, daß die Ausübung, also der Betrieb der Apotheke während unvordenklicher Zeit stattgefunden hat, ohne daß ihr während dieser ganzen Zeit von den damals zuständigen Behörden irgendein Hindernis in den Weg gelegt ist, auch keine auf eine bloß persönliche Betriebsberechtigung hindeutende Konzession von dem jeweils Ausübenden nachgesucht oder erteilt ist. Die Ausübung muß auch in dem Bewußtsein erfolgen, daß sie in Wahrnehmung eines Rechts[2]) geschieht (so wörtlich RG. vom 4. Februar 1905, Jur. Wochenschr. 1905 S. 218 für das gemeine Recht). Wenn das Reichsgericht vom Erwerb eines Apothekenprivilegs durch unordentliche Verjährung spricht, so dürfte das ungenau sein. Der Erwerb eines Privilegs erfolgt begrifflich durch Verleihung eines solchen; nur der Beweis rechtsgültiger Verleihung wird durch unvordenkliche Verjährung ersetzt.

In ähnlicher Weise ist der Erwerb eines Privilegs durch gewöhnliche oder ungewöhnliche Verjährung zu beurteilen. Auch hier handelt es sich um Ersatz für den Nachweis, wenngleich die Verjährung nach ALR. als Erwerbsakt gilt. Vgl. §§ 625ff. ALR. I, 9[3]); die ungewöhnliche Verjährung von 44 Jahren kommt gegen den Fiskus, die gewöhnliche von 30 Jahren gegen die Stadtgemeinden in Betracht, die das Recht zur Privilegienverleihung hatten. Wenn Verjährung den Nach-

---

[1]) So KG. vom 22. Januar 1907, Johow Bd. 34 S. 223.

[2]) Vgl. auch OLG. Naumburg vom 21. Juni 1906 in der Pharm. Ztg. 1907 Nr. 10 u. RG. vom 19. Juni 1912 im Recht 1912 Nr. 2991.

[3]) Vgl. Förster-Eccius § 46 S. 221.

weis der Verleihung ersetzen soll, muß sie schon bis zum 2. November 1810 vollendet gewesen sein, da nach dem Erlasse des Gewerbeedikts vom 2. November 1810 Apothekenprivilegien nicht mehr erteilt werden durften, und deshalb der Erwerb eines damals nicht mehr zulässigen Rechts nicht mehr erfolgen konnte; denn der Erwerb oder der Ersatz des Nachweises (die verstärkte Rechtsvermutung) entsteht erst mit Ablauf der Verjährungsfrist[1]).

Für das preußische Recht kommen auch die Bestimmungen über das Normaljahr in Betracht. Über das Normaljahr bestimmt § 641 ALR. I, 9:

> Der vollständige ruhige Besitz einer Sache oder eines Rechts im Jahre 1740 schützt den Besitzer in allen Fällen gegen Ansprüche des Fiskus.

Für die Landesteile des westpreußischen Provinzialrechts ist als Normaljahr (annus decretorius) das Jahr 1797, für die Rheinprovinz ein Normaltag (dies decretorius), nämlich der 1. Januar 1815 hinzugekommen. Der Beweis der Entstehung des Apothekenprivilegs gilt als geführt, wenn dessen ruhiger Besitz im Normaljahr nachgewiesen werden kann. Der Nachweis eines Titels und des guten Glaubens ist nicht erforderlich; dagegen gilt dieser Beweis des ruhigen Besitzes im Normaljahr nur gegenüber dem Fiskus, nicht auch gegenüber anderen Personen[2]).

d) Schließung des Grundbuchs. Verzicht auf das Eigentum.

Wird die selbständige Gerechtigkeit aufgehoben, so ist das Grundbuch zu schließen. Die Aufhebung vollzieht sich wie die Entstehung außerhalb des Grundbuchs, analog dem Untergang von Grundstücken.

Der Berechtigte kann, da die Buchung nur auf seinen

---

[1]) So auch Deichmann S. 28; vgl. OVG. vom 19. November 1908 in der Apotheker-Ztg. 1909 Nr. 22 S. 196.

[2]) Vgl. Dernburg, Preuß. Privatrecht I, S. 402ff.

Antrag erfolgt, auch die Schließung des Grundbuchblatts mit der Wirkung beantragen, daß die selbständige Gerechtigkeit als ungebucht weiter besteht[1]). Zur Schließung des Grundbuchblatts ist ebenso wie zur Aufhebung die Zustimmung der nach § 976 Satz 1 BGB. Berechtigten, also aller derjenigen erforderlich, welche Rechte an der selbständigen Gerechtigkeit erworben haben (vgl. § 22 der Allgemeinen Verfügung vom 20. November 1899 zur Ausführung der Grundbuchordnung JMBl. 1899 349, wo die selbständigen Berechtigungen ausdrücklich erwähnt sind). Hier handelt es sich aber nur um den Fall, wo die Buchung überhaupt aufhört, nicht aber um die gemäß § 890 BGB. zulässigen Fälle, wo die Vereinigung oder die Buchung als Bestandteil, also nur eine andere Art der Buchung erfolgen soll.

Der Eigentümer einer selbständigen Gerechtigkeit kann auch gemäß § 928 BGB. auf das Eigentum an der selbständigen Gerechtigkeit verzichten; dadurch wird die selbständige Gerechtigkeit herrenlos und der Fiskus aneignungsberechtigt. Die Rechte der Realberechtigten werden durch den Verzicht auf das Eigentum an der selbständigen Gerechtigkeit nicht berührt, diese besteht vielmehr trotz des Verzichts weiter fort.

II. Rechtsverhältnisse der als selbständige Gerechtigkeiten gebuchten Apothekenprivilegien.

Die als selbständige Gerechtigkeiten gebuchten Apothekenprivilegien gelten als grundstücksgleiche Rechte und folgen dem Liegenschaftsrechte des BGB. Ihr Erwerb, Veräußerung und Verpfändung richtet sich nach den Vorschriften über Grundstücke; auch der Vertrag, durch den sich jemand zur Übertragung des Eigentums an einer solchen selbständigen Gerechtigkeit verpflichtet, bedarf der Form des § 313 BGB. Eine gebuchte selbständige Gerechtigkeit wird also im Falle der Veräußerung durch Auflassung erworben, ihre Verpfändung erfolgt durch Bestellung einer Hypothek, Grundschuld oder Rentenschuld. Auch die Bestellung eines Nießbrauchs an ihr

---

[1]) So auch Deichmann S. 48.

ist wie bei Grundstücken zulässig; die Verpachtung richtet sich nach den Bestimmungen über Grundstücke, bedarf also der Schriftform, wenn das Pachtverhältnis länger als ein Jahr dauern soll. Die Veräußerung und Verpfändung ist endlich auch zugunsten einer nicht qualifizierten Person zulässig. Auch die Bestellung einer Grundgerechtigkeit zugunsten der selbständigen Gerechtigkeit muß als zulässig angesehen werden; das ist für Apothekenprivilegien um deshalb wesentlich, weil sich der jedesmalige Eigentümer des Privilegs dadurch ein dauerndes Nutzungsrecht an einem Apothekengrundstücke sichern kann, falls er nicht Eigentümer eines Apothekengrundstücks ist oder dasselbe ohne das Privileg veräußern will. Zugunsten des Privilegs kann eine Grundgerechtigkeit an einem Apothekengrundstücke dahin bestellt werden, daß der jedesmalige Eigentümer des Privilegs berechtigt ist, die in dem Grundstücke für den Apothekenbetrieb eingerichteten Räume zu nutzen.

Die Zwangsvollstreckung in eine selbständige Gerechtigkeit erfolgt nach § 864 und Art. 22 AG. zum ZVG. durch Zwangsversteigerung, Zwangsverwaltung und Eintragung einer Sicherungshypothek, ebenfalls wie bei Grundstücken. Bei der Zwangsverwaltung einer Apotheke entstehen nicht selten Schwierigkeiten, wenn gleichzeitig mit der Zwangsverwaltung eine Konkursverwaltung stattfindet, wenn also über das Vermögen des Apothekenbesitzers das Konkursverfahren eingeleitet ist oder wird, dessen Apotheke zwangsweise verwaltet wird. In solchen Fällen streiten Zwangsverwalter und Konkursverwalter häufig über die Einkünfte aus der Apotheke. Wird Apothekengrundstück und Apothekenprivileg gemeinsam zwangsweise verwaltet — dieser Fall bildet die Regel —, so fließen die Einnahmen aus der Apotheke der Zwangsverwaltungsmasse zu. Wird nur das Grundstück, nicht aber das selbständig gebuchte Apothekenprivileg zwangsweise verwaltet, so gebühren die Einnahmen aus der Apotheke dem Grundstückseigentümer, kommen also der Konkursmasse zugute. Wäre die Zwangsverwaltung nur über das Privileg angeordnet, so würden die Einnahmen aus der Apotheke der Zwangsverwaltungsmasse zufallen, weil sie Nutzungen des Privilegs sind.

Eine Enteignung der selbständigen Gerechtigkeiten ist nicht zulässig. Wohl finden die Vorschriften des Liegenschaftsrechts auf gebuchte selbständige Gerechtigkeiten Anwendung; aber Gegenstand der Enteignung ist nur Grundeigentum und ein Recht am Grundeigentum (vgl. §§ 1 und 6 des Enteignungsgesetzes), und zu Grundeigentum und zu Rechten am Grundeigentum werden selbständige Gerechtigkeiten auch nicht durch Buchung. Das Enteignungsgesetz ist ein Spezialgesetz und deshalb einer ausdehnenden Auslegung nicht fähig (anderer Meinung v. Kayser D. J.-Ztg. 1903 S. 27). Deichmann hält die Anwendung des Enteignungsgesetzes auf selbständige Gerechtigkeiten auch um deshalb nicht für zulässig, weil es nicht ausdrücklich auf selbständige Gerechtigkeiten für anwendbar erklärt ist. Nach Art. 40 AG. BGB. finden, wie er mit Recht ausführt, nur die Vorschriften des BGB. über Liegenschaftsrecht auf gebuchte selbständige Gerechtigkeiten Anwendung, nicht aber auch die Bestimmungen anderer Gesetze, es sei denn, daß diese ihre Anwendbarkeit auf selbständige Gerechtigkeiten ausdrücklich aussprechen, wie dies in zahlreichen Gesetzen der Fall ist (vgl. Deichmann S. 49). Die gegenteilige Ansicht würde auch dazu führen, daß gebuchte selbständige Gerechtigkeiten der Enteignung unterliegen würden, ungebuchte dagegen nicht, da nur die gebuchten grundstücksgleiche Rechte sind.

Die Frage ist für Apothekenprivilegien von geringer Bedeutung, da die meisten dieser Privilegien Bestandteile eines Grundstücks sind, als solche das rechtliche Schicksal des Grundstücks teilen und als Bestandteile von der Enteignung betroffen werden.

III. Die nicht gebuchten Apothekenprivilegien, soweit sie selbständige Gerechtigkeiten sind.

Die nicht gebuchte selbständige Gerechtigkeit unterliegt nicht dem Liegenschaftsrecht, ist vielmehr nach den Vorschriften über Rechte zu behandeln[1]). Ihre Übertragung erfolgt durch formlosen Abtretungsvertrag; ihre Pfändung gemäß § 857 ZPO., also durch Beschluß des Vollstreckungsgerichts, der das Gebot enthält, sich jeder Verfügung über das Recht zu enthalten. Die Pfändung ist bewirkt, wenn der Pfändungsbeschluß dem Berechtigten — das ist auch gleichzeitig der Schuldner — zugestellt ist. Die Verwertung des Rechts erfolgt durch zwangsweise Veräußerung; auch kann eine Zwangsverwaltung angeordnet werden. (§ 857 ZPO; so auch Güthe-Jaeckel Vorbem. S. 8.)

Die Verpfändung erfolgt, wie die Abtretung, gemäß § 1274 BGB. ebenfalls durch formlosen Verpfändungsvertrag, die Befriedigung des Pfandgläubigers nach § 1277 BGB. nur auf Grund eines vollstreckbaren Titels nach den für die Zwangsvollstreckung derartiger Rechte geltenden Vorschriften, also wieder gemäß § 857 ZPO.

Die selbständige Gerechtigkeit braucht nicht, wie das Erbbaurecht, ein Grundbuchblatt zu erhalten, wenn eine Zwangsvollstreckung stattfinden soll; denn für die anderen selbständigen Gerechtigkeiten findet das Zwangsversteigerungsgesetz nur Anwendung, wenn ein Grundbuchblatt angelegt ist. Dieser Rechtszustand führt leicht zu Unsicherheiten, wenn das ungebuchte Privileg mehreren Gläubigern verpfändet ist; denn da ein Drittschuldner, dem von der Verpfändung Anzeige zu machen ist, nicht vorhanden ist, hat nur der Berechtigte, der wieder gleichzeitig der Schuldner ist, von der Verpfändung Kenntnis.

Von wesentlicher Bedeutung ist deshalb die Frage, ob auch die Verbindung von ungebuchten selbständigen Gerechtigkeiten mit dem Eigentum an einem Grundstück zulässig ist. Nach § 96 des BGB. gelten Rechte, die mit dem Eigentum an einem Grundstück verbunden sind, als Bestandteile[2]); es

---

[1]) So RG. vom 22. April 1910 bei Gruchot Bd. 54 S. 958ff., auch Deichmann S. 53.

[2]) Auch darüber ist Streit, ob die Realgewerbeberechtigungen noch gegenwärtig als Zubehör angesehen werden müssen, oder ob sie nach § 96

kommt nicht darauf an, ob diese Rechte in das Grundbuch eingetragen sind oder nicht. Andererseits hat das Grundbuch nur den Zweck, über privatrechtliche Verhältnisse des Grundstücks Auskunft zu geben, und wie die Lasten des öffentlichen Rechts, so sind auch die Berechtigungen des öffentlichen Rechts, zu denen die Realgewerbeberechtigungen gehören, hinsichtlich ihrer Existenz und ihrer Verbindung mit einem Grundstück von der Eintragung in das Grundbuch unabhängig (so RG. vom 26. Juni 1900, Jur. Wschr. 1900 Nr. 35, S. 195 auch OVG. vom 1. April 1882 Bd. 8, S. 272). Die mit dem Grundstück verbundenen Rechte sind auch nicht wesentliche, sondern unwesentliche Bestandteile; vor Einführung des BGB. galten sie als trennbares Zubehör.

Ist eine Verbindung der ungebuchten selbständigen Gerechtigkeit mit dem Eigentum an einem Grundstück zulässig, so gilt diese als dessen Bestandteil und teilt dessen rechtliche Schicksale, insbesondere bei Veräußerung, Verpfändung und Zwangsvollstreckung. Die Verbindung einer gebuchten selbständigen Gerechtigkeit mit dem Grundstück als dessen Bestandteil ist gemäß § 890 des BGB. zulässig. Die Zulässigkeit dieser Verbindung auf den Antrag des Eigentümers durch Zuschreibung im Grundbuche wird von keiner Seite bestritten. Auch vor Einführung des BGB. wurde die Zulässigkeit einer solchen Verbindung mit dem Grundstück als dessen Zubehör angenommen; diese Verbindung bedurfte nach der damals herrschenden Rechtsanschauung einer Buchung nicht (vgl. die Verfügung des Justizministers vom 19. März 1840, JMBl. 1840 S. 113). Es fragt sich daher, ob nach gegenwärtigem Recht die Bestandteilseigenschaft nur durch Buchung oder auch durch die durch den Eigentümer vorgenommene Verbindung ohne Buchung erfolgen kann. Man wird das letztere annehmen müssen. Der Eigentümer kann ausdrücklich oder durch kon-

---

BGB. Bestandteile geworden sind; vgl. darüber Radeke S. 188. OVG. vom 20. Januar 1903 Bd. 43 S. 52 wendet mit Recht § 96 trotz Artikel 74 EG. BGB. auf sie an, da es sich um Begrenzung des Eigentumsrechts handelt und deshalb § 181 EG. BGB. in Betracht kommt.

kludente Handlungen auch die ungebuchte selbständige Gerechtigkeit zum Bestandteil seines Grundstücks machen. Die Buchung ist nur der formale Ausdruck seines Willens; materiell wird schon durch seinen Willen die selbständige Gerechtigkeit zum Bestandteil auch ohne Buchung (a. M. Deichmann S. 53). Es mag noch darauf hingewiesen werden, daß auch die an das Grundstück gebundene sogen. subjektiv-dingliche Realgewerbeberechtigung einer Eintragung in das Grundbuch nicht bedarf.

Für Apothekenprivilegien, soweit sie ungebuchte selbständige Gerechtigkeiten sind, folgt hieraus, daß, wenn mit dem Willen des Eigentümers des Apothekengrundstücks sein Privileg mit dem Eigentum an dem Grundstück verbunden werden soll, dieses als Bestandteil des Grundstücks gilt, und zwar so lange diese Verbindung dauert. Die gewollte Verbindung wird aus der gemeinsamen Veräußerung, aus der gemeinsamen Belastung von Grundstück und Privileg gefolgert werden müssen; sie wird die Regel sein, zumal Privileg und Grundstück wirtschaftlich eine Einheit bilden und zusammengehören; denn in der Regel werden im Rechtsverkehr der Apotheker die Hypotheken in dem Werte des Grundstücks allein ihre Deckung nicht finden, wenn nicht die Mithaftung des Privilegs beabsichtigt wäre. Und auch bei der Veräußerung wird die Verbindung mit dem Grundstück in der Regel als beabsichtigt angesehen werden müssen, da regelmäßig nicht nur der Verkauf eines Grundstücks, sondern auch der privilegierten Apotheke erfolgen soll. Es kommt hinzu, daß kraft öffentlichen Rechts diese Verbindung besteht, weil die Verlegung einer Apotheke aus dem Grundstück als Neuerrichtung gilt und nur mit Zustimmung der zuständigen Behörde zulässig ist[1]).

Der Eigentümer ist berechtigt, für das ungebuchte Apothekenprivileg jederzeit ein Grundbuchblatt anlegen zu lassen. Die Anlegung erfolgt auf seinen Antrag. Bei Anlegung eines Grundbuchblatts für Apothekenprivilegien muß nach der hier

[1]) Vgl. Ministerialerlaß vom 22. November 1854 bei Böttger S. 279 und Motive zu § 6 der GewO. von 1869.

vertretenen Ansicht der Grundrichter feststellen, ob das Privileg Bestandteil des Apothekengrundstücks war. Da dies die Regel, so folgt daraus, daß alle Hypotheken, Grundschulden und Rentenschulden, die das Grundstück belasten, auch auf das neu zu buchende Privileg zu übertragen sind. Daß für das Privileg, auch wenn es Bestandteil war, ein besonderes Blatt angelegt werden kann, da es den Charakter der selbständigen Gerechtigkeit behalten hat und jederzeit vom Grundstück wieder getrennt werden kann, folgt aus § 4 des Edikts vom 9. Oktober 1907.

Ein Aufgebotsverfahren für die Zwecke der Anlegung eines Grundbuchblatts für selbständige Gerechtigkeiten kennt das Gesetz nicht; ebensowenig sind die Vorschriften des § 15ff. der preuß. Verordn. vom 13. November 1899 hier anwendbar, da sie nur für Grundstücke gelten. Vgl. KG. vom 23. Januar 1907 Bd. 34 S. 223.

Da bei Anlegung eines neuen Blattes für eine ungebuchte selbständige Gerechtigkeit die Übertragung der auf dem Apothekengrundstücke haftenden Hypotheken leicht unterbleiben kann, sei es, daß die bisherige Verbindung mit dem Grundstücke nicht festgestellt, sei es, daß eine solche Verbindung für unzulässig gehalten wird (so Deichmann S. 53), so können die Realberechtigten durch eine solche Anlegung leicht Schaden erleiden, wenn die Eintragung ihrer Rechte auf dem neuen Blatte unterbleibt; denn nach Anlegung des Grundbuchblatts finden die Vorschriften der §§ 891, 892 BGB. zugunsten des gutgläubigen Erwerbers Anwendung. Es kann also vorkommen, daß trotz erheblicher Vorbelastung jemand eine erststellige Hypothek durch Eintragung auf dem neuen Blatte gutgläubig erwirbt; deshalb ist es für die Hypothekengläubiger einer privilegierten Apotheke nicht ohne Gefahr, das Privileg ungebucht zu lassen, was gleichwohl auch gegenwärtig gar nicht selten der Fall.

3. Die subjektiv-dinglichen Apothekenprivilegien.

Subjektiv-dingliche Apothekenprivilegien sind Privilegien, die dem jedesmaligen Eigentümer eines Grundstücks als solchem zustehen, also kraft Verleihung mit dem Eigentum an einem Grundstücke verbunden sind. Sie gelten gemäß § 96 des BGB. als Bestandteile gleichgültig, ob sie gebucht sind oder nicht, und zwar immer als unwesentliche; sie können deshalb auch Gegenstand besonderer Rechte sein[1]).

Ihre Buchung erfolgt regelmäßig in dem Verzeichnisse der mit dem Eigentum verbundenen Rechte; sie ist nicht notwendig (vgl. RG. vom 26. Juni 1900, Jur. Wschr. 1900 Nr. 35, S. 195), aber zulässig auf Grund des § 8 der Reichsgrundbuchordnung § 9 der Allgemeinen Verfügung zur Ausführung der Grundbuchordnung (so KG. vom 23. Januar 1917 Bd. 34, S. 218 und vom 9. März 1903 im ROLG. Bd. 7, S. 190)[2]).

Auf Antrag des Eigentümers können sie jederzeit vom berechtigten Grundstück getrennt und zu selbständigen Gerechtigkeiten umgewandelt werden, also auch ein besonderes Grundbuchblatt erhalten (vgl. oben S. 91 und Deichmann S. 65). Die Frage der Trennbarkeit der subjektiv-dinglichen Berechtigung vom Grundstücke ist nach preußischem Recht durch Gesetz im positiven Sinne entschieden. Bei dieser Sachlage wird man auch ihre Buchung auf dem Titelblatt im Verzeichnis der Grundstücke für zulässig halten müssen; denn wenn sie jederzeit selbständige Gerechtigkeiten werden können, würden sie als solche ein besonderes Grundbuchblatt erhalten. Diese besonders gebuchte selbständige Gerechtigkeit könnte dann wieder einem Grundstück zugeschrieben oder mit einem solchen vereinigt werden. Es fragt sich, ob dieser Umweg notwendig. Da alle diese Buchungen nur den Antrag des Eigentümers voraussetzen, wird man diesen Antrag für ausreichend halten müssen, um sie im Verzeichnis der Grundstücke zu buchen; denn auch in dieser Buchung ist die Umwandlung in eine selbständige Gerechtigkeit zu erblicken. Das gleiche gilt von der Vereinigung mit einem Grundstücke zu einer neuen Einheit.

Aus ähnlichen Gründen ist aber auch die Trennung des

---

[1]) Vgl. Turnau-Foerster, Anm. 3 zu § 96 Bd. I.

[2]) Vgl. auch Predari, Grundbuchordnung S. 33; Achilles-Strecker, Grundbuchordnung Anm. 2 zu § 8.

subjektiv-dinglichen Apothekenprivilegs von einem Grundstücke und die Übertragung auf ein anderes für zulässig anzusehen. Das RG. hat in einer Entscheidung vom 14. Dezember 1907 Bd. 67 S. 221 entgegen seiner früheren Rechtsprechung diese Trennung und Übertragung für statthaft erachtet, wenn durch dieselbe keine wesentliche Veränderung des Rechts erfolgt. Deichmann bekämpft diese Entscheidung mit Unrecht[1]). Deichmann hält die Umwandlung einer subjektiv-dinglichen Realgewerbeberechtigung in eine selbständige Gerechtigkeit auf den bloßen Antrag des Eigentümers für zulässig. Er geht auch davon aus, daß die selbständige Gerechtigkeit ihrem Wesen nach an ein bestimmtes Grundstück nicht gebunden ist, sondern auch auf ein anderes Grundstück übertragen werden kann; gleichwohl soll nach seiner Meinung die subjektiv-dingliche Realgewerbeberechtigung an das Grundstück gebunden sein, für das es ursprünglich verliehen ist und nur mit Zustimmung der verleihenden Behörde auf ein anderes Grundstück übertragen werden können. Auch der Vorbehalt in der Entscheidung des Reichsgerichts, daß das Recht durch die Übertragung keine wesentliche Veränderung erfahren darf, trifft um deshalb zu, weil er aus der Natur der Realgewerbeberechtigung folgt; in dem vom RG. entschiedenen Falle ist denn auch die Trennung von einem berechtigten und die Übertragung auf ein mitberechtigtes Grundstück erfolgt. Daß die Verlegung einer Apotheke nach öffentlichem Rechte der Neuerrichtung gleichgestellt und den gleichen öffentlich-rechtlichen Bestimmungen unterliegt wie diese, mag auch hier erwähnt werden.

4. Das Exklusivprivileg.

I. Begriff.

Das Exklusivprivileg ist ein Privileg, das die Befugnis zur alleinigen und ausschließlichen Ausübung des verliehenen Rechts in dem durch das Privileg bestimmten Umfange enthält. Das exklusive Apothekenprivileg ist also ein Apothekenprivileg, das das alleinige und ausschließliche Recht zum Be-

1) Deichmann S. 56ff.

triebe einer Apotheke in dem durch das Privileg bestimmten Umfange enthält.

Bis zum Gewerbeedikt vom 2. November 1810 wurden exklusive Apothekenberechtigungen nicht selten verliehen. Die Formel in den Privilegien, die die Exklusivität begründet, lautet häufig:

Das Privileg wird auf immerwährende Zeiten dergestalt verliehen, daß keinem anderen gestattet werden soll, in der Stadt N. eine Apotheke anzulegen.

Das exklusive Apothekenprivileg enthielt hiernach die Befugnis, anderen den Betrieb einer Apotheke in dem zur ausschließlichen Ausübung überlassenen Bezirke zu untersagen. Der Inhaber des Exklusivprivilegs konnte kraft seines Privilegs jede Konkurrenz mit Hilfe der Behörden innerhalb des ihm zugewiesenen Bezirks verhindern, den Konkurrenten auf Einstellung seines Geschäftsbetriebes und auf Schadenersatz verklagen; auf Grund des exklusiven Apothekenprivilegs mußte von den Behörden der Betrieb jeder weiteren Apotheke innerhalb des durch das Privileg geschützten Gebietes verhindert werden.

II. Aufhebung der Exklusivität.

Die Apothekenprivilegien sind durch die Hardenbergsche Gesetzgebung nicht aufgehoben; die Hardenbergsche Gesetzgebung hat ihnen aber die Exklusivität genommen. Die Entziehung der Exklusivität ist gegen Entschädigung erfolgt.

Der Inhaber des Exklusivprivilegs hat gegenwärtig nicht das Recht auf den ausschließlichen und alleinigen Gewerbebetrieb und auch nicht das Recht, anderen den Betrieb einer Apotheke zu untersagen, sondern nur einen Anspruch auf die gesetzliche Entschädigung.

Die Aufhebung der Exklusivität ist durch das Gewerbeedikt vom 2. November 1810 erfolgt, welches die allgemeine Gewerbefreiheit für Preußen einführte. Der § 17 dieses Gewerbeedikts bestimmt:

Keiner Korporation und keinem einzelnen steht ein Widerspruchsrecht, welcher Grund dazu auch angeführt werden mag, zu. Nur soll in denjenigen Örtern, wo jetzt Gewerbegerechtigkeiten stattfinden, welche nicht auf einem Grundstücke haften, und damit in keiner unzertrennlichen Verbindung stehen, die aber dennoch in den Hypothekenbüchern eingetragen sind, eine billige Entschädigung für den bisher Berechtigten von den Regierungen reguliert werden. Die Gewerbefreiheit darf jedoch durch die Existenz solcher Gerechtigkeiten nicht beschränkt, und niemandem auf den Grund derselben ein Gewerbeschein zum Betriebe des in Rede stehenden Gewerbes versagt werden. Gegen die Bestimmung der Entschädigung von seiten der Regierungen findet der Weg Rechtens nicht statt.

Das Ministerialreskript betreffend die Eintragung von Apothekenprivilegien in das Hypothekenbuch vom 19. März 1840 bestätigt diese Aufhebung. Es lautet in Absatz 1:

Die vererb- und veräußerlichen Privilegien älterer Apotheken sind nicht aufgehoben, da die in § 17 des Edikts vom 2. November 1810 angeordnete Ablösung der Gewerbegerechtigkeiten älterer Verfassung in Hinsicht auf die Apotheker zu keiner allgemeinen Ausführung gekommen, sondern in der Verordnung vom 24. Oktober 1811, auf welche der § 8 des Gesetzes vom 7. September desselben Jahres verweist, nur auf die Fälle einer mit dem Privilegium noch etwa besonders verbundenen Exklusivberechtigung und nur bei eintretendem Falle einer wirklichen Apothekenanlage an dem betreffenden Orte beschränkt ist.

Die Aufhebung der Exklusivität ist dann durch § 1 der preußischen Gewerbeordnung vom 17. Januar 1845 wiederholt:

Das in einzelnen Landesteilen mit Gewerbeberechtigung noch verbundene Recht, anderen den Betrieb eines Rechts zu untersagen oder sie darin zu beschränken (ausschließliche Gewerbeberechtigung), wird hierdurch aufgehoben ohne Unterschied, ob die Berechtigung an einem Grundstücke haftet oder nicht.

III. Die Entschädigung für die Entziehung des Exklusivrechts.

Die Kgl. Verordnung wegen Anlegung neuer Apotheken vom 24. Oktober 1811 bestimmt über die Entschädigung für Entziehung des Exklusivrechts in den § 7 und § 8 folgendes:

§ 7. In den drei großen Städten Berlin, Königsberg und

Breslau wird die Entscheidung der Frage über die Anlegung neuer Apotheken im Einverständnis mit dem Stadtphysikus allemal unmittelbar von dem Allgemeinen Polizeidepartement nachgesucht.

§ 8. Dieses (nämlich das Allgemeine Polizeidepartement) bestimmt, wenn der Vorteil des Ganzen die Anlegung neuer Apotheken erfordert, die Entschädigung der bis dahin bestandenen nach den Grundsätzen des über die polizeilichen Verhältnisse der Gewerbe erschienenen Gesetzes vom 7. September d. J.

Das Gesetz über die polizeilichen Verhältnisse der Gewerbe vom 7. September 1811 GS. S. 265 enthält über die Festsetzung der Entschädigung folgende Grundsätze:

§ 32. Ausschließlich vererbliche und veräußerliche Gewerbsberechtigungen in den Städten, die als solche in den Hypothekenbüchern eingetragen sind, sollen in bezug auf § 17 des Edikts vom 2. November v. J. abgelöst und bis dies geschehen kann, verzinset werden.

§ 33. Auch die vormals auf städtischen Grundstücken unzertrennlich haftenden Gewerbsberechtigungen sind davon nicht ausgeschlossen, weil durch § 4 des Edikts vom 9. Oktober 1807 diese Untrennbarkeit bereits aufgehoben ist.

§ 34. Die Stadtverordnetenversammlung schätzt den Preis, den jede nach §§ 32, 33 abzulösende Gewerbsberechtigung am 1. November 1810 hatte. Der Magistrat legt diese Taxe mit seinem Gutachten der Regierung zur Revision und Bestätigung vor. Gegen die so bestätigte Taxe findet in der Regel keine Einwendung mehr statt.

§ 35. Sind die von den Stadtverordneten anzulegenden Taxen nicht sechs Monate nach Publikation dieses Gesetzes bei der Regierung eingegangen, so verfügt sie selbst die Abschätzung durch von ihr gewählte Kommissarien und setzt auf Grund derselben den Taxwert fest.

§ 36. Die nach §§ 34, 35 aufzunehmende Taxe bezieht sich unbedingt bloß auf den Wert der Gewerbsberechtigung. Ist es demnach auch bisher üblich gewesen, Häuser oder Gerätschaften in Verbindung damit zu verkaufen, so muß dennoch der Wert derselben nunmehr sorgfältig abgesondert werden.

§ 37. Dagegen wächst aber dem Werte der Gewerbsberechtigungen zu: der Wert aller in den Hypothekenbüchern darauf eingetragenen unablöslichen Gefälle und Abgaben, welcher mit $4^1/_2$ Prozent zum Kapitale berechnet wird.

Gesetzt z. B., eine Berechtigung, auf welcher zufolge des Hypothekenbuchs nach Abzug der auf dem Hause oder Grundstücke selbst ruhenden Lasten zehn Taler Kämmereigefälle haften, sei mit Haus und Beilaß geschätzt auf 4000 Reichstaler. So geht davon zunächst ab der Wert des Hauses und Beilasses, welche besonders taxiert werden müssen.

Gesetzt, diese Taxe betrage	2500	Reichstaler	
so bleiben für den Wert der Berechtigung .	1500	"	
Dagegen kommt zu der Kapitalwert der Kämmereiabgabe mit	222	"	$^2/_9$
ist also der Wert der Berechtigung	$1722^2/_9$	Reichstaler	

§ 38. Der nach § 34 bis 37 ermittelte Wert der Berechtigung wird vom 1. Dezember 1810 ab mit $4^1/_2$ Prozent jährlich jedem redlichen Besitzer einer solchen Berechtigung, er mag darauf Gewerbe treiben oder nicht, verzinst, so lange und so weit derselbe noch nicht abgelöst ist. Die Inhaber erhalten diese Zinsen in vierteljährlichen Zahlungen, sind aber auch dagegen verpflichtet, alle auf der Berechtigung ruhenden Lasten zu entrichten, und können niemand deshalb entgegensetzen, daß eine Veränderung ihres Besitzstandes durch allgemeine Gesetze veranlaßt worden sei.

§ 39. Für jedes auf die nach §§ 31, 32 abzulösenden Berechtigungen gegründete Gewerk besonders wird ein Ablösungsfonds gebildet. Dieser besteht

a) aus dem gemeinschaftlichen Vermögen des Gewerks nach Abzug der darauf haftenden Schulden;

b) aus einem jährlichen Einkommen von $1^1/_2$ Prozent des Wertes sämtlicher zubehöriger Berechtigungen nach der Taxe § 34 bis § 37;

c) aus den durch die Ablösungen ersparten Zinsen.

§ 40. Die Ablösung geschieht durch bare Zahlung aus diesem Fonds, soweit derselbe jedesmal reicht.

§ 41. Diejenigen Berechtigungen werden zuerst abgelöst, die am wohlfeilsten angeboten werden. Sind mehrere gleich wohlfeil angeboten, so werden die darunter zuerst abgelöst, auf welche die meisten Schulden eingetragen sind. Ergibt sich hieraus kein Vorzugsrecht, so entscheidet das Los. Ob die Berechtigung noch benutzt wird oder ruht, hat auf die Ablösung derselben keinen Einfluß.

§ 42. Niemand kann ein niedrigerer Preis als der nach §§ 34 bis 37 bestimmte aufgedungen werden; nur muß er sich, wenn er auf diesen besteht, gefallen lassen, mit der Ablösung allen nachzustehen, die unter der Taxe verkaufen wollen.

§ 43. Die eingetragenen Gläubiger dürfen der Ablösung für den vollen Taxwert nie widersprechen. Dagegen sind sie nicht verpflichtet, in eine Ablösung unter der Taxe zu willigen, wenn dadurch ihre hypothekarischen Rechte verletzt werden.

§ 44. Kein Inhaber einer Berechtigung darf die Ablösung verweigern, sobald ihm der volle Taxwert angeboten wird.

§ 45. Da bei den Ablösungen nach § 37 auch die Kapitalwerte der auf die Berechtigungen eingetragenen Gefälle und Abgaben bezahlt werden, so müssen die Kuratoren der Kassen, wozu sie bisher flossen, nicht versäumen, die Kapitalwerte alsdann einzuziehen und die Kasse dadurch für die aufhörende Abgabe zu entschädigen.

§ 46. Der Fonds zu der Verzinsung § 38 und Amortisation § 39 entsteht dadurch, daß alle, die das Gewerbe im Polizeibezirke der Stadt fortan betreiben, vom 1. Dezember 1810 bis zur erfolgten gänzlichen Ablösung jährlich 6 Prozent des Gesamtwerts der Berechtigungen, die zu ihrem Gewerbe gehören, in vierteljährigen Raten bezahlen.

Die Verpflichtung, hiervon beizutragen, hängt allein von dem Gewerksbetriebe ab. Wer also eine Berechtigung besitzt, zahlt dennoch nichts, wenn er das Gewerbe nicht betreibt.

Wenn z. B. sämtliche Schuhbänke einer Stadt auf 15 000 Reichstaler taxiert sind, so zahlen alle, die in dem Polizeibezirke dieser Stadt das Schuhmachen für eigene Rechnung treiben, sie mögen eine Schuhbank besitzen oder nicht, zünftig oder unzünftig sein, zusammen genommen jährlich 900 Reichstaler, also vierteljährlich 225 Reichstaler. Hiervon werden zuerst die Zinsen für die Berechtigungen nach § 38 bezahlt und der Überrest zur Ablösung nach §§ 39—45 verwendet.

§ 47. Die, welche die Abgabe § 46 aufbringen, können sich über deren Verteilung unter sich einigen. Findet keine Einigung statt, so verteilt der Magistrat dieselbe unter sie nach dem Verhältnis der Gewerbesteuer, die sie zahlen.

§ 48. Die Abgabe § 46 wird mit der Gewerbesteuer eingezogen. Der Magistrat besorgt die davon zu leistende Verzinsung und Ablösung. Die Stadtverordneten kontrollieren ihn hierbei, wie bei der Verwaltung anderer Kommunalgelder.

§ 49. Der Magistrat ist persönlich verantwortlich dafür, daß der Ablösungsfonds jedes Gewerks zu nichts anderem als zur Ablösung der dazu gehörigen Berechtigungen verwandt, auch die Ablösung auf keine Weise verzögert werde. Die Regierungen sind verpflichtet, hierauf besonders zu achten.

§ 50. Sobald alle zu einem Gewerk gehörigen Berechtigungen abgelöst sind, hört die Abgabe § 46 gänzlich auf.

Diese Grundsätze wurden durch die Deklaration vom 11. Juli 1822 GS. S. 187, welche zum Gesetze vom 7. September 1811 ergangen ist, näher ausgestaltet. Diese Deklaration bestimmt:

„Da die in dem Gesetz vom 7. September 1811 über die Ablösung der Real-Gewerbsberechtigungen §§ 32—50 enthaltenen Vorschriften von den ausführenden Behörden teils unrichtig angewendet, teils nicht überall anwendbar gefunden sind, so verordnen Wir nach vernommenem Gutachten Unsers Staatsrats, wie folgt:

Zu §§ 32 und 33.

§ 1. Auch diejenigen ausschließlichen, vererblichen und veräußerlichen Gewerbsberechtigungen in den Städten, welche, sei es gar nicht oder nicht mit allen diesen Eigenschaften, in den Hypothekenbüchern eingetragen sind, sollen abgelöst, und bis dieses geschehen, verzinset werden, insofern jene Eigenschaften, insonderheit das Recht, die Vermehrung der Gerechtigkeiten zum Gewerbe gleicher Art verhindern zu können, auf andere rechtliche Weise, es sei durch Privilegien oder durch den Besitz eines Untersagungsrechts, dargetan werden.

§ 2. Doch sind überall nur solche Berechtigungen zur Ablösung zuzulassen, welche innerhalb des Zeitraums vom 1. Januar 1791 bis zum Tage der Bekanntmachung des Gesetzes vom 2. November 1810 entweder ausgeübt oder aber für sich allein, außer Verbindung mit Grundstücken, verkauft worden sind.

Zu §§ 34—37.

§ 3. Bei der Abschätzung des Preises der Berechtigungen ist durch das Gesetz vom 7. September 1811 die verfassungsmäßige Einwirkung der der Regierung vorgesetzten Behörden keineswegs ausgeschlossen, vielmehr sind sowohl die Stadtverordnetenversammlungen und Magistrat, als die Regierungen den desfallsigen näheren Anweisungen der betreffenden Ministerien pünktlich nachzukommen verpflichtet.

§§ 38, 39, 46 und 47.

§ 4. Der Fonds zur Verzinsung und Ablösung soll fortan an allen Orten, wo der Ablösungs- und Tilgungsplan nicht schon feststeht und in Ausübung gekommen ist, nicht allein von den Gewerbtreibenden gleicher Art, sondern auch von der Stadtgemeinde aufgebracht werden.

§ 5. Alle diejenigen nämlich, welche das Gewerbe im Polizeibezirke der Stadt fortan betreiben, haben nach dem Umfange ihres Gewerbes verhältnismäßige jährliche Beisteuern zu dem Ablösungsfonds zu leisten, und der Magistrat der Stadt hat dieselben mit Vorbehalt des Rekurses an die vorgesetzte Regierung dergestalt zu verteilen, daß kein Gewerbtreibender dadurch außer Nahrungsstand gesetzt werde.

Den Inhabern der abzulösenden Berechtigungen sollen jedoch keine Barzahlungen angesonnen, sondern ihre Beiträge mittels Kompensation von den ihnen gebührenden Zins- und Entschädigungssummen in Abzug gebracht werden.

§ 6. Was nach Abrechnung des schuldenfreien Gewerbsvermögens und der Beiträge der Gewerbtreibenden noch fehlt, um die Ablösung der unten (§ 8) enthaltenen Bestimmung gemäß zustande zu bringen, muß in danach berechneten gleichmäßigen Jahresbeiträgen die Stadtgemeinde aus ihren Mitteln zuschießen.

§ 7. Die städtische Behörde jeden Orts bestimmt unter Genehmigung der Regierung, in welcher Art dieses geschehen soll. Sie kann dazu nicht allein die ihr in dem Gesetz über die Einrichtung des Abgabenwesens vom 30. Mai 1820 (§ 13) freigelassenen Mittel wählen, sondern auch eine Erhöhung der Steuer auf das Braumalz und eine Verbrauchssteuer auf das Brennmaterial in Vorschlag bringen.

§ 8. Allerorten, wo der Verzinsungs- und Ablösungsfonds noch nicht gebildet ist, muß solches nunmehr sofort dergestalt geschehen, daß der Ablösungsplan spätestens nach Ablauf von zwei Jahren in Ausübung kommt, und dieser Ablösungsplan muß so angefertigt sein, daß das ganze Ablösungsgeschäft in längstens 30 Jahren, vom Tage der Verkündigung dieser Deklaration an gerechnet, beendigt ist, insofern nicht die Gemeinde durch größere Zuschüsse eine kürzere Tilgungsperiode herbeizuführen für nötig erachten sollte.

§ 9. Die seit dem 1. Dezember 1810 angeschwollenen Zinsen des Ablösungswerts der Berechtigungen sollen im Mangel einer Einigung über eine frühere Berichtigung allmählich neben den laufenden Zinsen dergestalt berichtigt werden, daß sie spätestens mit dem Ende der Ablösungsfrist völlig getilgt sind, und können über diese Zinsrückstände unzinsbare Anerkenntnisse ausgestellt werden.

§ 10. Dagegen sollen aber auch die Gemeinden berechtigt sein, die seit dem 1 Dezember 1810 nicht eingezahlten Beiträge derjenigen, welche seitdem die mit aus chließlichen Gewerbberechtigung beschwert gewesenen Gewerbe betrieben haben, in dem § 5 bestimmten Maße nachträglich einzuheben.

Nach den vorstehenden Gesetzesbestimmungen sind hiernach im Falle der Entziehung zu entschädigen:

a) ausschließliche vererbliche und veräußerliche Gewerbeberechtigungen in den Städten, welche als solche in den Hypothekenbüchern eingetragen sind (§ 32 des Ges. vom 7. September 1811),

b) ausschließlich vererbliche und veräußerliche Gewerbeberechtigungen in den Städten, welche, sei es gar nicht, sei es nicht mit allen diesen Eigenschaften, in den Hypothekenbüchern vermerkt sind (§ 1 der Deklaration vom 11. Juli 1822).

Es sind also nicht nur im Grundbuche eingetragene, sondern auch nicht eingetragene, also ungebuchte Exklusivprivilegien entschädigungsberechtigt, wenn nur das Exklusivrecht irgendwie dargetan werden kann. Die Entschädigung, oder wie es in den Gesetzen heißt, die Ablösung erfolgt erst im Falle einer wirklichen Apothekenanlage an dem betreffenden Orte (Min.-Reskr. vom 19. März 1840), also wenn eine neue Apotheke errichtet wird, deren Errichtung der Inhaber des Exklusivprivilegs hätte verbieten können.

Die Auslegung der Rechtssätze, welche für die Entschädigung maßgebend sind, ist durch drei Entscheidungen der höchsten Gerichtshöfe erfolgt, und zwar die Entscheidung des Reichsgerichts vom 29. Oktober 1903, Jur. Wschr. 1903, S. 423, und durch die beiden Entscheidungen des Oberverwaltungsgerichts vom 2. Dezember 1907, Bd. 51, S. 315, und 28. April 1910 Bd. 57, S. 424. Danach sind folgende Grundsätze festzustellen[1]):

A. Das Verfahren.

In dem Verfahren auf Entschädigung kommt einmal die Verpflichtung zur Entschädigung überhaupt und dann die

[1]) Vgl. auch RG. vom 18. April 1912 im Recht 1912 Sp. 357, wo es sich auch um Auslegung der in Privilegien häufigen Klausel handelt, nach der es vorbehalten bleiben soll, das Privileg zu ändern, zu mindern, zu mehren und aufzuheben. Liegt in dieser Klausel der selbstverständliche Hinweis auf die Gesetzgebungsgewalt des Verleihers oder ein zivilrechtlich rechtswirksamer Vorbehalt? In der Regel dürfte das erstere anzunehmen sein. Bezüglich dieser Klausel vgl. auch Reyscher a. a. O. § 5 S. 66.

Höhe der Entschädigung und die Art der Zahlung derselben in Betracht.

Was die Verpflichtung zur Entschädigung betrifft, so steht die Entscheidung über das materielle Recht auf Entschädigung den Zivilgerichten zu. Wenn also die Verpflichtung zur Entschädigung streitig ist, so sind zunächst die Zivilgerichte anzurufen. Die Klage ist gegen den Apotheker zu richten, dem die neue Konzession erteilt ist, und ferner aber auch gegen die Stadtgemeinde, in der die neue Apotheke errichtet werden soll, da auch die Stadtgemeinde für die Entschädigung unter Umständen haftet. Für die Klage ist regelmäßig das Landgericht zuständig, da es sich um einen Wertgegenstand über 600 Mk. handeln wird. Der Klageantrag wurde in einem auch vom Reichsgericht entschiedenen praktischen Falle dahin gestellt,

a) anzuerkennen, daß der Kläger ein Recht auf Entschädigung wegen des ihm durch die Konzessionierung einer zweiten Apotheke in N. widerfahrenen Eingriffs in die von ihm in N. ausgeübte Apothekengerechtigkeit hat;

b) die im künftigen Entschädigungsfeststellungsverfahren festzustellende Entschädigungssumme in dem von der zuständigen Behörde zu bestimmenden Betrag und Verhältnis an den Kläger zu zahlen.

Diesem Klageantrage haben alle Instanzen stattgegeben, (OVG., Bd. 57, S. 424).

Was die Höhe der Entschädigung und die Art der Zahlung derselben betrifft, so sind diese Fragen in einem Verfahren zu erledigen, für welches der Bezirksausschuß gemäß § 133 des Zuständigkeitsgesetzes zuständig ist. Der Bezirksausschuß ist an die Stelle der im Gesetze vom 7. September 1811 vorgesehenen Behörden getreten. Der Bezirksausschuß hat die Entschädigung nach eigenem Ermessen festzusetzen; die Schätzung durch die Stadtverordnetenversammlung ist nicht mehr Rechtens. Gegen die Entscheidung des Bezirksausschusses ist die Berufung an das OVG. zulässig.

B. Die für die Feststellung der Entschädigung geltenden Rechtssätze.

1. Die Entschädigung ist erst dann festzusetzen, wenn eine Konkurrenzapotheke eröffnet wird.

2. Für die Feststellung der Entschädigung ist derjenige Wert zugrunde zu legen, welchen das Exklusivrecht vom 1. November 1810 hatte.

3. Die Zahlung der Entschädigung erfolgt im Wege der Amortisation innerhalb längstens 30 Jahren, aber dergestalt, daß die Entschädigung mit $4^1/_2$ Prozent jährlich verzinslich ist.

4. Die Zins- und Tilgungsbeträge sind von denjenigen Personen aufzubringen, welche während der ganzen Amortisationsperiode in der betreffenden Gemeinde das Apothekergewerbe ausüben, und zwar mangels anderweiter Vereinbarung der Beteiligten nach Verhältnis der auf die zahlungspflichtigen Apotheker veranlagten Gewerbesteuer. Der entschädigungsberechtigte Apotheker hat also, solange er in der betreffenden Gemeinde das Apothekergewerbe ausübt, zu der an ihn zu leistenden Entschädigung ebenfalls beizutragen. Er hat aber die auf ihn entfallenden Beiträge nicht in bar zu zahlen, kann vielmehr, da ihm selbst die sämtlichen Beträge zustehen, dergestalt aufrechnen, daß die von ihm zu entrichtenden Beträge in Abzug zu bringen sind.

5. Der Magistrat hat die nach dem Amortisationsplan aufzubringenden Beträge unter Aufsicht der Kommunalaufsichtsbehörde einzuziehen und an den Entschädigungsberechtigten oder dessen Rechtsnachfolger abzuführen.

6. Soweit durch die Beiträge ein Verpflichteter außer Nahrungsstand gesetzt werden würde, muß die Stadtgemeinde Zuschüsse leisten.

C. Streitfragen.

Zweifelhaft sind nach den angeführten Entscheidungen des Oberverwaltungsgerichts die beiden Fragen:

1. In welchem Zeitpunkte hat die Ablösung zu beginnen,

und welcher Zeitpunkt ist als Anfangspunkt der Ablösung anzunehmen?

2. Ist lediglich der Kapitalwert des Exklusivrechts am 1. November 1810 der Feststellung der Entschädigung zugrunde zu legen, oder ist diesem Kapitalwert eine Verzinsung von $4\frac{1}{2}$ Prozent seit dem 1. Dezember 1810 hinzuzurechnen?

Was die erste Frage anlangt, so bestimmt § 8 der Deklaration vom 11. Juli 1822, daß das ganze Ablösungsgeschäft in längstens 30 Jahren vom Tage der Verkündung der Deklaration ab beendet sein, und daß der Ablösungsplan spätestens nach Ablauf von 2 Jahren in Ausübung kommen müsse. Da die Entschädigungspflicht mit der Entziehung des Exklusivrechts entstanden und im Zeitpunkte der Errichtung der Konkurrenzapotheke fällig geworden ist, so ist der Zeitpunkt der Errichtung der Konkurrenzapotheke auch der früheste Anfangstermin für die Ablösung, während der späteste Anfangstermin mit dem Ablauf des zweiten Jahres nach der Errichtung zu normieren ist, wobei aber immer das Ablösungsgeschäft innerhalb 30 Jahren nach der Errichtung der Konkurrenzapotheke bendet sein muß. Denn die Deklaration vom 11. Juli 1822 verlangt Aufstellung des Ablösungsplans spätestens nach Ablauf von 2 Jahren und fordert gleichwohl Beendigung der Ablösung in längstens 30 Jahren vom Tage ihrer Verkündung. Sie hat also die Tendenz eines möglichst schnellen Beginns der Ablösung. Diese Grundsätze sind auf die Ablösung des Exklusivrechts entsprechend anzuwenden; aus ihnen ergibt sich dann aber eine Ablösungspflicht längstens innerhalb 30 Jahren vom Tage der Fälligkeit der Entschädigung ab gerechnet. Diesen Grundsätzen dürfte es nicht entsprechen, wenn das Oberverwaltungsgericht bei einer am 25. August 1901 errichteten Konkurrenzapotheke den Beginn der Ablösung auf den 1. Juli 1910 normiert (Bd. 57, S. 424). Der späteste Anfangstermin für die Amortisation war vielmehr auf den 25. August 1903 anzusetzen.

Von größerer praktischer Bedeutung ist aber die zweite Frage. Das Oberverwaltungsgericht normiert die Entschädigung nach dem Werte, den das Exklusivrecht am 1. November 1810 hatte, ohne jede Verzinsung. Das dürfte dem § 38 des Gesetzes vom 7. September 1811 und dem § 9 der Deklaration vom 11. Juli 1822 nicht entsprechen. Diese beiden Gesetze gehen von dem Grundsatze aus, daß das Exklusivrecht bereits seit dem 1. November 1810 als entzogen gilt, daß also seit diesem Zeitpunkte die Entschädigung entstanden ist, daß diese Entschädigung aber erst fällig wird mit dem Zeitpunkte der Errichtung einer Konkurrenzapotheke. Sie bestimmen, daß das Ablösungskapital, welches nach dem Werte vom 1. November 1810 ermittelt ist, vom 1. Dezember 1810 mit $4^1/_2$ Prozent zu verzinsen ist, daß die aufgelaufenen Zinsen allmählich neben den laufenden Zinsen berichtigt werden sollen, und zwar dergestalt, daß auch die aufgelaufenen Zinsen mit dem Ende der Ablösung getilgt sein müssen. Und der § 41 des Gesetzes vom 7. September 1811 bestimmt in seinem letzten Absatze:

ob die Berechtigung noch benutzt wird oder ruht, hat auf die Ablösung derselben keinen Einfluß.

Die Deklaration vom 11. Juli 1822 ist 11 Jahre nach Aufhebung der abzulösenden Rechte erlassen und bestimmt gleichwohl eine Verzinsung vom 1. Dezember 1810 ab, also, da für den Ablösungsplan ein Zeitraum von 2 Jahren gelassen ist, eine Verzinsung für etwa 10 bereits verflossene Jahre.

Das Entschädigungsgesetz zur allgemeinen Gewerbeordnung vom 17. Januar 1845 hat in ausdrücklicher Abweichung von der Hardenbergschen Gesetzgebung im § 12 folgendes bestimmt:

Den Inhabern der Entschädigungsanerkenntnisse soll, solange sie das Gewerbe, auf welches die ausschließliche Berechtigung sich bezog, selbst oder durch einen anderen ausüben, das festgesetzte Entschädigungskapital bis zu seiner Tilgung mit 3 Prozent jährlich verzinst werden. Diese Verzinsung beginnt jedoch erst mit dem Tage, an welchem der stehende Betrieb des Gewerbes, worauf die ausschließliche Berechtigung sich bezog, von einer Person begonnen wird, die nicht im Besitze eines Entschädigungsanerkenntnisses sich befindet. Die Verzinsung wird wieder eingestellt, sobald das Gewerbe von einer solchen Person nicht mehr betrieben wird."

Mit Recht nimmt das Oberverwaltungsgericht[1]) an, daß dieses Entschädigungsgesetz auf die Ablösung des Apothekenexklusivrechts keine Anwendung findet, sondern nur auf die ausschließlichen Gewerbeberechtigungen, welche erst durch die allgemeine Gewerbeordnung vom 17. Januar 1845 aufgehoben sind. Für die erst durch die Gewerbeordnung aufgehobenen Berechtigungen sind vom Gesetz in bewußter Abweichung von der früheren Gesetzgebung andere Entschädigungen festgesetzt, auch eine geringere Verzinsung von 3% statt $4^{1}/_{2}$% normiert. Dort ist erst bestimmt, daß die Verzinsung von dem Tage beginnen solle, an dem der Betrieb eines Konkurrenzgewerbes eröffnet ist. Aus dem Fehlen dieser Bestimmung in der Stein-Hardenbergschen Gesetzgebung ergibt sich, daß die Vorschrift, wonach die Verzinsung vom 1. Dezember 1810 ab beginnen soll, auch dann Rechtens ist, wenn der Konkurrenzbetrieb noch nicht eröffnet ist. Dies um so mehr, als nach § 41 des Gesetzes vom 7. September 1811 das Ruhen der Berechtigung auf die Ablösung keinen Einfluß haben soll. Einem solchen Ruhen der Berechtigung ist die Nichterrichtung eines Konkurrenzbetriebes analog. Und endlich bestimmt der § 32 desselben Gesetzes, daß die Berechtigungen abgelöst und, bis dies geschehen kann, verzinst werden müssen, das heißt doch: verzinst werden müssen vom Moment der Entziehung bis zum Moment der tatsächlichen Ablösung[2]).

Hiernach ist die festgesetzte Entschädigung vom 1. Dezember 1810 ab mit $4^{1}/_{2}$ Prozent zu verzinsen, also praktisch auf etwa das Fünffache desjenigen Wertes anzusetzen, den das Exklusivrecht am 1. November 1810 hatte.

---

[1]) OVG. Bd. 54 S. 424.

[2]) Vgl. auch § 33 der Gesetzes vom 17. März 1868 GS. S. 257. Dort ist ebenfalls bestimmt, daß $3^{1}/_{2}$% Zinsen vom Tage der Aufhebung der Berechtigung dem Entschädigungskapital hinzuzurechnen sind.

Es sind deshalb als weitere Grundsätze für die Entschädigung des Exklusivrechts aufzustellen:

7. Der Anfangspunkt für die 30jährige Ablösung ist auf einen Zeitpunkt festzusetzen, der innerhalb zwei Jahren vom Tage der Errichtung der Konkurrenzapotheke ab gerechnet liegt.

8. Dem Ablösungskapital sind vom 1. Dezember 1810 ab $4^1/_2$ Prozent Zinsen hinzuzurechnen. Diese Zinsen sind ebenfalls zugleich mit dem Ablösungskapital innerhalb 30 Jahren abzulösen.

IV. Geltungsgebiet.

Diese Grundsätze finden aber nur im Geltungsgebiete der Stein-Hardenbergschen Gesetzgebung Anwendung und natürlich nur auf die in Kraft gebliebenen Privilegien. In den Landesteilen, die unter französischer Herrschaft gestanden haben, gelten die Privilegien als aufgehoben; für die Entschädigung der Exklusivberechtigung in denjenigen Landesteilen, die 1815 hinzuerworben wurden und nicht unter französischer Herrschaft gestanden hatten, kommt die preuß. GewO. vom 17. Januar 1845 und das oben erwähnte Entschädigungsgesetz vom 17. Januar 1845 in Betracht (vgl. insbes. §§ 4, 6 wegen der Anmeldepflicht und des Verlustes des Entschädigungsanspruchs infolge unterlassener Anmeldung). Für die 1866 neu erworbenen Provinzen richtet sich der Entschädigungsanspruch nach dem dort in Geltung gewesenen früheren Recht und nur subsidiär nach dem Gesetz vom 17. März 1868 GS. S. 249. Vgl. § 75 dieses Gesetzes und wegen des Verlustes des Anspruchs infolge unterlassener Anmeldung §§ 17, 18 ebenda.

5. Erwerb zweier Privilegien.

Erwirbt ein Apotheker, der bereits ein Privileg besitzt, noch ein zweites hinzu, so können die Rechtswirkungen verschiedene sein; in der Regel wird anzunehmen sein, daß das zweite Privileg so lange ruhen soll, bis das Bedürfnis für eine neue Apotheke festgestellt und dieses Privileg an einen

Dritten veräußert wird; es kann aber auch ein Verzicht auf das zweite Privileg und dessen Aufhebung beabsichtigt sein. Der Erwerb des zweiten Privilegs erfolgt in der Regel, um die Konkurrenz des Inhabers dieses Privilegs auszuschalten. Mit Zustimmung der zuständigen Behörde wird die zweite Apotheke geschlossen und fortan nur die eine Apotheke betrieben. Da eine neue Apotheke auf Grund der Kgl. Verordnung vom 24. Oktober 1811 nur im Falle eines Bedürfnisses errichtet wird, und ein Verzicht ausdrücklicher Erklärung bedarf, so geht die Absicht der Beteiligten in der Regel dahin, die Konkurrenz so lange auszuschalten, als dies nach den gesetzlichen Bestimmungen möglich ist, also das zweite Privileg so lange ruhen zu lassen, bis das Bedürfnis für eine neue Apotheke festgestellt ist. Da ferner ein Apotheker nur eine Apotheke betreiben darf, so soll das Ruhen des zweiten Privilegs auch weiter so lange dauern, bis es an einen qualifizierten Dritten weiter veräußert wird.

Ein Verzicht auf das zweite Privileg wird nur dann anzunehmen sein, wenn dies ausdrücklich erklärt ist; das kann durch Löschung des Privilegs im Grundbuche, durch Erklärung des Verzichts eines eingetragenen oder auch nicht eingetragenen Privilegs gegenüber der zuständigen Behörde erfolgen. Der Verzicht bedarf der Annahme seitens der zuständigen Behörde. Als Annahme wird schon die Genehmigung zum Schließen der zweiten Apotheke angesehen werden müssen; auch hier wird die zuständige Behörde als befugt erachtet werden müssen, die Löschung des zweiten Privilegs im Grundbuche gemäß § 894 BGB. zu betreiben.

Ist aber ein Verzicht nicht ausgesprochen, sondern nur das Ruhen des Privilegs anzunehmen, so ist eine Wiederaufnahme des Apothekenbetriebs im Falle der Veräußerung und des Bedürfnisses ohne jede behördliche Genehmigung nur dann zulässig, wenn das zweite Privileg in dem bisherigen Grundstück ausgeübt werden soll. Alsdann bedarf es zur Wiederaufnahme des Apothekenbetriebs seitens eines approbierten

Apothekers nur einer Anzeige an die Regierung. Nur dann handelt es sich nicht um Neuerrichtung oder Verlegung, sondern um Wiederausübung einer ruhenden Gewerbeberechtigung. Hierbei ist es gleichgültig, ob das zweite Privileg noch auf dem ursprünglichen Grundstücke eingetragen ist oder als selbständige Gerechtigkeit gebucht ist; es kommt auch nicht darauf an, ob es mit dem ersten Privileg vereinigt oder diesem als Bestandteil zugeschrieben war und dann wieder getrennt ist; denn nach § 4 des Edikts vom 9. Oktober 1807 ist die Trennung derartiger Realpertinenzien, auch wenn sie subjektiv-dinglicher Natur sind und deren Umwandlung in selbständige Gerechtigkeiten jederzeit zulässig. Eine Genehmigung der zuständigen Behörde zur Wiederaufnahme des Betriebes auf Grund des zweiten Privilegs bedarf es nur, wenn dasselbe in einem anderen als dem früheren Grundstück ausgeübt werden soll; denn dann liegt eine Verlegung des Apothekenbetriebs vor, die auch beim Privileg nur mit Zustimmung der Regierung zulässig ist (vgl. Min.-Erl. vom 22. November 1854; Böttger S. 279).

B. Die Apothekenkonzession.

I. Die verkäuflichen Apothekenkonzessionen.

1. Begriff.

Die verkäuflichen Apothekenkonzessionen sind veräußerliche und vererbliche Apothekenbetriebsrechte, deren Eintragung in das Grundbuch nicht zulässig ist; sie sind nach §§ 462, 463 ALR. II, 8 ähnliche Betriebsberechtigungen wie die Apothekenprivilegien und unterscheiden sich von diesen im wesentlichen nur dadurch, daß sie nicht grundbuchfähig sind. Sie werden im Rechtsverkehr auch Realkonzessionen genannt. Die herrschende Meinung in Theorie und Praxis hält die verkäufliche Apothekenkonzession für höchst persönliche Gewerbeberechtigungen und für gleiche Rechte wie die sogenannten gewerblichen Konzessionen, die nur höchst persönliche aus der polizeilichen Erlaubnis zum Betriebe eines Gewerbes entstehende

Berechtigungen enthalten. (Vgl. die ausführliche Begründung und Zusammenstellung bei Deichmann S. 66.) Gleichwohl muß an der hier vertretenen Ansicht festgehalten werden. Da die Apothekenprivilegien zu den Realgewerbeberechtigungen gehören und die verkäufliche Apothekenkonzession nach der herrschenden Meinung eine höchst persönliche Gewerbeberechtigung sein soll, so dreht sich der Streit darum, ob die verkäufliche Apothekenkonzession im Sinne des Privatrechts als vererblich und veräußerlich anzusehen und im wesentlichen die gleichen, dem privatrechtlichen Rechtsschutz unterliegenden Wirkungen erzeugt wie das Apothekenprivileg, natürlich von dessen Grundbuchfähigkeit abgesehen.

2. Die Rechtsverhältnisse der verkäuflichen Apothekenkonzession.

a) Entstehung, Auswahl des Anwärters.

Die Entstehung der verkäuflichen Apothekenkonzession ist auf Grund des § 6 der rev. Apothekerordnung vom 11. Oktober 1801 und der in Abänderung desselben erlassenen Königlichen Verordnung vom 24. Oktober 1811 sowie des Ministerialerlasses vom 13. Juli 1840, wie folgt, geregelt.

Die Ortspolizeibehörde und der Kreisarzt stellen im beiderseitigen Einverständnisse das Bedürfnis für die Anlegung einer neuen Apotheke fest und überreichen ihren Antrag auf Errichtung der neuen Apotheke nach Anhörung der beteiligten Apotheker der Regierung. Die Regierung prüft den Antrag und kann ihn zurückweisen; hält sie ihn für begründet, so gibt sie ihn an den für die Verleihung von Konzessionen zuständigen Oberpräsidenten (in Berlin an den Minister) weiter. Hält auch der Oberpräsident die Anlegung einer neuen Apotheke für notwendig, so veranlaßt er die Ausschreibung der Konzession, welche durch die Regierung erfolgt. Die Ausschreibung, wie sie nach den gegenwärtig geltenden Vorschriften häufig geschieht, soll durch die Bekanntmachung des Regierungspräsidenten zu Münster vom 6. September 1916 veranschaulicht werden.

Regierungsbezirk Münster.

Apothekenkonzession für Hervest.

Mit Genehmigung des Herrn Oberpräsidenten soll in Hervest, Landkreis Recklinghausen, eine Apotheke errichtet werden.

Die Konzession wird nur nach Maßgabe des Allerhöchsten Erlasses vom 30. Juni 1894 über die Einführung der Personalkonzession erteilt.

Geeignete Bewerber fordere ich hierdurch auf, bis zum 21. Oktober 1916 ihr Gesuch schriftlich bei mir einzureichen. Persönliche Vorstellungen sind zwecklos.

Dem Gesuche sind beizufügen:

1. Lebenslauf mit Angabe des Glaubensbekenntnisses und der Familienverhältnisse; 2. die Approbation; 3. sämtliche Zeugnisse über die bisherige Beschäftigung seit Ablegung der Staatsprüfung in Urschrift oder amtlich beglaubigter Abschrift. Diesen der Zeitfolge nach zu heftenden Zeugnissen ist ein Inhaltsverzeichnis vorzuheften, aus welchem die in den einzelnen Stellen zugebrachte Zeit unter jedesmaliger Anführung des Ein- und Austrittstages zu ersehen ist. Die Gesamtzeit der Beschäftigung als approbierter Apotheker ist am Schlusse nach Jahren, Monaten und Tagen zusammenzurechnen; 4. polizeiliche, gleichfalls der Zeitfolge nach geheftete Führungszeugnisse aus sämtlichen Orten, an welchen der Bewerber nach erlangter Approbation als Apotheker oder in sonstiger Beschäftigung tätig gewesen ist. Hierbei sind die vorgeschriebenen Stempel zu verwenden; 5. der amtliche, aus neuester Zeit herrührende Nachweis des zur Errichtung einer Apotheke erforderlichen Vermögens; 6. die eidesstattliche Versicherung, ob der Bewerber eine Apotheke bisher besessen hat. Sollte dies der Fall gewesen sein, so sind Zeitdauer des Besitzes und die Gründe der Veräußerung anzugeben; auch ist der Nachweis des An- und Verkaufspreises beizufügen.

Apotheker, die zur Zeit eine Apotheke besitzen, werden unter der Bedingung als Bewerber zugelassen, daß sie in bindender Form sich verpflichten, im Falle der Berücksichtigung ihres Gesuches auf das bisherige Betriebsrecht ohne Anspruch auf Entschädigung zu verzichten.

Bewerber, die erst nach dem Jahre 1897 approbiert sind, können voraussichtlich nicht berücksichtigt werden. Haben sich Bewerber durch Übernahme anderweitiger Geschäfte oder Stellungen auf einige Zeit ihrem eigentlichen Berufe mehr oder weniger entfremdet, so wird bei Feststellung des Dienstalters die Zeit anderweitiger Beschäftigung abgerechnet werden.

Es wird bemerkt, daß eine anderweitige Regelung des Apothekenwesens beabsichtigt ist und dabei auch in Frage steht, ob den Konzessionaren eine noch näher zu bestimmende Betriebsabgabe auferlegt werden soll. Es bleibt vorbehalten, dieser Betriebsabgabe auch die vorliegende Konzession zu unterwerfen.

Münster, den 6. September 1916.

Der Regierungspräsident.

Die Auswahl unter den Bewerbern erfolgt durch den Oberpräsidenten im gleichen Instanzenwege wie die Feststellung des Bedürfnisses für die Neuanlegung. Dem vom Oberpräsidenten gewählten Bewerber wird die Konzession verliehen. Die Verleihung nach den bis 1894 in Geltung gewesenen Vorschriften erfolgte in gleicher Weise, nur war die Ausschreibung zur Meldung der Bewerber den damaligen Vorschriften entsprechend.

Die Verleihung einer Apothekenkonzession erfolgt hiernach noch gegenwärtig ähnlich der Verleihung eines Amts, das nach Ausschreibung durch Auswahl eines Mitbewerbers besetzt werden soll. Die Amtsstelle wird ausgeschrieben, sobald die Voraussetzungen für die Einrichtung des Amts vorliegen. Die Verleihung der Apothekenkonzession ist also ein ähnlicher Staatsakt wie die Verleihung eines Amts, aus dem nicht nur öffentlich-rechtliche, sondern auch dem privatrechtlichen Rechtsschutz unterliegende Ansprüche entstehen. Es folgt aus dieser Art der Verleihung aber weiter, daß die Konzession als eine ähnliche Berechtigung angesehen wird wie eine selbständige Gerechtigkeit; denn die bestehenden Vorschriften gehen von der Auffassung aus, daß mit Feststellung der Voraussetzungen für die Notwendigkeit der Neuanlegung einer Apotheke die Apothekenkonzession schon vorhanden ist, und zwar als ein dem Staate zustehendes Recht, und daß diese bereits vorhandene, dem Staate zustehende Berechtigung an einen geeigneten Bewerber verliehen wird. Diese dem Staate zustehende Berechtigung ist aber, wie die weitere Untersuchung ergeben wird, weder an die Person des zuerst Beliehenen noch an ein Grundstück gebunden, führt eine von Person und Grundstück unabhängige Existenz und hat einen besondern wirtschaftlichen Wert; sie ist deshalb dem Apothekenprivileg ähnlich; denn dieses ist entweder eine selbständige Gerechtigkeit oder kann jederzeit in eine selbständige Gerechtigkeit umgewandelt werden.

Stirbt der zuerst Beliehene, oder fällt er aus irgendeinem andern Grunde fort, so werden nicht mehr die Voraussetzungen für die Neuanlegung einer Apotheke geprüft; es wird vielmehr nur die Konzession ausgeschrieben und ein neuer Anwärter gewählt.

Die Auffassung, daß die Konzession eine dem Staat zustehende und von ihm zu verleihende Berechtigung ist, ergibt auch die vorstehend abgedruckte Bekanntmachung, wo um Bewerbungen um die Konzession aufgefordert und der Vorbehalt gemacht ist, auch die vorliegende Konzession einer Betriebsabgabe zu unterwerfen. Man wird deshalb davon ausgehen können, daß die Konzession, also die Gewerbeberechtigung und die Auswahl des Anwärters für die Konzession unterschieden werden müssen.

b) Inhalt der verkäuflichen Konzession, Betriebserlaubnis und Wahlrecht (Präsentationsrecht).

Die Verleihung der verkäuflichen Konzessionen erfolgte auf Grund der Kabinettsorder vom 5. Oktober 1846, in der die Regierungen angewiesen sind, bis zur definitiven gesetzlichen Regelung

beim Ausscheiden eines nicht privilegierten Apothekers aus seinem Geschäft die Konzession dem von dem abgehenden Apotheker oder dessen Erben präsentierten Geschäftsnachfolger, sofern derselbe vorschriftsmäßig qualifiziert ist, jedoch immer nur für seine Person und unter ausdrücklichem Vorbehalt der Wiedereinziehung der Konzession bei seinem dereinstigen Abgange zu erteilen.

In dem Ministerialerlasse vom 21. Oktober 1846 werden die Regierungen mit Vorbehalt weiterer legislativer Bestimmung veranlaßt, beim Wechsel in dem Besitz nicht privilegierter Apotheken dem Erwerber nach Maßgabe dieser Bestimmungen die Konzession zu verleihen.

Die verkäuflichen Apothekenkonzessionen sind also mit dem Wahlrecht des Nachfolgers verliehen. Daß der Nachfolger gehörig qualifiziert sein muß, soll nicht weiter hervorgehoben werden. Dieses Wahlrecht soll nicht nur den jeweils Berechtigten, sondern auch seinen Erben zustehen. Das Wahlrecht ist in der Kabinettsorder Präsentationsrecht genannt; man wird es gleichwohl als Wahlrecht bezeichnen können, denn da die Regierungen verpflichtet sind, dem präsentierten Nachfolger die Konzession zu verleihen, und nur ein einziger Nachfolger präsentiert zu werden braucht, handelt es sich in Wahrheit um ein Wahlrecht und nicht um ein bloßes Vorschlagsrecht, das die Präsentation mehrerer voraussetzt, von denen einer gewählt werden kann, von denen aber keiner gewählt zu werden braucht, bei dem vielmehr neue Vorschläge so lange gefordert werden können, bis ein der zuständigen Behörde genehmer Anwärter vorgeschlagen ist. Beim Vorschlagsrecht wählt die zuständige Behörde aus der Zahl der Vorgeschlagenen; wenn aber nur einer vorgeschlagen zu werden braucht, den die zuständige Behörde wählen muß, so hat eben der Vorschlagende und nicht die zuständige Behörde die Wahl.

Der vom jeweiligen Inhaber gewählte Nachfolger erhält die Konzession aber immer nur für seine Person und unter Vorbehalt der Wiedereinziehung derselben bei seinem demnächstigen Abgang. Dieser Vorbehalt der Wiedereinziehung hat nach der Ministerialverfügung vom 15. Juli 1857[1]) nur die Bedeutung, „daß der definitiven legislatorischen Regulierung nicht präjudiziert werde“, die Wiedereinziehung kann also nur durch ein Gesetz erfolgen. Charakteristisch ist auch hier, daß von Wiedereinziehung der Konzession gesprochen wird, ebenfalls in Anlehnung an die selbständige Gerechtigkeit. Die Konzession geht nicht unter, wird vielmehr vom Staate eingezogen und dadurch ein Recht des Staates, wie eingezogenes Gut in das Eigentum des Staats übergeht.

Die auf Grund der Kabinettsorder vom 5. Oktober 1846

---

[1]) Abgedruckt oben S. 61.

verliehene Konzession enthält hiernach 1. die Konzession im engern Sinne, also die Gewerbeberechtigung für den Beliehenen, 2. das Wahlrecht des Nachfolgers für den Beliehenen selbst und seine Erben.

Die Gewerbeberechtigung, Konzession im engern Sinne, ist ähnlich der in dem Privileg enthaltenen Gewerbeberechtigung ausgestaltet. Daß sie nicht nur dem Beliehenen, sondern nach seinem Tode auch seiner Witwe und seinen minderjährigen Kindern verliehen ist, daß also der § 4 der rev. Apothekerordnung auch auf die verkäufliche Apothekenkonzession anwendbar ist, ist unstreitig. Streitig ist, ob diese Gewerbeberechtigung noch weiteren, nicht qualifizierten Berechtigten zusteht, insbesondere ob auch der § 3 der Apothekerordnung auf die verkäufliche Apothekenkonzession Anwendung findet. Nach § 3 darf außer der Witwe und den minderjährigen Kindern jeder nicht qualifizierte Erwerber eine privilegierte Apotheke auf die Dauer von höchstens $1^1/_2$ Jahren durch einen qualifizierten Verwalter betreiben. Daß der § 3 der Apothekerordnung auf die verkäufliche Konzession tatsächlich angewendet ist, ergibt sich aus der Ministerialverfügung vom 8. Juli 1851[1]), in welcher dem nicht qualifizierten Erben einer Apothekerwitwe das Recht aus § 3 gewährt ist, und vor allem aus dem Ministerialerlaß vom 26. Juni 1911[2]), in dem der § 3 schlechthin als für die verkäufliche Konzession anwendbar hingestellt und für den Fall des freiwilligen Erwerbs einer Apotheke durch einen nicht qualifizierten Apotheker angewendet wird. Die Frage ist von erheblicher praktischer Bedeutung nicht, weil mit Rücksicht auf die hohen bei Veräußerung einer Apotheke zu zahlenden Steuern ein Erwerb auf die Dauer von $1^1/_2$ Jahren im Rechtsverkehr im allgemeinen vermieden wird.

Auch das sogenannte Präsentationsrecht ist nach den Rechtssätzen von den Privilegien ausgestaltet. Daß es vererblich ist, wird in der Ministerialverfügung vom 24. Januar 1852 noch ausdrücklich bestätigt. Daß es auf den Erwerber

[1]) Abgedruckt S. 59.
[2]) Abgedruckt S. 61.

übergeht, ist unstreitig, ebenso sein Übergang auf den Ersteher in der Zwangsversteigerung.

Daß auch der § 5 der rev. Apothekerordnung für die verkäufliche Apothekenkonzession Platz greift, ist in der Kabinettsorder vom 9. Dezember 1827 ausdrücklich bestimmt[1]). Nach § 5 soll die Administration einer Apotheke, die für die Witwe und minderjährigen Kinder eines verstorbenen Apothekers verwaltet wird, aufhören, sobald ein Sohn die Apothekerkunst gelernt, also die Qualifikation erworben oder eine Tochter sich an einen qualifizierten Apotheker verheiraten und der Schwiegersohn die Apotheke übernehmen will. Der Übernehmer muß alsdann die Miterben nach einer „billigmäßigen" Taxe abfinden. Diese Bestimmung ist nicht besonders klar; dem qualifizierten Sohne ist hier eine Art Anerbenrecht verliehen, dem Schwiegersohn vielleicht ein Vorkaufsrecht. Ob bei Konkurrenz von Sohn und Schwiegersohn der Sohn das Vorrecht hat, ist nicht gesagt, ebenso ist nicht recht deutlich, wer denn eigentlich die Apotheke übernehmen soll, wenn die Tochter sich mit einem qualifizierten Apotheker verheiraten will, ob die Tochter oder der Schwiegersohn; denn der Schwiegersohn ist nicht Miterbe, der Anteil an der Erbschaft steht der Tochter zu, und nur sie hat Anteil an der billigmäßigen Abfindung. Der § 5 der rev. Apothekerordnung ist denn auch kaum jemals zur Anwendung gelangt.

c) Übergang der verkäuflichen Apothekenkonzession auf den Geschäftsnachfolger bei freiwilliger Veräußerung, Vererbung und in der Zwangsversteigerung.

Im Rechtsverkehr erfolgt der Übergang der Konzession auf den Nachfolger in der Weise, daß sich der jeweils Berechtigte durch Vertrag mit dem Nachfolger verpflichtet, auf seine Apothekenkonzession zu verzichten und den Nachfolger der zuständigen Regierung zu präsentieren. Diese verleiht dann auf den Antrag beider Beteiligten dem gewählten Nachfolger

[1]) Oben abgedruckt S. 48; vgl. Deichmann S. 81; Eulenburg, Apothekenwesen S. 35ff.

die Konzession. Auch hier ist in den behördlichen Verfügungen fast durchgängig die Auffassung vertreten, daß es sich bei Verleihung der Konzession an den Nachfolger um Übertragung der gleichen Konzession, wie sie der Besitzvorgänger hatte, handelt, wenngleich diese Auffassung nicht überall durchgeführt ist. Auch diese Auffassung von der Übertragung der Konzession ist den Rechtssätzen von der selbständigen Gerechtigkeit entnommen. Vgl. die Ministerialverfügung vom 8. Juli 1851[1]), die von Übertragung der Konzession spricht, ebenso der Ministerialerlaß vom 24. Januar 1852[2]); aus neuester Zeit die Bekanntmachung des Finanzministers vom 13. Februar 1896 und den Erlaß des Medizinalministers vom 23. März 1901, wo ebenfalls von Übergang und Übertragung der Konzession gesprochen wird. Es mag auch auf den Runderlaß vom 13. September 1845[3]) hingewiesen werden, durch welchen die Zuständigkeit zur Erteilung von Konzessionen zur Fortführung bereits bestehender Apotheken der Regierung verliehen ist, während der Oberpräsident nur für die Verleihung von Konzessionen von neuen Apotheken zuständig sein soll.

Der Vertrag über den Verzicht auf die Konzession und die Präsentation des Geschäftsnachfolgers ist in Wahrheit nichts anderes als die Veräußerung der dem jeweiligen Inhaber auf Grund der Konzession zustehenden Rechte; denn ein Verzicht liegt ebensowenig vor, wie etwa bei der Auflassung der Veräußerer auf sein Eigentum verzichtet. Der Verzicht erfolgt nur unter der Bedingung, daß der Erwerber die Konzession erhält, und das ist eine Veräußerung. Veräußert kann aber nur das Wahlrecht, das sogen. Präsentationsrecht werden; denn die Konzession, also die von der zuständigen Behörde zu erteilende Gewerbeberechtigung ist nicht Gegenstand des privatrechtlichen Rechtsverkehrs. In der Tat erteilt denn auch die Behörde dem Nachfolger nur eine Konzession, eine Betriebserlaubnis. Von einem Wahlrecht, einem Prä-

[1]) Abgedruckt S. 59.

[2]) Abgedruckt S. 54.

[3]) Abgedruckt bei Pistor S. 42.

sentationsrecht ist in der Konzessionsurkunde keine Rede, es gilt aber als durch die Veräußerung auf den Erwerber übergegangen.

Ebenso verhält es sich mit der Vererbung. Vererbt wird nicht die Gewerbeberechtigung, sondern nur das Wahlrecht. Der Witwe und den minderjährigen Kindern steht nach § 4 der rev. Apothekerordnung die Gewerbeberechtigung zu, obwohl ihnen das Wahlrecht nicht zusteht, vielmehr auf alle Erben übergegangen ist.

Auch für den Fall der Zwangsversteigerung ist zwischen dem Wahlrecht und der Gewerbeberechtigung zu unterscheiden. Den Fall der Zwangsversteigerung regeln die beiden Ministerialverfügungen vom 9. Mai 1851 und 19. März 1852[1]). Sie gehen von der Auffassung auf, daß der Vollstreckungsrichter das dem Schuldner zustehende Präsentationsrecht auszuüben und den Ersteher als Geschäftsnachfolger zu präsentieren hat, und weisen die Regierungen an, dem Vollstreckungsgericht durch eine besondere Mitteilung Gewißheit darüber zu geben, daß für den Fall des Zuschlags dem Ersteher die Konzession zur Fortführung der Apotheke werde verliehen werden. Sie gehen weiter davon aus, daß auf Grund dieser Mitteilung die Zusicherung der Konzession an den Ersteher in die Kaufbedingungen aufgenommen werden könne. Es wird also in diesen Ministerialverfügungen für zulässig erklärt, das Apothekengrundstück unter der ausdrücklichen Zusicherung auszubieten, daß der Ersteher, sofern er ein qualifizierter Apotheker ist, die Konzession zur Fortführung der Apotheke erhalten werde[2]). Der qualifizierte Ersteher erhält aber von der Regierung ebenfalls nur die Gewerbeberechtigung. Das Präsentationsrecht wird ihm nicht besonders verliehen; es geht aber unstreitig ebenfalls auf ihn über und gilt als mit dem

---

[1]) Abgedruckt S. 55ff.

[2]) Vgl. § 32 des Gesetzes über die Bahneinheiten in der Fassung der Bekanntmachung vom 8. Juli 1902 (GS. S. 237), nach dem der Zuschlag für eine Bahneinheit unter der Bedingung erfolgt, daß die Konzession zum Erwerb beigebracht wird.

Grundstück zugeschlagen. Das Präsentationsrecht wird also als Bestandteil des Grundstücks angesehen, dessen rechtliche Schicksale es teilt, so daß es mit dem Grundstück zugleich auf den Ersteher übergeht; denn daß der Ersteher das gleiche Präsentationsrecht hat, wie es dem Schuldner zustand, ist in der Praxis stets anerkannt.

In der Ministerialverfügung vom 19. März 1852 ist auch der Fall erwähnt, daß sich kein qualifizierter Apotheker als Ersteher findet. Für diesen Fall sollen die Regierungen das Recht haben, dem Schuldner die Verlegung der Apotheke zu gestatten oder die Konzession als erledigt zu betrachten und anderweit zu verleihen. Der Fall ist, soweit sich übersehen läßt, nicht praktisch geworden. Ob, wenn er je praktisch geworden wäre, nicht auch hier der § 3 der rev. Apothekerordnung angewendet worden wäre, ist zu bezweifeln, da er im Falle der Vererbung und freiwilligen Veräußerung auf die verkäufliche Apothekenkonzession angewendet ist.

d) Inhalt des Apothekenprivilegs im Vergleiche zur verkäuflichen Apothekenkonzession.

Der materielle Inhalt des Apothekenprivilegs wird sich kaum anders bestimmen lassen, als dahin, daß der Inhaber einmal die Gewerbeberechtigung, also die Konzession zum Apothekenbetriebe in den Grenzen der §§ 3, 4 und 5 der rev. Apothekerordnung hat, und dann zweitens, daß ihm das vererbliche und veräußerliche Wahlrecht des Nachfolgers zusteht; denn die Grundbuchfähigkeit bildet einen wesentlichen Teil seines Inhalts nicht. Das Grundbuch hat nur den Zweck, über privatrechtliche Verhältnisse der Grundstücke Auskunft zu geben, für die Buchung öffentlicher Rechte ist es ebensowenig bestimmt wie für die Buchung öffentlicher Lasten[1]). Das Wahlrecht steht dem Inhaber des Privilegs als eine privatrechtlichen Rechtssätzen folgende Befugnis zu, während die Gewerbeberechtigung öffentlich-rechtlichen Rechtssätzen folgt. Nahezu den gleichen materiellen Inhalt hat aber wohl die

[1]) So RG. vom 26. Juni 1900 Jur. Wochenschr. 1900 Nr. 35 S. 195.

verkäufliche Apothekenkonzession, selbst wenn man den § 3 der rev. Apothekerordnung auf sie nicht für anwendbar hält. Der Unterschied besteht in der Hauptsache in der Grundbuchfähigkeit. Bis zum Gewerbeedikt vom 2. November 1810 gab es auch bereits Konzessionen. Damals bestand aber ein Unterschied zwischen Apothekenprivileg und Apothekenkonzession nicht. §§ 462, 463 ALR. II, 8.

Mit Unrecht nimmt Radeke[1]) an, daß sich der materielle Inhalt des Apothekenprivilegs darin erschöpfe, daß der jeweils Berechtigte seinem Nachfolger die zur Fortführung der Apotheke erforderliche Betriebserlaubnis erteilen darf. Der Staat, so führt Radeke aus, hat durch das Privileg dem Beliehenen nicht nur selbst die Betriebserlaubnis erteilt, sondern ihm auch das Recht gewährt, seinerseits die öffentlich-rechtliche Betriebserlaubnis dem Privileg gemäß zu erteilen, also entweder an seinen Geschäftsnachfolger oder an seinen Nachfolger im Besitze des Apothekengrundstücks. Abgesehen davon, daß bei Unterstellung der Ansicht Radekes der jeweils Berechtigte eine staatliche Konzession erteilen würde, die begrifflich wohl nur der Staat erteilen kann, ergibt sich die Unrichtigkeit dieser Ansicht vor allem daraus, daß trotz des Privilegs der Staat sich stets für berechtigt gehalten hat, von dem Nachfolger eine besondere Konzession zu verlangen. Auch bei Apothekenprivilegien wird nicht selten die Erteilung einer besondern Konzession vorgeschrieben und wie bei Apothekenkonzessionen dem Nachfolger eine besondere behördliche Genehmigung erteilt. In dem Reskript des Kultusministers vom 27. Dezember 1818, also kurz nach Erlaß des Gewerbeedikts, heißt es:

Für denjenigen persönlich qualifizierten Apotheker, der ein solches Realprivilegium erwirbt, besteht also die von der Königlichen Regierung ihm auszufertigende Konzession nur in der auf den geführten Nachweis seiner persönlichen Qualifikation und des Erwerbs des Realprivilegii ihm auszufertigende Genehmigung, daß er mit Rücksicht auf diesen Nachweis das Apothekergewerbe betreiben dürfe.

---

[1]) Radeke S. 163 und in den Aufsätzen in Nr. 99 und 100 der Pharm. Ztg. von 1915.

Damals hielt man die Erteilung einer Konzession auch für Privilegien für erforderlich, wie man vor Einführung des Gewerbeedikts die Konfirmation, Bestätigung, Konzession des Nachfolgers auch bei Privilegien vielfach vorschrieb. Im Gebiet der Holsteinischen Apothekerordnung vom 11. Februar 1854, welche nur Privilegien kennt, ist auch gegenwärtig für den Rechtsnachfolger in das Privileg die Genehmigung vorgeschrieben. In der Provinz Schleswig-Holstein muß deshalb auch der Inhaber eines Privilegs die Konzession nachsuchen. Vgl. § 7 der Holsteinischen Apothekerordnung, abgedruckt bei Staack S. 453. Das Reichsgericht hat in einem Urteil vom 5. November 1915 — XII 285/15, — abgedruckt in Nr. 2 der Pharmazeutischen Zeitung vom 5. Januar 1916, dahin entschieden, daß die Landesregierungen auch beim Besitzwechsel privilegierter Apotheken eine Konzession vorzuschreiben und die Erteilung dieser Konzession mit einer Steuer zu belegen berechtigt sind. Dieses Urteil ist zwar nur für Sachsen-Gotha ergangen, es dürfte aber wohl auch für Preußen zutreffen. Im Geltungsgebiete der rev. Apothekerordnung wird gegenwärtig eine Konzession für die Nachfolger einer privilegierten Apotheke nicht erfordert, es wird dort nur die Anzeige von dem Besitzwechsel und dem Erwerb des Privilegs verlangt. Es steht aber nach dieser Entscheidung des Reichsgerichts nichts im Wege, auch hier eine solche Konzession vorzuschreiben[1]).

Ist aber auch für den Erwerber eines Privilegs die behördliche Konzession zulässig und wird sie vorgeschrieben, so vollzieht sich der Übergang eines Privilegs nicht anders als gegenwärtig der Übergang einer verkäuflichen Konzession. Der Inhalt des Apothekenprivilegs kann sich also nicht darin erschöpfen, daß der Berechtigte befugt ist, seinerseits die Be-

[1]) In Bayern und Baden muß auch der Inhaber eines Apothekenprivilegs zur Ausübung desselben eine Konzession nachsuchen (vgl. für Bayern die Gewerbe-Instruktion vom 17. Dezember 1853 und für Baden das Gesetz vom 11. September 1898 betr. die Ausübung der Realgewerbeberechtigung). Wenn RG. vom 9. Januar 1911 im Recht 1911 Sp. 205 das Wesen eines Realprivilegs auch darin findet, daß beim Besitzwechsel eine erneute Konzession nicht erforderlich ist, so ist das nicht zutreffend.

triebserlaubnis zu erteilen, wenn der Staat jederzeit das Recht in Anspruch nehmen kann, vom Nachfolger eine staatliche Konzession zu verlangen. Das wesentliche private Recht des Inhabers eines Privilegs besteht vielmehr auch nur in dem Wahlrecht des Nachfolgers. Solange der Staat für die Fortführung der privilegierten Apotheke eine Konzession nicht vorschreibt, kann man den Inhalt der im Privileg enthaltenen Gewerbeberechtigung dahin bestimmen, daß der Staat nicht nur dem Beliehenen die Betriebserlaubnis erteilt hat, sondern auch von vornherein allen seinen Nachfolgern, also nicht nur der bestimmten Person des zuerst Beliehenen, sondern auch der unbestimmten Person (persona incerta) seiner Rechtsnachfolger. In dem Privileg ist schon die Betriebserlaubnis für alle Rechtsnachfolger enthalten, die deshalb der jeweils Berechtigte nicht erst zu erteilen braucht. Der Berechtigte hat lediglich seinen Rechtsnachfolger zu wählen. Dieses Wahlrecht steht ihm vielfach nur in der Beschränkung zu, daß er nur den Nachfolger in dem Besitz eines Grundstücks auszuwählen berechtigt ist. Die Zulässigkeit der Erteilung einer Betriebserlaubnis nicht nur an eine bestimmte Person, sondern auch an die unbestimmte Person der Rechtsnachfolger, ist im öffentlichen Rechte nicht bestritten[1]). Es mag hier auch auf § 2 der Ausführungsanweisung zum Kleinbahngesetz vom 28. Juli 1892 verwiesen werden, durch welche die Erteilung einer Kleinbahnkonzession nicht nur an den ersten Unternehmer, sondern auch an seine Rechtsnachfolger für statthaft erklärt ist.

Und überall da, wo die Konzessionierung des Nachfolgers auch beim Privileg angeordnet ist[2]), bildet den Inhalt des Privilegs nichts anderes als die Zusicherung des Staats, daß dem gewählten Nachfolger die Konzession werde verliehen werden, also das Wahlrecht des Nachfolgers. Den gleichen Inhalt hat dann aber auch die verkäufliche Konzession, denn

[1]) Vgl. Otto Mayer, Verwaltungsrecht Bd. I § 8 III. 3.

[2]) Auch beim realen Schankrecht kann eine persönliche Konzession vorgeschrieben werden. OLG. Braunschweig vom 28. April 1905. G.-Arch. 5 S. 296.

auch deren Inhaber ist seitens des Staats zugesichert, daß der von ihm gewählte Nachfolger die Konzession erhalten werde, auch er hat das Wahlrecht dieses Nachfolgers.

3. Die rechtliche Natur der verkäuflichen Apothekenkonzession. Anwendung der Rechtssätze vom ungebuchten Apothekenprivileg.

Für die Beurteilung der rechtlichen Natur der verkäuflichen Apothekenkonzession soll noch auf folgendes hingewiesen werden:

In dem Ministerialerlasse vom 21. Juli 1886[1]) wird verordnet, daß innerhalb der nächsten 10 Jahre nach Errichtung einer neuen Apotheke der Inhaber der Konzession nicht befugt sein soll, der Regierung nach Maßgabe der Kabinettsorder vom 5. Oktober 1846 eine qualifizierte Person mit dem Rechte der Nachfolge zu präsentieren; die Regierung soll vielmehr, wenn ein Apotheker innerhalb dieser Frist sein Geschäft aufgeben will, ermächtigt sein, die Konzession anderweit zu verleihen. Hier wird von einer Präsentation mit dem Rechte der Nachfolge, also von einem Wahlrechte des Nachfolgers gesprochen. Hier wird weiter davon gesprochen, daß die Konzession anderweit verliehen werde, wenn der Apotheker innerhalb 10 Jahren seine Apotheke aufgeben will; die Konzession geht dann also nicht unter, besteht unabhängig von der Person des jeweils Berechtigten fort und wird nach Fortfall des Berechtigten anderweit verliehen. In diesem Ministerialerlasse ist auch von einer gewinnsüchtigen Verwertung der Konzession die Rede; die Konzession hat also auch das für die selbständige Gerechtigkeit charakteristische Merkmal eines selbständigen Werts. Von der gleichen Auffassung geht die neueste Kabinettsorder vom 30. Juni 1894 aus, nach der die Konzession beim Ausscheiden eines Apothekers aus seinem Geschäft in allen Fällen zur anderweiten Verleihung an den Staat zurückfällt. Der Ministerialerlaß vom 5. Juli 1894 spricht denn auch von einer unveräußerlichen und unvererblichen Konzession und ebenfalls von der Weiterverleihung der

[1]) Abgedruckt oben S. 62.

an den Staat zurückgefallenen Apothekengerechtigkeiten. Hier und in vielen andern amtlichen Bekanntmachungen wird die verkäufliche Apothekenkonzession, vielfach auch die Personalkonzession als Apothekengerechtigkeit bezeichnet; die erledigten Apothekenkonzessionen werden sehr häufig als heimgefallen und als an den Staat zurückgefallene Konzessionen ausgeschrieben. Auch beim Verzicht auf eine Apothekenkonzession besteht die Auffassung, daß die Konzession durch diesen Verzicht nicht untergeht, daß sie vielmehr an den Staat zurückfällt, der sie dann anderweit verleiht (vgl. den Ministerialerlaß vom 17. November 1893 bei Böttger S. 271).

Das preußische Stempelsteuergesetz spricht von veräußerlichen und vererblichen Apothekenkonzessionen. In den Motiven wird hervorgehoben, daß diese Konzession auf einer vererblichen und veräußerlichen Berechtigung beruht.

Aus allen diesen Gründen ist der Schluß gerechtfertigt, daß die verkäufliche Apothekenkonzession ein veräußerliches und vererbliches Apothekenbetriebsrecht ist, das sich von dem Apothekenprivileg im wesentlichen dadurch unterscheidet, daß es nicht in das Grundbuch eingetragen werden kann. Da die Apothekenprivilegien Berechtigungen sind, die entweder den Charakter einer selbständigen Gerechtigkeit bereits haben oder doch jederzeit erlangen können, so kann man die verkäufliche Apothekenkonzession auch als eine nicht buchungsfähige selbständige Gerechtigkeit bezeichnen.

Die rechtliche Grundlage für die verkäufliche Apothekenkonzession sind die rev. Apothekerordnung und die Königliche Verordnung wegen Anlegung neuer Apotheken vom 24. Oktober 1811 sowie die in Ergänzung dieser beiden Gesetze ergangenen Vorschriften. Aufgehoben sind nur die Realgewerbeberechtigungen; andere, diesen analoge Gewerbeberechtigungen sind aber nicht verboten; es ist daher zulässig, persönliche vererbliche und veräußerliche Gewerbeberechtigungen zu verleihen, sofern dieselben nur nicht den Charakter einer Realgewerbeberechtigung haben. Weitere Schranken sind den Apothekenbetriebsrechten weder durch die Stein-

Hardenbergische Gesetzgebung noch durch § 64 der preußischen Gewerbeordnung gesetzt. Das Wahlrecht leitet die verkäufliche Apothekenkonzession aus der Kabinettsorder von 1846 her. Es kann dahingestellt bleiben, ob diese Kabinettsorder Gesetzeskraft hat oder nicht; denn schon die rev. Apothekerordnung und die Königliche Verordnung vom 24. Oktober 1811 würden als gesetzliche Grundlage für die Verleihung persönlicher vererblicher und veräußerlicher Apothekenbetriebsrechte, sofern dieselben nur keinen realen Charakter tragen, ausreichen.

Man wird aber wohl doch auch der Kabinettsorder vom 5. Oktober 1846 Gesetzeskraft beilegen müssen. Pistor leugnet dies um deshalb, weil sie nicht in der Gesetzsammlung veröffentlicht sei[1]). Nun bestimmt allerdings der § 1 des Gesetzes vom 3. April 1846, betreffend die Publikation der Gesetze:

Landesherrliche Erlasse, welche Gesetzeskraft erhalten sollen, erlangen dieselbe nur durch Aufnahme in die Gesetzsammlung ohne Unterschied, ob sie für die ganze Monarchie oder nur für einen Teil derselben bestimmt sind.

Diese Gesetzesbestimmung bezieht sich aber nur auf die verbindliche Kraft der Gesetze gegenüber den Staatsbürgern und hat die Bedeutung, daß die Untertanen durch das Gesetz nur dann verpflichtet werden, wenn es gehörig publiziert ist, und daß alle vom Gesetze gewollten Vorteile und Nachteile dieselben nur dann treffen, wenn eine ordnungsmäßige Publikation erfolgt ist. Das Gesetz vom 3. April 1846 hat eine Beschränkung des absoluten Königs nicht beabsichtigt. Ergab der Wille des Königs, daß seine Anordnung auch ohne Publikation Geltung haben solle, oder bestimmte der König, daß das Gesetz auf andere Weise als durch die Gesetzsammlung zu veröffentlichen sei, so hatte seine Anordnung auch ohne Publikation in der Gesetzsammlung Gesetzeskraft. Nun enthält die Kabinettsorder vom 5. Oktober 1846 lediglich eine Ermächtigung an den zuständigen Minister, welche bis zur *definitiven gesetzlichen Regulierung* erfolgt ist. In dem Ministerialerlaß vom 21. Oktober 1846 wird auch von einem Vorbehalt

---

[1]) Vgl. *Pistor* S. 31; vgl. auch *Deichmann* S. 70.

weiterer legislativer Bestimmung gesprochen. Hieraus dürfte zu folgern sein, daß die Kabinettsorder vom 5. Oktober 1846 als eine legislative, also gesetzliche Bestimmung, erlassen ist.

Geht man davon aus, daß die verkäufliche Apothekenkonzession sich als eine nicht buchungsfähige selbständige Gerechtigkeit charakterisieren läßt, so folgt daraus, daß man alle Rechtssätze, welche vom ungebuchten Privileg, soweit es sich als selbständige Gerechtigkeit darstellt, gelten, analog auch auf die verkäufliche Konzession anwenden darf. Man wird deshalb in gleicher Weise wie beim ungebuchten Privileg auch hier annehmen müssen, daß die verkäufliche Apothekenkonzession mit dem Eigentum an einem Grundstücke verbunden und dessen Bestandteil — früher sprach man besser von Zubehör — werden kann. Auch hier wird man diese Verbindung im Zweifel und in der Regel unterstellen müssen; denn nach der Verkehrssitte stellt sich das Apothekengrundstück und die verkäufliche Konzession als eine wirtschaftliche Einheit dar, und kraft öffentlichen Rechts ist sie mit dem Grundstück verbunden. Hieraus folgt aber weiter, daß die verkäufliche Konzession in der Regel das rechtliche Schicksal des Apothekengrundstücks teilt, also insbesondere von dessen Veräußerung und Verpfändung mitbetroffen wird, auch wenn es nicht ausdrücklich mitveräußert oder mitverpfändet wird, und daß es bei der Zwangsversteigerung auf den Ersteher übergeht. Bei der freiwilligen Veräußerung pflegt der Veräußerer nur auf seine Konzession zu verzichten; eine Übertragung des Präsentationsrechts wird fast niemals ausdrücklich ausgesprochen. Gleichwohl wird das Präsentationsrecht als mit dem Grundstück auf den Erwerber übergegangen angesehen, wie ein Bestandteil. Ist aber die verkäufliche Konzession nicht Bestandteil eines Grundstücks, so finden auf dieselbe die Bestimmungen über persönliche Rechte wie beim ungebuchten Privileg Anwendung.

Was endlich das Präsentationsrecht anlangt, so erzeugt es privatrechtliche Ansprüche nur insofern, als dessen Verletzung zum Anspruch auf Schadenersatz berechtigt. Die Verleihung der Konzession ist ein Akt der Staatsgewalt. Auf Ausübung eines solchen Akts der Staatsgewalt kann im Rechtswege nicht geklagt werden; es liegt aber gleichwohl eine Rechtsverletzung vor, wenn die Staatsgewalt das Präsentationsrecht nicht achtet. Die Verletzung desselben oder dessen Entziehung seitens der Verwaltungsbehörde begründet deshalb einen Anspruch auf Schadloshaltung gegen den Staat, wie die Verletzung oder Entziehung eines Privatrechts durch die Verwaltungsbehörde überhaupt[1]). (Vgl. § 74, 75 der Einleitung zum ALR. sowie RG. vom 1. Juli 1912 Bd. 80, S. 19.)

Ob beim Bestreiten des Bestehens einer verkäuflichen Apothekenkonzession eine Klage auf Feststellung gegen den Staat im Rechtswege erhoben werden kann, muß hiernach wie beim Privileg bejaht werden; denn an der Feststellung des Bestehens einer verkäuflichen Apothekenkonzession hat der Berechtigte wie an der Feststellung des Bestehens eines Privilegs ein rechtliches Interesse, da aus dem Bestehen der verkäuflichen Apothekenkonzession Ansprüche, die dem privatrechtlichen Rechtsschutz unterliegen, folgen.

4. Die verkäufliche Apothekenkonzession in Rechtsprechung und Literatur.

a) Die herrschende Meinung.

Die herrschende Meinung ist ausführlich begründet in einer Entscheidung des Oberverwaltungsgerichts vom 17. Mai 1897 (OVG. in Staatssteuersachen Bd. VI, S. 100). Sie mag hier vollständig abgedruckt werden.

Entscheidung des VI. Senats, 1. Kammer, vom 17. Mai 1897.
Rep. E. X. f. 11/95.

Der Steuerpflichtige, ein Apotheker, wurde für 1895/96 von einem steuerbaren Vermögen von 24 700 M. (9600 M. Wert des eigenen Grundbesitzes einschließlich des Betriebskapitals und 99 000 M. Wert des gewerblichen Anlage- und Betriebskapitals,

---

[1]) Vgl. bezüglich der Eisenbahnkonzession Eger, Handbuch des Eisenbahnrechts Bd. I S. 93ff.

abzüglich 83000 M. Schulden) zu 12,60 M. Ergänzungssteuer veranlagt. Auf dem Schätzungsbogen war als Wert des Grundbesitzes der Betrag von 17600 M. angegeben, der Wert des „Apothekenprivilegiums" auf 80000 M. angesetzt. Nach dem Personalblatt betrug der Wert des Grundbesitzes 17600 M., der Maschinen, Gerätschaften, Werkzeuge 500 M., der Warenvorräte 1500 M., der „Konzession" 50000 M., dagegen nach dem Gutachten des Vorsitzenden der Veranlagungskommission, dem der Schätzungsausschuß beitrat, der Wert der Grundstücke 88000 M., der Gerätschaften usw. 2000 M., der Waren 5000 M., des Geldes und der Außenstände 4000 M., so daß sich ein gewerbliches Anlage- und Betriebskapital von 99000 M. ergab. Ohne weitere Erörterungen wurde die Berufung, in welcher wegen Vorhandenseins eines der Steuerpflicht nicht unterliegenden Vermögens Freistellung beantragt wurde, abgewiesen, indem das Gutachten des Schätzungsausschusses und die Schätzung der Veranlagungskommission für zutreffend erachtet wurden, da der Steuerpflichtige einen rechnungsmäßigen Nachweis nicht erbracht hätte.

Auf die Beschwerde, in welcher der Veranlagte anführte, daß er Ende 1890 durch Vertrag die Apotheke mit Zubehör und den als Betriebskapital anzusehenden Werten für 92000 M. gekauft hätte, daß er kein anderweites Betriebskapital besäße und daß 86900 M. Schulden in Abzug kämen, somit nur ein der Ergänzungssteuer nicht unterliegendes Vermögen von 5100 M. vorhanden wäre, wurde der Veranlagte vom Oberverwaltungsgericht von der Ergänzungssteuer freigestellt aus folgenden

Gründen:

Für die Bewertung von Apotheken besteht ein wesentlicher Unterschied zwischen den Apothekenprivilegien und den Apothekenkonzessionen.

Die Ausübung des Gewerbebetriebes als Apotheker war nach der älteren Gesetzgebung, insbesondere nach dem Allgemeinen Landrecht und der revidierten Apothekerordnung vom 11. Oktober 1801, nur zulässig, nachdem

1. ein landesherrliches Privilegium für die Apotheke und
2. ein Approbationspatent für den Apotheker erteilt worden war.

Das Privilegium zu 1 bildet eine selbständige Gerechtigkeit, über deren Verkäuflichkeit und Vererbbarkeit kein Zweifel herrscht. Die Erteilung derartiger Apothekenprivilegien ist durch das Gewerbesteueredikt vom 2. November 1810 (GS. S. 79) für unzulässig erklärt worden. Seitdem hat eine Verleihung solcher Privilegien nicht mehr stattgefunden. Außerdem sind die Apothekenprivilegien in den mit den alten preußischen Provinzen vereinigten oder wiedervereinigten Landesteilen, die zu dem Königreich Westfalen, zu dem Großherzogtum Berg und französischen Departements gehört haben, aufgehoben (vgl. Entscheidungen des Obertribunals Bd. IV, S. 226 und XVIII, S. 456.)

Die Anlage neuer Apotheken wurde durch die Verordnung vom 24. Oktober 1811 (GS. S. 359) geregelt. Dort wurde es hinsichtlich der Approbation der Apotheker bei den bisherigen Vorschriften belassen; bezüglich der Anlegung einer neuen Apotheke aber wurde bestimmt, daß diese von der Anerkennung des Bedürfnisses zur Vermehrung der Apotheken abhängig sei, und daß die Erlaubnis dazu von der Medizinaldeputation der Provinzialregierung erteilt werden solle (§§ 3, 5 a. a. O.). Diese Befugnis ist nach § 11 Nr. 4 b der Instruktion vom 31. Dezember 1825 (G.-S. 1826 S. 4.) auf die Oberpräsidenten übergegangen, die seitdem „die Konzessionen zur Anlegung neuer Apotheken" zu erteilen haben.

In der Allgemeinen Gewerbeordnung vom 17. Januar 1845 (GS. S. 4) bestimmt § 42, daß die Apotheker einer Approbation des Ministers der Medizinalangelegenheiten bedürfen, und § 54 besagt: „Außer der Approbation (§ 42) bedürfen Apotheker, welche sich nicht im Besitze eines Realprivilegiums befinden, einer Konzession des Oberpräsidenten, in welcher der Ort und das Grundstück, wo das Gewerbe betrieben werden soll, bestimmt sein muß." Diese Vorschrift steht bei der Hauptrubrik „II. Erfordernis besonderer polizeilicher Genehmigung", unter Nr. 3 „Besonderer Bestimmungen", während Nr. 1 „Gewerbliche Anlagen, welche einer besonderen polizeilichen Genehmigung bedürfen" betrifft, darunter die in § 16 der Reichsgewerbeordnung später ausgeführten Anlagen, Dampfkesselanlagen usw., und Nr. 2 sich über „Gewerbetreibende, welche einer besonderen polizeilichen Genehmigung bedürfen" verhält. An die Apothekenkonzessionen schließen sich in § 55 Kleinhandel mit Getränken, Gastwirtschaft und Schankwirtschaft an, für welche die Vorschriften der Kabinettsorder vom 7. Februar 1835 (GS. S. 18) und 21. Juni 1844 (GS. S. 214) aufrechterhalten werden, für die mithin eine rein persönliche Konzession auf höchstens ein Kalenderjahr erteilt werden soll.

In § 63 wird hinsichtlich der Stellvertretung der Apotheker (§ 54) vorgeschrieben, daß darüber in jedem einzelnen Falle die Behörde, der die Konzessionierung zusteht, zu bestimmen hat.

Die Reichsgewerbeordnung vom 21. Juni 1869 schließt in § 6 ihre Anwendung auf die Errichtung und Verlegung von Apotheken aus.

Nach diesen gesetzlichen Vorschriften kann es keinem Zweifel unterliegen, daß die Konzession zur Anlage einer Apotheke eine obrigkeitliche, polizeiliche Genehmigung für eine bestimmte Person zur Anlage und zum Betriebe einer Apotheke darstellt, nicht anders wie eine Personalkonzession zum Betrieb der Schankwirtschaft, Gastwirtschaft und dergleichen. Sie steht deshalb auch nicht den von der Person des Unternehmers losgelösten Konzessionen (§ 27 der Allgemeinen Gewerbeordnung vom 17. Januar 1845, § 16 ff. der Reichsgewerbeordnung) gleich. Dies ergibt sich aus der Verordnung vom 24. Oktober 1811 sowie aus der Stellung in Abschnitt II Nr. 3 der Allgemeinen Gewerbeordnung.

Hieraus folgt, daß alle Apothekenkonzessionen im Gegensatze zu den Realprivilegien nach dem Gesetz weder veräußerlich noch vererblich sind, mithin mit dem Wegfallen des berechtigten Subjekts durch Tod oder Verzicht erlöschen. Die „Übertragung" einer derartigen Konzession ist demnach im rechtlichen Sinne keine Übertragung, sondern die Erteilung einer neuen Konzession an ein anderes Subjekt.

Dieser gesetzliche Standpunkt wurde auch, nachdem er durch die Verwaltungspraxis verdunkelt worden war, in der Allerhöchsten Kabinettsorder vom 8. März 1842 (GS. S. 111) sowie in den Verfügungen des Ministers der geistlichen usw. Angelegenheiten vom 13. August 1842 und vom 21. Oktober 1846 zum Ausdruck gebracht. Gleichwohl wurde in dieser letzteren auf Grund der Allerhöchsten Kabinettsorder vom 5. Oktober 1846 erlassenen Verfügung zugelassen, daß „beim Ausscheiden eines nicht privilegierten Apothekers aus seinem Geschäft die Konzession dem von dem abgehenden Apotheker oder dessen Erben präsentierten Geschäftsnachfolger, jedoch immer nur für seine Person und unter ausdrücklichem Vorbehalt der Wiedereinziehung der Konzession bei seinem dereinstigen Abgange erteilt werde", unter der einzigen Bedingung, „daß der Nachfolger vorschriftsmäßig qualifiziert sei".

Durch Kabinettsorder vom 7. Juli 1886 und Ministerialverfügung vom 21. Juli 1886 (Ministerialblatt für die inenere Verwaltung S. 161) wurde hierauf bestimmt, daß dem Käufer erst nach 10 Jahren seit Errichtung derselben auf Präsentation seitens des Vorgängers die Konzession erteilt werden sollte; früher sollte nur unter ganz besonderen Umständen eine Veräußerung der Konzession zulässig sein.

Die Kabinettsorder vom 30. Juni 1894 und die Ministerialverfügung vom 5. Juli 1894 (Ministerialblatt für die innere Verwaltung S. 119) endlich schreiben vor, daß in Zukunft neue Konzessionen zur Anlage neuer Apotheken nur unter der Bedingung erteilt werden sollen, daß die Präsentation eines Nachfolgers ausgeschlossen sei. Nur für Witwen und Waisen ist eine Ausnahme gemäß § 4, Titel I der revidierten Apothekerordnung vom 11. Oktober 1801 zugelassen. Außerdem ist bestimmt, daß zurückgegebene Gerechtigkeiten und während der zehnjährigen Unveräußerlichkeit zurückgefallene Konzessionen als neue Konzessionen bei Weiterverleihung behandelt werden sollen (vgl. auch Verfügung vom 5. September 1894 im Ministerialblatt S. 146).

Aus diesen Vorschriften geht klar hervor, daß Apothekenkonzessionen stets ihren Charakter als bloße Personalkonzessionen behalten haben, mithin rechtlich weder veräußerlich noch vererblich sind; nur ist aus Verwaltungsrücksichten tatsächlich nicht an der strengen Durchführung dieses Prinzips festgehalten.

Wenn in Frage kommt, ob eine Apothekenkonzession eine selbständige Gerechtigkeit oder nur eine obrigkeitliche (polizeiliche) Genehmigung bildet, so können für die erstere Auffassung die erwähnten Verwaltungsbestimmungen um so weniger geltend gemacht werden, als sie den zweifelsfreien gesetzlichen Rechtszustand nicht würden berührt haben können.

Der geltende Rechtszustand wird auch dadurch nicht geändert, daß das Stempelsteuergesetz vom 31. Juli 1895 die Konzessionen zum Betriebe einer Apotheke in vererbliche und veräußerliche und sonstige scheidet und besondere Tarifsätze für jede Kategorie aufstellt. Nach den Motiven sind diese Bestimmungen aus fiskalischen Rücksichten erlassen worden, um die erheblichen Preise, welche für den Verzicht auf die Konzession und die Verpflichtung, den Erwerber als Geschäftsnachfolger vorzuschlagen, gezahlt zu werden pflegen, der Besteuerung zu unterwerfen. Sie beruhen auf der durch die Kabinettsorders vom 7. Juli 1886 und 30. Juni 1894 begründeten Verwaltungspraxis, lassen aber die gesetzlichen Bestimmungen und den rechtlichen Charakter der Apothekenkonzession als Personalkonzession unberührt. Für die Zwecke des Stempelsteuergesetzes genügte der durch die Kabinettsorder vom 30. Juni 1894 bestimmte rein tatsächliche Unterschied zwischen Veräußerlichkeit und Vererbbarkeit einerseits und Unveräußerlichkeit andererseits. Wird die hierauf bezügliche Verwaltungspraxis geändert, so verliert diese Entscheidung von selbst ihre Bedeutung.

Ist eine Apothekenkonzession hiernach eine obrigkeitliche (polizeiliche), nur für die Person des damit Beliehenen geltende Genehmigung, so bildet sie keinen Gegenstand der Ergänzungsbesteuerung.

Nach § 4, I, 1 des Ergänzungssteuergesetzes vom 14. Juli 1893 gelten als steuerbare Rechte nur „selbständige Rechte und

Gerechtigkeiten, welche einen in Geld schätzbaren Wert" haben, und nur unter dieser Voraussetzung gehören Rechte überhaupt zu dem steuerbaren gewerblichen Anlage- und Betriebskapital, § 6, Abs. 1, a. a. O. Als solche Rechte sollen nach Art. 8 der Ausführungsanweisung vom 3. April 1894 nur „selbständige ausschließliche Vermögensrechte" in Betracht kommen, und es sind als solche Rechte neben dem Bergwerkseigentum, den in Privatbesitz befindlichen Regalrechten, dem Urheberrechte und dem Patentrechte sowie dinglichen Nießbrauchs-, Gebrauchs- oder sonstigen Nutzungsrechten an fremden Vermögen oder Vermögensteilen, unter Nr. I, 4 aufgeführt „die noch bestehenden ausschließlichen Gewerbegerechtigkeiten (Fährgerechtigkeit, Schiffsmühlengerechtigkeit, Apothekenprivilegien) sowie die Fischereigerechtigkeit. „Nicht hierher gehören dagegen" — heißt es in Nr. II, 1 — „polizeiliche oder obrigkeitliche Konzessionen, Approbationen, Genehmigungen, welche die Befugnis oder Erlaubnis zur Ausübung eines Gewerbebetriebes, nicht aber ein ausschließliches Recht begründen."

Hiernach kann es keinem Zweifel unterliegen, daß die nach §§ 3, 5 der Verordnung vom 24. Oktober 1811, § 54 der Allgemeinen Gewerbeordnung vom 17. Januar 1845 erteilte obrigkeitliche Konzession zum Betriebe einer Apotheke kein selbständiges Recht im Sinne des § 4, I, des Ergänzungssteuergesetzes darstellt. Die gesetzliche Natur dieser reinen Personalkonzession wird dadurch nicht geändert, daß in einzelnen Fällen aus Verwaltungsrücksichten eine ihre Veräußerung und Vererbung ersetzende Form gefunden wird. Sie unterscheidet sich hierin in keinem wesentlichen Stücke von der Konzession zum Betriebe der Gast- oder Schankwirtschaft (§ 33 der Reichsgewerbeordnung). Auch diese Personalkonzession kann tatsächlich in der Form übertragen werden, daß der bisherige Inhaber gegenüber dem neuen Erwerber auf die Ausübung gegen Entgelt verzichtet und der letztere die Konzession erwirbt. In beiden Fällen, bei Apotheken und Gastwirtschaften wird aber rechtlich nicht die alte Konzession auf den neuen Erwerber übertragen, sondern dieser erhält eine neue Konzession für seine Person. Ein Verkauf der Konzession ist vielmehr rechtlich unmöglich. (Vgl. Urteile des Reichsgerichts vom 8. Mai 1895 in Entscheidungen in Zivilsachen Bd. XIII, S. 255; vom 23. November 1886 im Justiz-Ministerialblatt von 1887, S. 282; vom 8. Oktober 1891 im Justiz-Ministerialblatt von 1892, S. 291 und in der Juristischen Wochenschrift 1893, S. 371.) Die Konzessionen können deshalb auch nicht einen gemeinen Wert, d. i. einen Verkaufswert im Sinne des § 9 des Ergänzungssteuergesetzes haben.

Daß die obrigkeitliche (polizeiliche) Konzession auch nicht zum gewerblichen Anlage- und Betriebskapital gehört, wird im Art. 10, III, 3 der Ausführungsanweisung anerkannt, indem hiernach zum gewerblichen Anlage- und Betriebskapital nur solche Gewerbeberechtigungen, Rechte auf Gebrauch oder Nutzung fremder Grundstücke, Wege, Kanäle, Privatflüsse, Seen und dergleichen und sonstige selbständige Rechte, welche in Art. 8 der Ausführungsanweisung als solche bezeichnet sind, gerechnet werden dürfen.

Die Personalkonzessionen können hiernach bei der Ergänzungsbesteuerung weder als selbständiger Teil des steuerbaren Vermögens noch als Bestandteil des gewerblichen Anlage- und Betriebskapitals bewertet werden. Dies gilt auch für die Apothekenkonzessionen, da das Gesetz besondere Bestimmungen nicht enthält.

Für die Ergänzungsbesteuerung kommen demnach hinsichtlich der Apotheken allein die noch bestehenden Realprivilegien in Betracht, so daß bei der Bewertung von Apotheken stets in sicherer Weise festgestellt werden muß, ob ein Realpriviligium oder nur eine Konzession in Frage steht.

Diese Grundsätze finden gleichmäßige Anwendung auf alle Provinzen des Preußischen Staates, insbesondere auch auf die Provinz Hannover, wo in dieser Beziehung dieselben Vorschriften wie in den alten Provinzen gelten.

Die Berufungsentscheidung, in der die nach Lage der Sache notwendige Feststellung darüber, ob ein Privilegium oder eine Konzession vorliegt, nicht erfolgt ist, unterliegt deshalb wegen rechtlicher und formaler Verstöße gemäß § 36 des Ergänzungssteuergesetzes, § 44 des Einkommensteuergesetzes vom 24. Juni 1891 der Aufhebung.

Bei freier Beurteilung ist die Sache spruchreif.

Die Apotheke des Beschwerdeführers ist im Jahre 1812 mit Genehmigung des damaligen französischen Unterpräfekten angelegt worden, es besteht mithin für sie kein Privilegium. Der Beschwerdeführer hat daher auch nach dem Erwerbe der Apotheke nur die persönliche Konzession zum Betriebe des Apothekergewerbes vom 1. Januar 1891 ab durch Verfügung des Regierungspräsidenten vom 16. Dezember 1890 erhalten. Die Konzession darf weder als selbständiges Recht noch bei der Bewertung des Grundstücks beziehentlich des gewerblichen Anlage- und Betriebskapitals in Betracht gezogen werden. Trotzdem ist bei Berechnung des gewerblichen Anlage- und Betriebskapitals der Wert der Konzession mit 80 000 M. oder zum mindesten mit 50 000 M. in Ansatz gelangt. Das steuerbare Vermögen sinkt somit unter allen Umständen unter den Betrag von 60 000 M., und es mußte daher die Steuerfestsetzung auf Freistellung von der Ergänzungssteuer berichtigt werden.

Nach dieser Entscheidung soll die Präsentation mit dem Rechte der Nachfolge nur auf einer Verwaltungspraxis beruhen, eine den privatrechtlichen Rechtssätzen folgende Berechtigung aber nicht enthalten; es handelte sich hier nur um eine aus Verwaltungsrücksichten zugelassene, die Veräußerung und Vererbung ersetzende Form. Die Übertragung einer derartigen Konzession sei keine Übertragung im Rechtssinne, sondern die Erteilung einer neuen Konzession an ein anderes Subjekt. Die verkäufliche Konzession sei keine selbständige Gerechtigkeit, sondern nur eine obrigkeitliche Genehmigung. Aus den gesetzlichen Bestimmungen, die für sie gelten, gehe klar hervor, daß sie ihren Charakter als bloße Personalkonzession behalten hätte. Es könne keinem Zweifel unterliegen, daß die Konzession zur Anlage einer Apotheke eine obrigkeitliche polizeiliche Genehmigung für eine bestimmte Person zur Anlage und zum Betriebe einer Apotheke darstelle, nicht anders wie eine Personalkonzession zum Betriebe der Schankwirtschaft, Gastwirtschaft und dergleichen.

In dieser Begründung ist nur das Präsentationsrecht berücksichtigt, es sind aber die sonstigen Unterschiede zwischen der Apothekenkonzession und der bloßen polizeilichen Genehmigung nicht in Betracht gezogen, insbesondere die Art der Entstehung der Konzession, das Konkurrenzverfahren bei der Verleihung und die Auswahl des Anwärters. Es mag hier auch auf die Prüfung der finanziellen Leistungsfähigkeit des Anwärters hingewiesen werden, welche Ähnlichkeit mit der Prüfung des Bewerbers um eine Eisenbahnkonzession hat; dann die Wiederverleihung heimgefallener Konzessionen und der Verzicht auf die Konzession, endlich die auch die Personalkonzession des Apothekers von der bloßen polizeilichen Erlaubnis unterscheidende Verpflichtung des Nachfolgers zur Übernahme von Apothekeneinrichtung und Warenlager, also der Apotheke ohne Grundstück. Diese Unterschiede zusammen mit dem Präsentationsrecht bestimmen aber den Charakter der Apothekenkonzession und lassen sie als eine andere Berechtigung erscheinen als die bloße Betriebserlaubnis. Auch der Unterschied zwischen der selbständigen Gerechtigkeit und der Betriebserlaubnis dürfte in dieser Entscheidung nicht zum Ausdruck kommen; denn auch die selbständige Gerechtigkeit enthält eine Betriebserlaubnis, allerdings nicht nur für den Beliehenen, sondern auch für alle seine Rechtsnachfolger, und auch bei der selbständigen Gerechtigkeit kann der Staat eine Konzessionierung des Nachfolgers vorschreiben. Die preußische Gewerbeordnung vom 17. Januar 1845 ist von entscheidender Bedeutung für den Rechtscharakter der Apothekenkonzession nicht; denn sie läßt alle bestehenden gesetzlichen Bestimmungen, insbesondere die Apothekerordnung und die Königliche Verordnung wegen Anlegung neuer Apotheken vom 24. Oktober 1811 fortbestehen; sodann kann nach ihr die Apothekenkonzession auch als eine von der Person des Unternehmers losgelöste Konzession angesehen werden, wie die Konzession zu Fabrikanlagen, Dampfkessel und ähnliche, was aus § 66 gefolgert werden kann. Endlich ist die preußische Gewerbeordnung durch die Kabinettsorder vom 5. Oktober 1846 abgeändert, wenn man dieser Gesetzeskraft beilegt. Die Ausführungen des Oberverwaltungsgerichts, soweit sie das Stempelgesetz betreffen, werden durch die Motive widerlegt, da diese von einer vererblichen und veräußerlichen Berechtigung, auf der die verkäufliche Apothekenkonzession beruht, sprechen.

In neuester Zeit hat sich Deichmann[1]) mit ausführlicher Begründung der Ansicht des Oberverwaltungsgerichts angeschlossen; er hält das Präsentationsrecht für einen bloßen Normenschutz und legt auch den sonstigen Unterschieden zwischen der verkäuflichen Apothekenkonzession und der bloßen Betriebserlaubnis entscheidendes Gewicht nicht bei. Auf Grund des Präsentationsrechts bestände nur eine Verpflichtung der Behörde zur Konzessionierung des Nachfolgers; das Präsentationsrecht gewähre aber dem Inhaber der Konzession kein subjektives Recht, ähnlich wie bei der Armenunterstützung der Arme kein Recht auf Unterstützung habe, sondern nur eine

[1]) Deichmann S. 66ff.

Fürsorgepflicht des Armenverbands bestehe. Abgesehen davon, daß es sich wenigstens nach der im Rechtsverkehr der Apotheker herrschenden Meinung um sehr wertvolle Rechte handelt, dürfte doch wohl eine Vergleichung mit den Rechtsverhältnissen der Privilegien oder ähnlichen Konzessionen, wie etwa der Eisenbahnkonzession, näher liegen als mit dem Recht auf Armenunterstützung. Mit dem gleichen Rechte, mit dem man annimmt, daß die Eisenbahnkonzession Ansprüche erzeugt, welche dem privatrechtlichen Rechtsschutz unterliegen, wird man dies auch bei der Apothekenkonzession tun müssen. Vor allem berücksichtigt Deichmann nicht, daß auch für Privilegien Konzessionierung des Nachfolgers vorgeschrieben werden kann. Auch der Inhaber eines Privilegs könnte bei Verweigerung einer Konzession auf Erteilung der Konzession im Rechtswege nicht klagen, da es sich hier um Ausübung eines Staatshoheitsrechts handelt; auch er hätte bei Nichtkonzessionierung des Nachfolgers nur Schadenansprüche.

Radeke schließt sich in seinem vorerwähnten Aufsatze Nr. 99 und 100 der Pharmazeutischen Zeitung für 1900 ebenfalls der Meinung des Oberverwaltungsgerichts an. Gleichwohl stellt er den Unterschied zwischen Privileg und Konzession, wie folgt fest:

> Das Apothekenprivileg enthält das Recht, dem Rechtsnachfolger die zur Fortsetzung des Apothekengewerbes erforderliche Erlaubnis selbst erteilen zu können; die sogen. veräußerliche Apothekenkonzession ist nur eine der Person erteilte, weder vererbliche noch veräußerliche Erlaubnis zum Gewerbebetrieb; doch steht dem Inhaber einer sochen Apotheke das gesetzliche Recht zu, einen Nachfolger präsentieren zu können, dem die Erlaubnis erteilt werden muß, wenn er vorschriftsmäßig qualifiziert ist.

Radeke gibt, obwohl er die verkäufliche Apothekenkonzession für eine höchst persönliche Gewerbeberechtigung hält, dem Inhaber das gesetzliche Recht auf Präsentation des Nachfolgers. Viel anders ist aber das gesetzliche Recht des Inhabers eines Privilegs vielfach auch nicht beschaffen.

Böttger bestimmt die rechtliche Natur der verkäuflichen Apothekenkonzession in folgender Weise[1]):

Über die rechtliche Bedeutung der verkäuflichen Konzessionen im allgemeinen ist folgendes zu bemerken: Die Konzession ist keine selbständige Gerechtigkeit, sondern sie ist eine persönliche gewerbliche Befugnis, ähnlich wie eine Gastwirtschaftskonzession, nur mit der Besonderheit ausgestattet, daß der Apotheker bei den vor dem 30. Juni 1894 erteilten Konzessionen einen Nachfolger präsentieren kann und letzterer, seine formelle Qualifikation vorausgesetzt, konzessioniert werden muß. In dieser Besonderheit liegt der Wert der Konzession. Zubehör des Apothekengrundstückes ist dieselbe aber nicht. Es würde beispielsweise nichts entgegenstehen, daß der Apotheker sein Grundstück verkaufte und darin selbst als Mieter die Apotheke fortsetzte.

Böttger erkennt das für die Berechtigung bestimmende Element des Präsentationsrechts. Die Besonderheit, die er feststellt, daß der Apotheker sein Grundstück verkaufen und in dem verkauften Grundstücke den Betrieb der Apotheke als Mieter fortsetzen kann, ist keine Besonderheit der verkäuflichen Konzession allein; sie trifft auch für das Privileg zu, sogar für das subjektiv-dingliche, da auch dieses jederzeit in eine selbständige Gerechtigkeit umgewandelt und vom Grundstücke getrennt werden kann.

Auch Pistor[2]) spricht sich über den Unterschied zwischen Privileg und Konzession aus:

Demgemäß bestehen in Preußen zwei verschiedene Berechtigungen zum Apothekenbetriebe, eine dingliche, veräußerliche und vererbliche (das Privilegium) und eine nach dem Wortlaut der erteilten Ermächtigung rein persönliche Berechtigung, welche seit 1846 (vgl. S. 31) auch wieder vererblich und veräußerlich geworden ist.

Die privilegierte Apotheke bildete ursprünglich ein selbständiges, dauerndes, vom Staate in seinem Gesamtbestande anerkanntes Rechtsobjekt, welches für sich ohne persönliche Bedingung besteht übertragbar, auch verpfändbar ist und daher sein eigenes Blatt in dem Grundbuch (Hypothekenbuch) von den Privilegien hat.

---

[1]) Böttger, Apothekengesetze S. 283.

[2]) Pistor S. 61.

Die konzessionierte Apotheke ist vom rein rechtlichen Standpunkt an sich kein Rechtsobjekt, wird ein solches vielmehr erst dadurch, daß von einer staatlich auserwählten und mit besonderer Genehmigung betrauten Person die für den Betrieb einer Apotheke erforderlichen Einrichtungen getroffen werden. Die erteilte Genehmigung, Konzession, kann daher nicht ohne Zustimmung der genehmigenden Behörde verkauft, mit rechtlicher Gültigkeit weder verpfändet noch in das Grundbuch eingetragen werden.

Die privilegierte Apotheke besteht auch nach dem Tode ihres Besitzers ohne staatliche Genehmigung weiter.

Im Laufe der Jahre hat sich nun zwar der Unterschied zwischen privilegierten und konzessionierten Apothekenberechtigungen fast vollständig verwischt, besteht aber betreffs der Grundbuchfähigkeit naturgemäß fort.

Ähnlich wie Pistor sprechen sich aus Borgstette, Staas, Eulenburg u. a., insbesondere aber folgender Ministerialerlaß vom 10. August 1871:

Die Königliche Regierung geht in dem Bericht vom 10. Juni d. J. mit Recht davon aus, daß in dem nach der Zirkularverfügung vom 21. Oktober 1846 zu beobachtenden Verfahren bei dem Verkauf konzessionierter Apotheken durch die Gewerbeordnung vom 21. Juni 1869 keine Änderung eingetreten ist. Die Existenz einer konzessionierten Apotheke im Gegensatze zu einer privilegierten beruht auf der ihrem Inhaber für seine Person erteilten Konzession. Die letztere ist kein Gegenstand privatrechtlicher Übertragung, und der Käufer einer konzessionierten Apotheke erlangt die Konzession nicht durch Sukzession in die Rechte seines Verkäufers, sondern kraft einer neuen staatlichen Verleihung, ohne welche die Apotheke die Bedingung ihrer Existenz einbüßen würde. Vom rechtlichen Gesichtspunkte betrachtet, enthält der Übergang einer bloß konzessionierten Apotheke an einen anderen allemal die Errichtung einer neuen Apotheke, weil die Konzession des Verkäufers durch den Verkauf erlischt. An diesem Verhältnis hat die Gewerbeordnung nichts geändert, und ist somit der Gegenstand auch ferner in derselben Weise wie früher zu behandeln.

b) Die verkäufliche Apothekenkonzession und das Reichsgericht.

Das Reichsgericht hat sich wiederholt mit der verkäuflichen Apothekenkonzession beschäftigt, ohne sich aber über deren Rechtsnatur ausdrücklich auszusprechen. Es mag hier auf folgende Entscheidungen des Reichsgerichts Bezug genommen werden:

1. In einer Entscheidung vom 13. Mai 1911, abgedruckt im „Recht“ 1911 Nr. 3413, bezeichnet das Reichsgericht die verkäufliche Apothekenkonzession zwar als „verkäuflich“, aber nicht als „übertragbar“ und hält den Irrtum des Käufers darüber, ob die dem Verkäufer zustehende Apothekenkonzession eine verkäufliche oder eine Personalkonzession sei, für wesentlich im Sinne des § 119 des BGB. Diese Entscheidung soll, wie sie im „Recht“ Nr. 3413 abgedruckt ist, hier folgen:

3413. Zu § 119 BGB. Ein Irrtum des Käufers einer Apotheke darüber, ob die dem Verkäufer zustehende Personalkonzession die in Preußen früher zugelassene oder eine der neu eingeführten Konzessionen sei, ist rechtserheblich im Sinne des § 119 BGB.

Bei den älteren auf Personalkonzession beruhenden Apotheken waren in Preußen, um den Besitzern die freie Veräußerung möglich zu machen, durch die Kabinettsorder vom 5. Oktober 1846 die Regierungen angewiesen worden, „beim Ausscheiden eines nicht privilegierten Apothekers aus seinem Geschäft dem von dem abgehenden Apotheker oder dessen Erben präsentierten Geschäftsnachfolger, sofern derselbe vorschriftsmäßig qualifiziert ist, jedoch immer nur für seine Person und unter ausdrücklichem Vorbehalt der Wiedereinziehung der Konzession bei seinem dereinstigen Abgange, die Konzession zu erteilen“ (vgl. Böttger, Preuß. Apothekengesetze, 4. Aufl., S. 232). Das Recht der Präsentation des Nachfolgers hatte, da der Verkäufer die freie Auswahl hatte, für den Verkaufswert große Bedeutung, immerhin aber wurde dadurch, wie der Ministerialerlaß vom 10. August 1871 (Böttger a. a. O., S. 253) noch ausdrücklich hervorhebt, die Konzession selbst nicht übertragbar, vielmehr erlangte der Käufer die Konzession kraft einer neuen staatlichen Verleihung, nicht durch Nachfolge in die Rechte seines Verkäufers. Da der Vorbehalt der Wiedereinziehung der Konzession nur die Bedeutung hatte, einer künftigen gesetzlichen Regelung nicht vorzugreifen (Min.-Verf. vom 15. Juli 1857, Böttger S. 233), im übrigen nach der Kabinettsorder vom 5. Oktober 1846 dem präsentierten qualifizierten Käufer die Konzession erteilt werden mußte. (Böttger S. 253), so waren hiernach die älteren Personalkonzessionen in Preußen in der Tat zwar nicht „übertragbar“, aber „verkäuflich“. Erst die Kabinettsorder vom 30. Juni 1894 (Böttger S. 246) hat für die neuen, in Zukunft zu verleihenden Konzessionen das Konzessionsrecht beseitigt, seitdem werden daher nach den Ministerialerlassen vom 5. Juli und 5. September 1894 (Böttger S. 247) solche neuen an den Staat zurückgefallenen Konzessionen öffentlich ausgeschrieben.

R.G.V. 13. Mai 11. 494/10. (Naumburg, 11. 7. 10.)

2. In der Entscheidung vom 19. Mai 1911, Recht 1911, 2506, hat das Reichsgericht einen Vertrag, durch welchen ein Apotheker an einen andern Apotheker seine veräußerliche und vererbliche Berechtigung zum Betriebe des Apothekengewerbes verkauft und sich verpflichtet hat, auf die Apothekenkonzession zu verzichten, und durch den der Käufer sich verpflichtete, die Apotheke schon vor der Übergabe und bis zu dieser zu verwalten, für rechtsbeständig erklärt und den Einwand, daß ein solcher Vertrag gegen den § 134 BGB. verstoße und deshalb nichtig sei, verworfen.

3. In zahlreichen Entscheidungen hatte sich das Reichsgericht mit der Stempelfrage beim Verkauf von Apotheken zu befassen, die auf Grund einer verkäuflichen Konzession betrieben werden, und die Frage zu entscheiden, in welcher Weise die Vereinbarung über den Verzicht auf die Konzession seitens des Inhabers und die Verpflichtung zur Präsentation des Nachfolgers zu verstempeln sei. Das Reichsgericht nimmt an, daß es sich hier um einen besondern Vertrag handle, daß der für den Verzicht gezahlte Preis nicht ein Teil des Kaufpreises für das Apothekengrundstück bilde, und daß die Konzession auch nicht eine wertsteigernde Eigenschaft des Grundstücks darstelle. Auch aus diesen Entscheidungen läßt sich eine bestimmte Rechtsansicht über die rechtliche Natur der Apothekenkonzession nicht entnehmen. In einigen dieser Entscheidungen wird von Übertragung von Rechten gesprochen, in andern wird betont, daß die Apothekenkonzession kein mit privatrechtlicher Wirkung veräußerliches und auf andere übertragbares Recht sei. Hier mag auf folgende Entscheidungen hingewiesen werden.

Aus der Entscheidung vom 8. Juni 1893, Jur. Wschr. 1893, S. 374, Nr. 90:

Nach dem Tatbestand sind die für die Abtretung der Konzession berechneten 50 000 M. als Vergütung für die Verzichtleistung bzw. Übertragung von Rechten anzusehen, welche als für sich besonders bestehende Vertragsgegenstände und nicht als Bestandteile des verkauften Grundstücks und nur zur Erhöhung des Wertes desselben dienend zu betrachten sind. Der Verzicht und die Übertragung von Rechten sind aber dem Kaufstempel nicht unterworfen. Von dieser Erwägung ist das Reichsgericht in einer Reihe ähnlicher Fälle ausgegangen.

Aus der Entscheidung vom 28. Januar 1886 bei Gruchot Bd. 31, S. 998:

Außerdem leuchtet ein, daß der Verzicht des Verkäufers auf die Konzession und die Übertragung der ihm daraus fließenden Rechte auf den Kläger nur die Bedeutung haben könne, daß der Verkäufer auf das konzessionierte Recht, das Apothekergeschäft in dem verkauften Grundstücke zu betreiben, verzichtet und das Recht zu dem Geschäftsbetriebe auf den Kläger überträgt. Diese Erklärungen sind von rechtlicher Wirksamkeit und nicht gegenstandslos, auch wenn Kläger, um die daraus für ihn hervorgehenden Rechte auszuüben, eine besondere behördliche Konzession für seine Person erwerben muß, und sie bilden ein für sich zu charakterisierendes Rechtsgeschäft.

Aus der Entscheidung vom 23. November 1886 in JMBl. 1887, S. 282:

Wie bereits der erste Richter zutreffend ausgeführt hat, stellt die Apothekenkonzession kein mit privatrechtlicher Wirkung veräußerliches, auf andere Personen übertragbares Recht dar, da sie dem damit Beliehenen nach dem Min.-Reskript vom 21. Oktober 1846 immer nur für seine Person verliehen wird. Das genannte Reskript räumt dem bisherigen Inhaber einer Konzession nur das Recht ein, bei seinem Ausscheiden einen vorschriftsmäßig qualifizierten Nachfolger in „Vorschlag zu bringen".

Die Apothekenkonzession wird nur in beschränktem Umfang nach Bedürfnis erteilt, und zwar soll nach dem bezogenen Reskript beim Ausscheiden des bisherigen Inhabers die Verleihung an den von diesem Präsentierten erfolgen, dessen Qualifikation natürlich vorausgesetzt. Es erhellt daher, daß es für einen Apotheker, der sich um Erlangung einer Konzession bemüht, ein besonderes vermögensrechtliches Interesse ist, einen bisherigen Konzessionsberechtigten gegen eine bestimmte Summe zu vermögen, unter

Verzicht auf seine Konzession ihn bei der Regierung in Vorschlag zu bringen[1]).

c) Für die hier vertretene Meinung

soll auf folgendes hingewiesen werden:

Aus der älteren Literatur mag hier auf den Aufsatz in Gruchots Beiträgen Bd. I, S. 37 aus dem Jahre 1857 Bezug genommen werden, in dem der damalige Rechtszustand beleuchtet und die Ansicht vertreten wird, daß die Apothekenkonzession keine höchstpersönliche Gewerbeberechtigung darstellt, sondern als eine von der Person des jeweiligen Inhabers unabhängige, einer dauernden gewerblichen Anlage erteilte Konzession anzusehen ist. In diesem Aufsatze ist die Kabinettsorder vom 5. Oktober 1846 und die preußische Gewerbeordnung berücksichtigt. Der Aufsatz soll, soweit er hier in Betracht kommt, angeführt werden.

5. Über die Veräußerlichkeit von Apotheken.

Da die Apothekerkonzessionen, welche auch in den älteren Provinzen immer die Regel bilden werden und daher an sich gewiß ein sehr beachtenswerter Gegenstand für den Gesetzgeber sind, so ist das Ministerium der geistlichen, Unterrichts- und Medizinalangelegenheiten in seinen bisherigen Erlassen von einer Auffassung ausgegangen, welcher man vom rechtlichen Gesichtspunkte aus entschieden entgegentreten muß. Es ist die Ansicht ausgesprochen:

die Konzession schaffe kein veräußerliches und vererbliches Recht, sondern nur, wie die Erlaubnis zum Betriebe jedes anderen Gewerbes, eine bloß persönliche Berechtigung. Reskr. vom 27. Dezember 1823 (v. Kamptz, Annalen Bd. 7, S. 992).

Sie gelte nur für den mit derselben Beliehenen, so daß sie weder ererbt, noch verkauft, noch anderweit irgendwie veräußert werden könne. Reskr. vom 1. September 1842 (Min.-Bl. der innern Verw. S. 321).

Sie falle vielmehr nach dem Abgange des Konzessionars zur weiteren freien Verfügung an die Regierung zurück, so daß mit dem Ausscheiden des Konzessionars aus seinem Geschäft die Apotheke als solche zu bestehen aufhöre, und dem abgehenden Apotheker die freie Disposition nur über die zur Apotheke gehörig gewesenen

[1]) Vgl. auch RG. vom 8. Mai 1885 Bd. 13, S. 265. RG. vom 4. April 1895, JMBl. 1896, S. 28.

Einrichtungsgegenstände und Warenvorräte zustehe. (Reskr. vom 21. Oktober 1846, Min.-Bl. der innern Verw. S. 209, 210.)

Ein Apotheker, der kein Realprivilegium für sich habe, besitze keine veräußerliche Berechtigung. Es könne daher nicht von dem Verkaufe einer solchen Berechtigung, sondern nur von der Veräußerung des Hauses und der Gefäße die Rede sein.

Sobald ein solcher Apotheker das Gewerbe aufgäbe, hänge es von der betreffenden Regierung ab, keinem andern Apotheker die Konzession für den Ort zu erteilen, ebenso stehe es ihr ganz frei, wem sie eventuell diese erteilen wolle, so daß also der Konzessionierte ganz freie Wahl habe, von dem vorigen Besitzer der Apotheke das Haus, das vorhandene Inventarium usw. zu kaufen oder ihm dessen anderweiten Verkauf zu überlassen und sich das Benötigte selbst anzuschaffen. (Reskr. vom 25. August und 18. September 1824; v. Kamptz, Annalen Bd. 8, S. 926 und 923.)

Seit Erlaß des Edikts vom 2. November 1810 würden zur Anlegung neuer Apotheken sowohl, als auch zur Übernahme und Fortführung schon angelegter nur persönliche, für den jedesmaligen Inhaber ausschließend geltende und keiner Übertragungsdisposition von seiner Seite unterworfene Konzessionen auszugeben, dergestalt, daß das Recht eines solchen konzessionierten Apothekers bei seinem Abgange vom Geschäft sich nur auf die Disposition über die materiellen Einrichtungsgegenstände seiner Offizin beschränke.

Schreiben vom 10. März 1840 (s. oben).

Es soll dem abgehenden Apotheker oder dessen Erben der Vorschlag des Nachfolgers in der Konzession nicht mehr gestattet sein, sondern die Auswahl desselben lediglich durch die Rücksichten auf die allgemeinen Interessen des Sanitätswesens bestimmt werden.

Wenn der Fall eintrete, daß eine konzessionierte Apotheke einem andern als dem bisherigen Besitzer der Konzession verkauft werden solle, so könne dies nur geschehen, nachdem dieselbe durch Sachverständige taxiert worden, und sei der durch die Taxation ermittelte Wert der Apotheke als der Preis anzusehen, für welchen die Apotheke verkauft und erkauft werden dürfe.

Bei dieser Taxation sei jedoch nur auf den Wert der Apotheke als solcher zu sehen, dergestalt, daß der Käufer keineswegs gehalten sei, das Grundstück, in welchem sie sich befindet, mitzuerstehen. Hierdurch sei jedoch der Eigentümer einer konzessionierten Apotheke nicht behindert, seine Warenbestände und Gerätschaften zu verkaufen oder sich seines Grundstücks irgendwie zu entledigen, natürlich aber sei damit keine Berechtigung zur Fortsetzung des Apothekergeschäfts verbunden. Reskr. vom 13. August und 1. September 1842 (Min.-Bl. d. inn. Verw. S. 320, 321).

Diese bisher bei der Verwaltung der Medizinalangelegenheiten seitens der obersten Leiter derselben festgehaltene Ansicht ist auch auf die Gesetzgebung[1]) nicht ohne Einfluß geblieben.

Durch die Allerhöchste Kabinettsorder vom 8. März 1842 (S. 111) ist genehmigt, daß bei Erledigung einer bloß persönlichen Konzession zur Anlegung einer Apotheke demjenigen, welchem in deren Stelle eine neue Konzession erteilt wird, von der Medizinalbehörde auf Antrag des bisherigen Apothekers oder seiner Erben zur Bedingung gestellt werden darf, die zur Einrichtung und zum Betriebe der Offizin seines Vorgängers gehörigen, noch in gutem Zustande befindlichen und für den Geschäftsverkehr brauchbaren Gerätschaften, Gefäße und Warenvorräte gegen einen von der Regierung nach dem Gutachten von Sachverständigen festzustellenden Preis zu übernehmen.

Es hat sich jedoch diese zur Begünstigung der nicht privilegierten Apotheker und ihrer Erben getroffene Bestimmung als eine solche nicht bewährt, weshalb der Minister der Medizinalangelegenheiten durch die Allerhöchste Order vom 5. Oktober 1846 ermächtigt worden, einstweilen und bis zur definitiven gesetzlichen Regulierung dieses Gegenstandes zu der vor Erlaß der Kabinettsorder vom 8. März 1842 stattgefundenen Praxis zurückzukehren und demgemäß die Regierungen anzuweisen:

beim Ausscheiden eines nicht privilegierten Apothekers aus seinem Geschäft die Konzession dem von dem abgehenden Apotheker oder dessen Erben präsentierten Geschäftsnachfolger, sofern derselbe vorschriftsmäßig qualifiziert ist, jedoch immer nur für seine Person und unter ausdrücklichem Vorbehalt der Wiedereinziehung der Konzession bei seinem dereinstigen Abgange, zu erteilen. Zirkularverfügung vom 21. Oktober 1846 (Min.-Bl. d. i. Verw. S. 209, 210).

Hierin muß man eine Umlenkung nach dem allein richtigen Gesichtspunkte hin erblicken.

Die oben dargestellte Ansicht des Ministeriums der geistlichen, Unterrichts- und Medizinalangelegenheiteu beruht offenbar auf einer Verwechslung zwischen der Konzession zur Anlage einer Apotheke und der konzessionierten Apotheke selbst.

Die erstere ist ihrer Natur nach etwas rein Persönliches und daher einer Übertragung auf einen andern gar nicht fähig. Sie verleiht einer bestimmten Person das Recht, eine Gewerbsanlage

[1]) Hiernach dürfte auch Gruchot die Kabinettsordre vom 5. Oktober 1846 als ein Gesetz ansehen.

zu machen, die nur mit Genehmigung des Staates und nur von besonders dazu befähigten und als solchen anerkannten Personen errichtet und betrieben werden darf. Dieses Recht ist kein Vermögensgegenstand, sondern nur die einer gewissen Person gegebene Möglichkeit, in bestimmter Art ihre Tätigkeit zum Vermögenserwerbe zu entwickeln. Jede Übertragung des Rechts auf einen andern würde sich als eine neue Konzessionserteilung darstellen, die eben nur der Staatsgewalt zusteht. Die Konzession muß daher erlöschen, wenn kein Gebrauch davon gemacht ist. Sie gilt nur für die Person des Beliehenen und gibt keinen Gegenstand der Veräußerung oder der Vererbung ab.

Eine ganz andere Bewandtnis aber hat es mit der auf Grund einer solchen Konzession angelegten Apotheke selbst. Diese ist eine mit Genehmigung des Staats bestehende Gewerbeanlage und als solche ein Vermögensstück, welches der freien Disposition des Eigentümers insoweit unterworfen bleiben muß, als nicht die Rücksichten auf das Gemeinwohl eine Beschränkung erheischen.

Wenn endlich noch die Frage angeregt worden ist, ob es eines legislativen Einschreitens zu dem Zwecke bedürfe, um die rechtliche Natur des hier in Rede stehenden Verhältnisses und vor allem die Frage außer Zweifel zu setzen:

> ob eine für veräußerlich und vererblich zu erachtende konzessionierte Apotheke als ein Immobilienrecht oder Mobilienrecht anzusehen, oder ob das Verhältnis als ein gemischtes aufzufassen, so daß die Apotheke sich als eine univercitas facti mit Mobilien und Immobilien als Zubehör darstelle,

so ist auch diese Frage zu verneinen. Auch hier muß man davon ausgehen, daß es sich gar nicht darum handelt, ein ganz neues, der bisherigen Praxis fremdes Rechtsinstitut einzuführen, und nun nach allen Seiten hin zu erwägen, wie dasselbe in das bisherige Rechtssystem und die bestehenden Verhältnisse des Rechtsverkehrs sich einfügen lasse. Wir haben es hier mit einer gewerblichen Anlage zu tun, die mit den oben gedachten Beschränkungen ein der freien Disposition des Besitzers unterworfenes Vermögensstück bildet und insofern dieselbe Natur hat wie jede andere Fabrikationsanstalt, bestehend aus den dazu eingerichteten Gebäulichkeiten, Gerätschaften, Warenstoffen und gefertigten Waren. Die Gebäulichkeiten werden stets die Hauptsache bilden, das übrige nur das Zubehör. Hierdurch bestimmt sich von selbst die Art und Weise der Erwerbung von Pfand- und Hypothekensachen, sowie der Umfang und die Form der Geltendmachung dieser Rechte. — Eine Apotheke, deren

Eigentümer sich nur im mietweisen Besitze des Grundstückes, worin die Apotheke angelegt worden, befindet, dürfte wohl noch nicht vorgekommen sein. Man muß auch die Möglichkeit eines solchen Falles bezweifeln, da die Konzession zur Anlage einer Apotheke stets mit Beziehung auf ein bestimmtes Grundstück, welches nach seiner Lage und seiner Einrichtung besonders dazu dienlich sein muß, erteilt wird, und die Verlegung der Apotheke in ein anderes Grundstück nur mit Genehmigung der Aufsichtsbehörde stattfinden darf. Auch die Verhältnisse des Eherechts und namentlich der ehelichen Gütergemeinschaft bieten durchaus keine Schwierigkeiten dar, welche im Wege der Gesetzgebung zu beseitigen wären.

Ebenso führt Koch in seinem Lehrbuch des preußischen gemeinen Privatrechts § 400 S. 713 aus:

Von Rechts wegen gibt es bezüglich auf das Veräußerungsgeschäft keinen juristischen Unterschied zwischen einer auf Grund einer alten gewerblichen Realberechtigung vorhandenen gewerblichen Anlage und einer erst neuerlich zufolge obrigkeitlicher Konzession eingerichteten Gewerbebetriebsanstalt.

In der Denkschrift vom 28. Mai 1877, welche dem Rieberdingschen Entwurf einer Apothekenordnung auf der Grundlage der sogen. Realkonzession beigegeben ist, heißt es:

In Preußen ist von urteilsberechtigter Seite die Meinung vertreten, daß alle Apotheken, welche vor dem Reformversuch des Jahres 1842 errichtet worden sind, von Rechts wegen der unbeschränkten Verfügung des Besitzers unterliegen.

Der Verwaltungsgerichtshof für das Großherzogtum Hessen hat in einer Entscheidung vom 31. Oktober 1914 die hessischen verkäuflichen Apothekenkonzessionen für Rechte erklärt, die den Charakter einer einem Gewerbetreibenden zustehenden Berechtigung im Sinne des Art. 9, Abs. 7 des hessischen Gemeindesteuergesetzes vom 8. Juli 1911 haben.

Die Verkäuflichkeit der alten hessischen Apothekenkonzessionen beruht auf dem Ausschreiben des Großherzoglichen Ministeriums des Innern vom 21. Mai 1860, Nr. 16, das folgenden Wortlaut hat:

Wiewohl es sich nicht in Zweifel ziehen läßt, daß der Regierung das Recht zusteht, die durch den Tod eines Apothekenbesitzers erledigte Konzession zum Betriebe dieser Apotheke wieder an sich zu ziehen und willkürlich zu vergeben, so hat sich doch durch die seitherige Erfahrung herausgestellt, daß ein strenges Festhalten an den auf diesem Grundsatze beruhenden Bestimmungen unseres Ausschreibens vom 29. März 1851, die Apothekenkonzession betreffend (Nr. 4 des Amtsblatts) zu Härten und Unbilligkeiten für diejenigen Apothekenbesitzer führen kann, welche für die Erwerbung der Konzession Opfer gebracht haben, und es haben deshalb Seine Königliche Hoheit der Großherzog zu bestimmen geruht, daß denjenigen Apothekenbesitzern, welchen die Konzession zum Betriebe ihrer Apotheke nicht unentgeltlich von der Regierung verliehen worden ist, resp. deren Erben und Rechtsnachfolgern, von nun an die Befugnis eingeräumt werden soll, für die Ausübung der ihnen, wenngleich nur für ihre Person verliehenen Apothekerkonzession einen gehörig qualifizierten Nachfolger in Vorschlag zu bringen, welchem die Konzession zum Betriebe der betreffenden Apotheke erteilt werden wird, wenn der Vorgeschlagene von der Regierung nicht zu beanstanden ist.

Diese Ministerialverfügung stimmt im wesentlichen mit der preußischen Kabinettsorder vom 5. Oktober 1846 und den zur Auslegung dieser Kabinettsorder erlassenen Ministerialverfügungen vom 9. Mai 1851 und 15. Juli 1857 überein.

Die Kommentare zum Stempelsteuergesetz heben übereinstimmend hervor, daß es sich bei den bis zur Kabinettsorder vom 30. Juni 1894 erteilten Apothekenkonzessionen um vererbliche und veräußerliche Rechte handelt. So heißt es bei Heinitz in Anm. 2b:

Diejenigen Apotheken, welche seit dem Inkrafttreten der Verordnung wegen Anlegung neuer Apotheken vom 24. Oktober 1811 errichtet sind, beruhen auf einer vererblichen und veräußerlichen Berechtigung[1]).

Auch die Entscheidung des Landgerichts in Metz vom

---

[1]) Vgl. auch Hummel-Specht 1906, S. 605; Boehm-Sonntag 1910, S. 219 überall zur Tarifstelle 22.

11. Dezember 1908[1]) soll hier angeführt werden, in der es heißt:

Es ist mit dem OLG. und dem RG. davon auszugehen, daß die altrechtliche Apothekenkonzession ein Vermögensrecht im privatrechtlichen Sinne ist. Sie ist kein Zubehör, da sie keine Sache — sie ist kein Bestandteil, da sie an der Apotheke, nicht am Apothekengrundstück haftet. Dieses Vermögensrecht ist aber mangels entgegenstehender gesetzlicher Bestimmungen ein übertragbares, ebenso wie die hier analog heranzuziehenden Fälle der Firma, des sogenannten Fonds einer Wirtschaft oder des Kredits, Vermögensrechte, die gerade im Handelsverkehr — und die Apotheker sind Kaufleute — eine große Rolle spielen. Hiernach ist auch eine Verpfändung einer solchen Konzession zulässig.

Nach der französischen Gesetzgebung, die bis zum Rückfall Elsaß-Lothringens an Deutschland galt, bedurfte es zur Übernahme bestehender wie zur Errichtung neuer Apotheken in Elsaß-Lothringen nur eines von einer pharmazeutischen Schule ausgestellten Zertifikates oder Patentes[2]).

II. Die Personalkonzessionen.

Die Personalkonzessionen sind unveräußerliche und unvererbliche Apothekenbetriebsrechte. Sie werden auf Grund der rev. Apothekerordnung, der Königlichen Verordnung wegen Anlegung neuer Apotheken vom 24. Oktober 1811 und der in Ausführung dieser Gesetze ergangenen Verordnungen, insbesondere der Kabinettsorder vom 30. Juni 1894 verliehen. Die Verleihung erfolgt auf Grund eines Konkurrenzverfahrens, bei welchem der Bewerber ausgewählt wird, ähnlich der Verleihung eines Amts; sie sind ähnliche Berechtigungen wie die Personalprivilegien. Ihr Inhalt ist dem der verkäuflichen Apothekenkonzession analog. Auch sie enthalten, außer der öffentlichrechtlichen Grundsätzen folgenden Gewerbeberechtigung, Befugnisse, welche privatrechtlichen Rechtsschutz genießen.

Was die Gewerbeberechtigung anlangt, so steht sie nach der Kabinettsorder vom 30. Juni 1894 nicht nur dem Be-

[1]) Zitiert aus dem Pharm. Kalender für 1913 Teil II, S. 5.

[2]) So Böttger, Apothekengesetzgebung II, S. 241ff.

liehenen, sondern nach seinem Tode auch seiner Witwe und seinen minderjährigen Kindern in den Grenzen des § 4 der rev. Apothekerordnung zu. Diese haben eine unmittelbare Gewerbeberechtigung, die sie auf Grund der Konzession erworben haben und die sie nicht vom Beliehenen ableiten[1]).

Ähnlich dem Präsentationsrecht ist in der Personalkonzession das Recht enthalten, die Übernahme der Geschäftseinrichtung und des Warenlagers zu angemessenem Preise als Konzessionsbedingung für den Nachfolger zu fordern. Auf Grund der Kabinettsorder vom 8. März 1842 in Verbindung mit dem Ministerialerlasse vom 5. September 1894 hat der Inhaber der Personalkonzession das Recht, von der Staatsbehörde zu fordern, daß dem neuen Konzessionar bei Verleihung der Konzession die Bedingung gestellt werde, Geschäftseinrichtung und Warenlager zu angemessenem Preise zu übernehmen. Dieser Preis wird von Schätzungsmännern unter Ausschluß des Rechtsweges bestimmt; einen Schätzungsmann ernennt der abgehende, den zweiten der neu antretende Apotheker, den dritten die Regierung. Der Schätzungsmann der Regierung leitet das Verfahren und stellt den Übernahmepreis fest, hat also das Amt des Obmanns. Dieses Recht auf Übernahme des Warenlagers folgt privatrechtlichen Grundsätzen insofern, als es auf die Erben übergeht. Es steht also nicht der Witwe oder den minderjährigen Kindern allein, sondern allen Erben zu. Es ist ein Vermögensrecht und deshalb pfändbar; es unterliegt der Verfügung des Berechtigten, soweit es privatrechtliche Ansprüche erzeugt. Auch hier geht, wie beim Präsentationsrecht, der Anspruch gegen die Regierung, dem neuen Konzessionar die Übernahme zur Bedingung zu stellen, also die Übernahme als eine Konzessionsbedingung festzustellen. Auch hier handelt es sich um ein Majestätsrecht, da die Staatsbehörde die Bedingungen der Konzession festzustellen hat. Wird der Anspruch auf Übernahme verletzt, so erzeugt er lediglich ein Recht auf Schadloshaltung gegen den Staat. Auf

[1]) Vgl. auch Schultzenstein im Verwaltungsarchiv Bd. 10, S. 122.

Feststellung der Übernahme als Konzessionsbedingung kann im Rechtswege nicht geklagt werden; dagegen kann auch beim Bestreiten des Bestehens einer Personalkonzession eine Klage auf Feststellung dieses Bestehens im Rechtswege erhoben werden, weil auch die Personalkonzession Ansprüche erzeugt, die privatrechtlicher Natur sind.

Das Ausschreiben einer heimgefallenen Konzession, das diese Rechtsverhältnisse veranschaulicht, soll hier durch ein Beispiel erläutert werden. Als solches wird die Bekanntmachung des Regierungspräsidenten zu Arnsberg vom 28. November 1916 angeführt:

Königreich Preußen.

Regierungsbezirk Arnsberg.

Apothekenkonzession in Dortmund.

Mit Genehmigung des Herrn Oberpräsidenten soll die durch den Tod des Apothekers Michiels in Dortmund an den Staat zurückgefallene Konzession neu verliehen werden.

Die Konzession wird nur nach Maßgabe des Allerhöchsten Erlasses vom 30. Juni 1894 über die Einführung der Personalkonzession erteilt.

Der neue Konzessionar ist verpflichtet, auf Antrag des Erben des bisherigen Besitzers gemäß dem Erlasse vom 5. September 1894 Absatz 2 die Apothekeneinrichtung und die bei der Geschäftsübernahme vorhandenen Warenbestände für einen angemessenen, nötigenfalls durch Sachverständige festzusetzenden Preis zu übernehmen.

Geeignete Bewerber fordere ich hierdurch auf, binnen vier Wochen ihr Gesuch schriftlich bei mir einzureichen. Persönliche Vorstellungen sind zwecklos.

Dem Gesuche sind beizufügen:

1. Lebenslauf mit Angabe des Glaubensbekenntnisses und der Familienverhältnisse. 2. Die Approbation. 3. Sämtliche Zeugnisse über die bisherige Beschäftigung seit Ablegung der Staatsprüfung in Urschrift oder amtlich beglaubigter Abschrift. Diesen der Zeitfolge nach zu heftenden Zeugnissen ist ein Inhaltsverzeichnis vorzuheften, aus welchem die in den einzelnen Stellen zugebrachte Zeit unter jedesmaliger Anführung des Ein- und Austrittstages zu ersehen ist. Die Gesamtzeit der Beschäftigung als approbierter Apotheker ist am Schlusse nach Jahren, Monaten und Tagen zu-

sammenzurechnen. Der Nachweis über die Beschäftigung ist bis zur neuesten Zeit zu führen. Nicht amtsärzlich beglaubigte Zeugnisse finden keine Berücksichtigung. 4. Polizeiliche, gleichfalls der Zeitfolge nach geheftete Führungszeugnisse aus sämtlichen Orten, an welchen der Bewerber nach erlangter Approbation als Apotheker oder in sonstiger Beschäftigung gewesen ist. Hierbei sind die vorgeschriebenen Stempel zu verwenden. 5. Der amtliche, aus neuester Zeit herrührende Nachweis des zur Errichtung einer Apotheke erforderlichen Vermögens. 6. Die eidesstattliche Versicherung, ob der Bewerber eine Apotheke bisher besessen hat. Sollte dies der Fall gewesen sein, so sind Zeitdauer des Besitzes und die Gründe der Veräußerung anzugeben; auch ist der Nachweis des An- und Verkaufspreises beizufügen.

Apotheker, die zur Zeit eine Apotheke besitzen, werden unter der Bedingung als Bewerber zugelassen, daß sie in bindender Form sich verpflichten, im Falle der Berücksichtigung ihres Gesuches auf das bisherige Betriebsrecht ohne Anspruch auf Entschädigung zu verzichten.

Bewerber, die erst nach dem Jahre 1895 approbiert sind, können nicht berücksichtigt werden. Haben sich Bewerber durch Übernahme anderweitiger Geschäfte oder Stellungen auf einige Zeit ihrem eigentlichen Berufe mehr oder weniger entfremdet, so wird bei Feststellung des Dienstalters die Zeit anderweitiger Beschäftigung abgerechnet werden.

Es wird bemerkt, daß eine anderweitige Regelung des Apothekenwesens beabsichtigt ist und dabei auch in Frage steht, ob den Konzessionaren eine noch weiter zu bestimmende Betriebsabgabe auferlegt werden kann. Es bleibt vorbehalten, dieser Betriebsabgabe auch die *vorliegende Konzession* zu unterwerfen.

Arnsberg, den 28. November 1916.

Der Regierungspräsident.

Mit dem Eigentum an einem Grundstücke kann die Personalkonzession nicht verbunden werden; sie kann deshalb niemals Bestandteil eines Grundstücks sein. Die Personalkonzession wird stets ohne Rücksicht auf das Eigentum an dem Grundstücke, in welchem sich die Apotheke befindet, verliehen. Dem Nachfolger wird die Verpflichtung auferlegt, Geschäftseinrichtung und Warenlager zu übernehmen; die Übernahme eines Grundstücks, selbst wenn es dem Konzessionar gehört, wird ausdrücklich ausgeschlossen. Daraus folgt, daß eine Verbindung der Personalkonzession mit einem Grundstücke nicht zulässig ist. Im Konkurse des Personalkonzessionars fließen die Einnahmen aus der Apotheke in die Konkursmasse. Ist der Personalkonzessionar Eigentümer des Grundstücks, in dem er die Apotheke betreibt und kommt das Grundstück zur Zwangsverwaltung, so fallen die Einnahmen der Apotheke nicht in die Zwangsverwaltungsmasse; denn in diese gehört nur das Grundstück, dessen Bestandteil und Zubehör; wohl aber gehören die Nutzungen der Apothekenräume in die Zwangsverwaltungsmasse, und der Zwangsverwalter ist berechtigt, diese Räume zugunsten der Zwangsverwaltungsmasse zu verwerten. Aus diesem Rechtszustande ergeben sich nicht selten Konflikte zwischen Konkursverwalter und Zwangsverwalter, da dem Konkursverwalter zwar die Einnahmen aus dem Apothekenbetriebe zustehen, während er die Nutzung der Apothekenräume dem Zwangsverwalter überlassen muß. Der Konkursverwalter muß also dem Zwangsverwalter eine angemessene Miete zahlen, wenn er nicht eine anderweite Verwertung der Apothekenräume durch den Zwangsverwalter vorzieht. Das gleiche gilt, wenn nur die Zwangsverwaltung über das Grundstück eines Personalkonzessionars eingeleitet, der Konkurs über dessen Vermögen aber nicht eröffnet ist, für den Personalkonzessionar selbst. Bei der Zwangsversteigerung eines solchen Grundstücks bleibt die Personalkonzession unberücksichtigt. Es werden aber die Apothekeneinrichtung und das für den Apothekenbetrieb unentbehrliche Warenlager als Zubehör des Grundstücks von der Zwangsversteigerung mit betroffen.

Streitig ist, ob der Witwe und den minderjährigen Kindern eines Personalkonzessionars, welche die Erbschaft nach demselben ausgeschlagen haben, gleichwohl die Gewerbeberechtigung nach § 4 der rev. ApO. zusteht, oder ob sie diese Gewerbeberechtigung mit der Ausschlagung verlieren. Der Streit betrifft also die Frage, ob Witwe und minderjährige Kinder Erben werden müssen, wenn sie die Apotheke weiter betreiben wollen oder nicht. Heinitz will nur den Erben die Gewerbeberechtigung geben[1]); jedoch mit Unrecht. Wie im Privileg die Gewerbeberechtigung außer für den Beliehenen für Witwe, Kinder und alle Rechtsnachfolger enthalten ist, so in der Personalkonzession für Witwe und minderjährige Kinder. Diese leiten ihre Gewerbeberechtigung nicht aus ihrem privaten Erbrecht, sondern kraft öffentlichen Rechts aus der ihrem Ehemann und Vater erteilten Konzession her, in der ihre Berechtigung schon enthalten ist[2]).

Unabhängig hiervon ist die Frage, wem das Recht an Einrichtung und Warenlager zusteht. Dieses Recht folgt privatrechtlichen Grundsätzen auch insoweit, als es den Anspruch auf Feststellung der Konzessionsbedingung für den Nachfolger enthält; dieses Recht steht also nach der Erbausschlagung der Witwe und den Kindern nicht mehr zu.

Kapitel 5.

Die Apothekenbetriebsrechte und die Steuern.

1. Die Steuern auf Grundstücke und grundstücksgleiche Rechte.

Von wesentlicher Bedeutung für die Besteuerung der Apothekenbetriebsrechte, soweit es sich um die Besteuerung von grundstücksgleichen Rechten handelt, ist deren Eintragung in das Grundbuch; nicht gebuchte Apothekenprivilegien sind nämlich von derartigen Steuern befreit und stehen steuerrechtlich ähnlich wie die verkäuflichen Apothekenkonzessionen, insofern noch etwas günstiger, als der sogen. Konzessionsstempel der Tarifstelle 22 bei ihnen nicht in Frage kommt.

a) Die Stempelsteuer.

Nach Tarifstelle 32 des preußischen Stempelsteuergesetzes sind Kauf- und Tauschverträge und andere lästige Veräußerungs-

---

[1]) Heinitz, Apotheker-Zeitung Nr. 57 für 1915.

[2]) So auch Radeke Apotheker-Zeitung Nr 80 für 1915, der jedoch mit Unrecht sich auf § 46 der Gewerbeordnung beruft, welche für die Auslegung der rev. ApO. nicht in Betracht kommen kann. Vgl. aber Otto Mayer, Verwaltungsrecht § 22, S. 257.

geschäfte enthaltende Verträge, einschließlich der gerichtlichen Zwangsversteigerungen, wenn sie betreffen: „im Inlande gelegene unbewegliche Sachen oder ihnen gleichgeachtete Rechte“, mit 1% zu verstempeln.

Darüber, daß gebuchte Apothekenprivilegien als den unbeweglichen Sachen gleichgeachtete Rechte anzusehen sind, ist kein Streit. Gebuchte Apothekenprivilegien unterliegen daher unstreitig der Stempelsteuer.

Streitig ist die Frage, ob ungebuchte Apothekenprivilegien der Stempelsteuer unterliegen. Das Kammergericht hat in der oben erwähnten Entscheidung vom 24. September 1909, Bd. 39 B, S. 97, diese Frage bejaht; das Reichsgericht hat sie in der Entscheidung vom 1. November 1910, Bd. 74, S. 318 verneint.

In einer Entscheidung vom 22. Juni 1915, „Recht“ 1915 Nr. 2391[1]), in der die Frage der Reichsumsatzsteuer gerade für Apothekenprivilegien zu entscheiden war, hat das Reichsgericht seine Ansicht bezüglich der ungebuchten Apothekenprivilegien aufrechterhalten. Die Ansicht des Reichsgerichts dürfte allein zutreffend sein.

Auch bezüglich der subjektiv-dinglichen Privilegien wird der gleiche Rechtszustand anzunehmen sein. Auch hier sind nur gebuchte Rechte steuerpflichtig, die ungebuchten nicht. Die ungebuchten subjektiv-dinglichen Apothekenprivilegien gelten zwar als Bestandteile des Apothekengrundstücks; sie sind jedoch nur unwesentliche und jederzeit trennbare Bestandteile und solche teilen stempelrechtlich das rechtliche Schicksal der Hauptsache nicht, ebensowenig wie das Zubehör. Sie unterliegen auch nicht, ebensowenig wie das Zubehör, dem Liegenschaftsrecht, solange sie nicht gebucht sind, folgen vielmehr den Rechtssätzen über Rechte, sind demnach ohne Buchung grundstücksgleiche Rechte nicht; übrigens galten die subjektiv-dinglichen Apothekenprivilegien vor Einführung des BGB. als Zubehör.

---

[1]) Auch abgedruckt Pharm. Ztg. 1915, Nr. 64.

Kauf- und Tauschverträge über ungebuchte Apothekenprivilegien unterliegen hiernach wie Kauf- und Tauschverträge über verkäufliche Apothekenkonzessionen dem allgemeinen Vertragsstempel von 3 M. Für die verkäufliche Konzession ist außerdem der Stempel der Tarifstelle 22 des Stempelsteuergesetzes von $^1/_2$% des Wertes der verkäuflichen Konzession, mindestens aber von 150 M. vorgeschrieben. Dieser Stempel wird für die Konzessionierung des Nachfolgers erhoben und ist ein Konzessionsstempel, welcher zu der dem Nachfolger vom Regierungspräsidenten erteilten Konzessionsurkunde zu verwenden ist.

b) Die Umsatzsteuern.

Als Umsatzsteuern kommen in Betracht

a) die Reichsumsatzsteuer,

b) die kommunale Umsatzsteuer.

a) Der Reichsumsatzsteuer unterliegen nach Tarifstelle 11 des Reichsstempelsteuergesetzes nur

> Berechtigungen, für welche die sich auf Grundstücke beziehenden Vorschriften gelten.

Das sind aber nur gebuchte, nicht auch ungebuchte Apothekenprivilegien; letztere unterliegen der Reichsumsatzsteuer nicht.

Aus dem gleichen Grunde sind auch die verkäuflichen Apothekenkonzessionen nicht umsatzsteuerpflichtig; auch kommt ihre Bestandteilseigenschaft nicht in Frage, da diese für die Steuerpflicht ohne Bedeutung ist.

b) Was die kommunale Umsatzsteuer anlangt, so gilt von ihr dasselbe, was bezüglich der Reichsumsatzsteuer ausgeführt ist. Die kommunalen Umsatzsteuerordnungen sind zumeist nach einem von den Ministern des Innern und der Finanzen entworfenen Muster gefertigt. Nach § 1 dieser Steuerordnungen ist umsatzsteuerpflichtig:

> jeder abgeleitete Eigentumserwerb eines in dem Bezirke belegenen Grundstücks oder Erwerbs eines Rechts, für welches die auf Grundstücke bezüglichen Vorschriften gelten.

Nach diesen Umsatzsteuerordnungen ist nur das gebuchte Apothekenprivileg umsatzsteuerpflichtig, nicht auch das ungebuchte[1]); dabei ist es aber gleichgültig, wie das Apothekenprivileg gebucht ist, ob es ein besonderes Blatt im Grundbuche erhalten oder zusammen mit dem Apothekengrundstücke gebucht ist. Das Oberverwaltungsgericht hat in seiner Judikatur über die Umsatzsteuerpflicht der Apothekenprivilegien geschwankt.

Während es früher das Privileg nur dann für umsatzsteuerpflichtig hielt, wenn es mit dem Willen des Eigentümers auf dem Grundbuchblatt des Grundstückseigentümers vermerkt war, und annahm, daß es von der Umsatzpflicht befreit sei, wenn es ein besonderes Grundbuchblatt erhalten habe[2]), hat es später diese Ansicht geändert und die Buchung auf einem besondern Blatt für ausreichend angesehen[3]). In zahlreichen Entscheidungen aus der jüngsten Zeit ist das Oberverwaltungsgericht noch weiter gegangen und hat für die Umsatzsteuerpflicht es als eine genügende Buchung angesehen, wenn das Apothekenprivileg mit dem Grundstück ein gemeinschaftliches Blatt erhalten oder auch unter besonderer Nummer auf dem Grundbuchblatt des Grundstücks vermerkt war[4]). Das Oberverwaltungsgericht hat somit mit Recht jedes gebuchte Apothekenprivileg für umsatzsteuerpflichtig erklärt.

Die verkäuflichen Apothekenkonzessionen unterliegen einer Umsatzsteuer nicht, da sie nicht buchungsfähig sind, also auch nicht grundstücksgleiche Rechte werden können; gleichwohl haben die Verwaltungsbehörden nicht selten versucht, die verkäuflichen Apothekenkonzessionen als wertsteigernde Eigenschaft des Apothekengrundstücks zur kommunalen Umsatzsteuer heranzuziehen, und Steuerprozesse, in denen es sich um die Heranziehung des Werts der verkäuflichen Apothekenkonzession zur Umsatzbesteuerung handelt, sind nicht gerade selten. In einer

[1]) So OVG. vom 26. Januar 1916, Pharm. Ztg. 1916, Nr. 11.

[2]) So OVG. vom 20. Januar 1903, Bd. 43, S. 49.

[3]) So OVG. vom 30. März 1911 in Sachen Sch. c/a Kreisausschuß Johannisburg.

[4]) So OVG. vom 2. Dezember 1913 VII 177/13, vom 15. Mai 1914, Apotheker-Ztg. 1914 Nr. 68, vom 16. März 1915, Apotheker-Ztg. 1915, Nr. 23.

Entscheidung vom 3. Juli 1915[1]) hat das Oberverwaltungsgericht die Heranziehung des Werts der verkäuflichen Konzession als wertsteigernde Eigenschaft des Grundstücks gebilligt; in einer spätern Entscheidung vom 20. November 1915 hat es diesen Standpunkt etwas eingeschränkt und angenommen, daß zwar der volle Wert der verkäuflichen Apothekenkonzession als wertsteigernde Eigenschaft des Apothekengrundstücks nicht in Betracht komme, da die Konzession einen selbständigen Wert habe, daß aber unabhängig von diesem Konzessionswerte derjenige Mehrwert des Apothekengrundstücks für die Umsatzbesteuerung heranzuziehen sei, den es dadurch habe, daß es im Verkehr mit Rücksicht auf den Apothekenbetrieb höher geschätzt werde. Mit dieser Entscheidung vom 20. November 1915 ist das Oberverwaltungsgericht zu seiner frühern Judikatur über diese Frage zurückgekehrt[2]).

c) Die Reichswertzuwachssteuer.

Nach § 2 des Reichswertzuwachssteuergesetzes vom 14. Februar 1911 finden die Vorschriften über die Zuwachssteuer Anwendung auf Berechtigungen, für welche die sich auf Grundstücke beziehenden Vorschriften des bürgerlichen Rechts gelten, also nicht auf ungebuchte Apothekenprivilegien[3]) und Apothekenkonzessionen.

In einer Entscheidung vom 26. September 1916[4]) hat das OVG. auch für die Zuwachssteuer angenommen, daß es für die Buchung eines Apothekenprivilegs unerheblich ist, ob dasselbe ein eigenes Grundbuchblatt erhalten hat, daß es vielmehr genügt, wenn es mit dem Grundstück auf einem gemeinschaftlichen Blatte unter einer besonderen Nummer verzeichnet

---

[1]) Vgl. Pharm. Ztg. vom 2. Februar 1916 Nr. 10/16 und vom 3. November 1915 Nr. 88/15. vgl. auch OVG. vom 20. Oktober 1915, wo der ebenfalls die verkäufliche Konzession als wertsteigernde Eigenschaft des Grundstücks angesehen ist.

[2]) Vgl. OVG. vom 12. Februar 1907 und 28. Februar 1914, Pharm. Ztg. 1916, Nr. 61.

[3]) So OVG. vom 19. September 1913 — VII C. 808/12.

[4]) Zitiert aus Apotheker-Ztg. 1917, Nr. 6.

ist. Ist das Apothekenprivileg eine gebuchte selbständige Gerechtigkeit, so liegen für die Wertzuwachssteuer zwei Steuerfälle vor, die getrennt zu behandeln sind, und zwar bildet einen Steuerfall der Übergang des Apothekengrundstücks auf den Erwerber und einen zweiten besonderen der Erwerb des Privilegs durch den Geschäftsnachfolger.

2. Die Vermögenssteuern.

a) Die preußische Ergänzungssteuer.

Nach § 4 des Ergänzungssteuergesetzes vom 14. Juli 1893 gehören zum steuerbaren Vermögen Grundstücke (Liegenschaften und Gebäude) nebst allem Zubehör, Bergwerkseigentum, Nießbrauchs- und andere selbständige Rechte und Gerechtigkeiten, welche einen in Geld schätzbaren Wert haben.

Zur Erläuterung des Begriffs der selbständigen Rechte und Gerechtigkeiten ist im Art. 8 der Ausführungsanweisung des Finanzministers vom 25. Juli 1906 folgendes gesagt:

In Betracht kommen hier nur selbständige ausschließliche Vermögensrechte, welche einen in Geld schätzbaren Wert haben, ohne Unterschied, ob sie dinglicher Natur sind oder nicht.

I. Rechte dieser Art sind insbesondere:

1. die noch bestehenden, ausschließlichen Gewerbegerechtigkeiten (Fährgerechtigkeit, Schiffsmühlengerechtigkeit, Apothekenprivilegien, sowie die Fischereigerechtigkeiten).

II. Nicht hierher gehören dagegen:

1. Polizeiliche oder obrigkeitliche Konzessionen, Approbationen, Genehmigungen, welche die Befugnis oder Erlaubnis zur Ausübung eines Gewerbebetriebes, nicht aber ein ausschließliches Recht begründen.

Das Apothekenprivileg ist hiernach unstreitig als ein zum ergänzungssteuerpflichtigen Vermögen gehöriges Recht angesehen worden, und zwar ohne Rücksicht darauf, ob es ein Grundbuchblatt erhalten hat oder nicht. Auch das nichtgebuchte Apothekenprivileg unterliegt der Ergänzungssteuer.

Bezüglich der verkäuflichen Apothekenkonzession nimmt das Oberverwaltungsgericht in der Entscheidung vom 17. Mai

1897[1]) an, daß sie der Ergänzungssteuer nicht unterliegt; aber mit Unrecht; denn da selbständige Rechte und Gerechtigkeiten, welche einen in Geld schätzbaren Wert haben, der Ergänzungssteuer unterliegen, gleichgültig, ob dieselben persönlicher oder dinglicher Natur sind, so sind auch die verkäuflichen Apothekenkonzessionen ergänzungssteuerpflichtig. Die wirtschaftliche Bedeutung dieser Frage ist von nicht unerheblicher Tragweite. Nach der Statistik über die Apothekenverhaltnisse in Preußen[2]) gab es im Jahre 1915 in Preußen 783 privilegierte, 1934 konzessionierte veräußerliche und 967 konzessionierte unveräußerliche, zusammen 3684 Apotheken. Die Zahl der verkäuflichen Konzessionen übersteigt also die der Privilegien um mehr als das Doppelte. Rechnet man den durchschnittlichen Verkehrswert einer jeden verkäuflichen Konzession auf nur 100 000 M. — dieser Wert ist eher zu niedrig als zu hoch angenommen —, so würde der Vermögenswert der verkäuflichen Apothekenkonzessionen in Preußen 193 400 000, also nahezu 200 Millionen M. betragen. Daß es in der Absicht eines Vermögenssteuergesetzes gelegen hat, derartige Vermögenswerte von der Steuer freizulassen, wird um so weniger anzunehmen sein, als dann für die meisten der 1934 Apotheker mit verkäuflicher Konzession kaum ein ergänzungssteuerpflichtiges Vermögen sich ergeben wird, selbst wenn jeder derselben durchschnittlich etwa 50 000 M. auf den Kaufpreis seiner verkäuflichen Apotheke angezahlt hätte. Gelegentlich der Entscheidung von Umsatzsteuerprozessen hat das Oberverwaltungsgericht denn auch ausgesprochen, daß die verkäufliche Apothekenkonzession einen selbständigen Wert hat[3]); es hat auch in einer Entscheidung vom 3. Juli 1915 den vollen Wert der Apothekenkonzession als wertsteigernde Eigenschaft des

---

[1]) Abgedruckt oben S. 158 ebenso OVG. Oldenburg vom 17. Februar 1915. Pharm. Ztg. 1915; Nr. 60.

[2]) Mitgeteilt aus der Pharm. Ztg. vom 14. Oktober 1916 Nr. 83/16.

[3]) So in der oben S. 188 erwähnten Entscheidung vom 20. November 1915.

Apothekengrundstücks angesehen[1]), diesen Rechtsstandpunkt aber später aufgegeben.

Die Frage, ob die verkäufliche Apothekenkonzession nicht als Bestandteil des Apothekengrundstücks zum Grundvermögen gehört, ist bisher nicht geprüft. Auch aus diesem Rechtsgrunde wird in der Mehrzahl der Fälle die verkäufliche Konzession zur Ergänzungssteuer heranzuziehen sein. Ob auch die Personalkonzession ergänzungssteuerpflichtig ist, ist nicht von erheblicher praktischer Bedeutung, da sie zumeist einen erheblichen Wert nicht besitzt; man wird sie aber analog einem Personalprivileg für ergänzungssteuerpflichtig halten müssen.

b) Besitzsteuer, Kriegssteuer und Wehrbeitrag.

Das Besitzsteuergesetz vom 3. Juli 1913 hat ebenfalls eine Vermögenssteuer eingeführt, und zwar eine Reichsvermögenssteuer; steuerpflichtig sind nach § 2 Grundstücke einschließlich des Zubehörs (Grundvermögen), ferner das dem Betriebe der Land- oder Forstwirtschaft, des Bergbaues oder eines Gewerbes dienende Vermögen (Betriebsvermögen) sowie endlich das gesamte sonstige Vermögen, das nicht Grund- oder Betriebsvermögen ist (Kapitalvermögen).

Nach § 3 stehen den Grundstücken gleich Berechtigungen, für welche die sich auf Grundstücke beziehenden Vorschriften des bürgerlichen Rechts gelten. Nach § 6 gehören zum Kapitalvermögen selbständige Rechte und Gerechtigkeiten ohne Rücksicht darauf, ob sie gebucht sind oder nicht.

Daß Privilegien, auch ungebuchte, der Besitzsteuer unterliegen, ist nicht streitig. Die ungebuchten werden zumeist als Bestandteile des Apothekengrundstücks anzusehen sein und zum Grundvermögen gehören; mag man sie aber auch dem Betriebsvermögen oder Kapitalvermögen zurechnen, jedenfalls sind sie steuerpflichtig. Dasselbe muß aber auch von der verkäuflichen Apothekenkonzession gelten, auch von der Personalkonzession, wenn ein besonderer Wert derselben feststellbar ist.

---

[1]) Vgl. oben S. 188.

Für die Kriegsbesteuerung sind auf Grund des Gesetzes vom 21. Juni 1916 die Vorschriften des Besitzsteuergesetzes entsprechend anwendbar. Das Gesetz über den Wehrbeitrag vom 3. Juli 1913 hatte die gleichen Vorschriften wie das Besitzsteuergesetz; auch nach diesem Gesetze sind nach der hier vertretenen Ansicht alle Apothekenbetriebsrechte, welche einen besondern Wert haben, steuerpflichtig. Die bisherige Rechtsprechung der Oberverwaltungsgerichte steht auf dem gegenteiligen Standpunkte und hat diesen Standpunkt auch für den Wehrbeitrag ausdrücklich ausgesprochen[1]) und die verkäufliche Konzession für ein Vermögen im Sinne des Wehrbeitragsgesetzes nicht gehalten.

Kapitel 6.

Das Zubehör des Apothekengrundstücks.

Zubehör eines Apothekengrundstücks ist die Apothekeneinrichtung; dies auch dann, wenn nicht das ganze Grundstück, sondern nur ein Teil desselben für den Apothekenbetrieb eingerichtet ist. Es muß aber das ganze Grundstück *im wesentlichen* für den Apothekenbetrieb eingerichtet sein und nach der Verkehrsanschauung als Apothekengrundstück gelten. *Die Apotheke muß den Charakter des Grundstücks bestimmen.* Würde die Apotheke nur in ganz wenigen Räumen von verhältnismäßig geringem Nutzungswert betrieben werden, etwa in kleinen Räumen neben einem im Grundstück betriebenen Warenhause, dann handelte es sich nicht mehr um ein Apothekengrundstück.

Es ist für die Zubehöreigenschaft der Einrichtung unerheblich, ob die Apotheke auf Grund eines Privilegs oder einer Konzession betrieben wird; es kommt nur darauf an, daß das Grundstück dauernd für den Apothekenbetrieb eingerichtet ist.

---

[1]) Vgl. OVG. vom 3. Juli 1915, Pharm. Ztg. Nr. 88 auch OVG. Oldenburg vom 28. Februar und 25. März 1915; Pharm. Ztg. Nr. 60/15.

(So RG. vom 26. Juni 1909 bei Gruchot, Bd. 54 S. 132, wo über die Zubehöreigenschaft der Einrichtung einer auf Grund einer Personalkonzession betriebenen Apotheke entschieden ist; vgl. auch RG. vom 22. Mai 1109, RG. Bd. 48, S. 207.)

Streitig ist die Zubehöreigenschaft des Warenlagers; es muß aber auch das für den Betrieb der Apotheke unentbehrliche Warenlager als Zubehör des Apothekengrundstücks angesehen werden. Das ALR. hatte diese Frage ausdrücklich geregelt und im § 94 ALR. I, 2 bestimmt:

Dagegen gehören zu einer Apotheke außer den vorhandenen Gerätschaften und Gefäßen auch die darin befindlichen Apothekerwaren.

Das BGB. regelt die Frage nicht ausdrücklich; was als Zubehör anzusehen ist, bestimmen die §§ 97, 98 BGB.

§ 97. Zubehör sind bewegliche Sachen, die, ohne Bestandteil der Hauptsache zu sein, dem wirtschaftlichen Zwecke der Hauptsache zu dienen, bestimmt sind, und zu ihr in einem ihrer Bestimmung entsprechenden räumlichen Verhältnisse stehen. Eine Sache ist nicht Zubehör, wenn sie im Verkehr nicht als Zubehör angesehen wird. Die vorübergehende Benutzung einer Sache für den wirtschaftlichen Zweck einer anderen begründet nicht die Zubehöreigenschaft. Die vorübergehende Trennung eines Zubehörstücks von der Hauptsache hebt die Zubehöreigenschaft nicht auf.

§ 98. Dem wirtschaftlichen Zwecke der Hauptsache sind zu dienen bestimmt:

1. bei einem Gebäude, das für einen gewerblichen Betrieb dauernd eingerichtet ist, insbesondere bei einer Mühle, einer Schmiede, einem Brauhaus, einer Fabrik, die zu dem Betriebe bestimmten Maschinen und sonstigen Gerätschaften;

2. bei einem Landgute das zum Wirtschaftsbetriebe bestimmte Gerät und Vieh, die landwirtschaftlichen Erzeugnisse, soweit sie zur Fortführung der Wirtschaft bis zu der Zeit erforderlich sind, in welcher gleiche oder ähnliche Erzeugnisse voraussichtlich gewonnen werden, sowie der vorhandene auf dem Gute gewonnene Dünger.

Die Frage der Zubehöreigenschaft des Warenlagers ist aus § 97 zu entscheiden, da § 98 eine besondere Bestimmung für Apotheken nicht enthält; sie ist zu bejahen, wenn das Warenlager

a) dem wirtschaftlichen Zwecke der Hauptsache dauernd und nicht bloß vorübergehend zu dienen bestimmt ist,

b) zu ihr in einem ihrer Bestimmung entsprechenden räumlichen Verhältnisse steht,

c) sich eine gegenteilige Verkehrsanschauung dahin nicht gebildet hat, daß im Verkehr das Warenlager als Zubehör nicht angesehen wird.

Der wirtschaftliche Zweck der Hauptsache ist der Apothekenbetrieb; diesem dient das Warenlager dauernd. Der Apotheker muß ein bestimmtes Warenlager vorrätig halten; für alle Apotheken ist das gleiche Mindestwarenlager vorgeschrieben. Nach § 27 der Apothekenbetriebsordnung vom 18. Februar 1902 müssen in jeder Apotheke die im Arzneiverzeichnis der sogen. Series Medicaminum mit einem Stern bezeichneten Arzneimittel stets vorrätig sein. Ist dieses Mindestwarenlager nicht vorrätig, so kann die Apotheke behördlich geschlossen werden, der Betrieb der Apotheke ist dann nicht mehr möglich, der wirtschaftliche Zweck der Hauptsache dann nicht zu erreichen; andererseits ist nur dieses Mindestwarenlager für den wirtschaftlichen Zweck der Hauptsache erforderlich; nicht mehr. Das darüber hinaus vorhandene Warenlager dient nicht mehr dem wirtschaftlichen Zwecke des Apothekengrundstücks, sondern allein dem Gewerbebetriebe des Apothekers. Es liegt hier ähnlich wie bei den landwirtschaftlichen Erzeugnissen, welche zur Fortführung der Wirtschaft bis zur nächsten Ernte erforderlich sind. Ein solches Warenlager ist auch dauernd für den Apothekenbetrieb notwendig und hat nicht bloß einen vorübergehenden Charakter; es ist kraft öffentlichen Rechts verboten, dasselbe unter den vorgeschriebenen Bestand sinken zu lassen, es ist also dauernd und nicht bloß vorübergehend dem wirtschaftlichen Zwecke der Hauptsache zu dienen bestimmt.

Daß das Warenlager zum Apothekengrundstück in einem seiner Bestimmung entsprechenden räumlichen Verhältnisse steht, ist auch nicht zu bezweifeln, zumal auch hier öffentlich-rechtliche Bestimmungen seine räumliche Verbindung mit dem

Grundstücke vorschreiben. Nach der Apothekenbetriebsordnung muß in jedem Apothekengrundstücke außer der Offizin, dem Laboratorium und der Stoßkammer ein Vorratsraum für die trocken aufzubewahrenden Mittel (Material- und Kräuterkammer nebst Giftkammer oder Giftverschlag) und ein Vorratsraum zur Aufbewahrung der kühl zu haltenden Mittel (Arzneikeller, Gewölbe, Wandschrank) vorhanden sein. Diese Räume des Apothekengrundstücks dienen zur Aufbewahrung des Warenlagers, das sich also im Apothekengrundstücke befinden muß.

Was endlich die Verkehrsanschauung anbetrifft, so ist eine gegenteilige Verkehrsanschauung nicht festzustellen; im Gegenteil ist nach der Verkehrsanschauung Grundstück, Einrichtung und Warenlager stets als wirtschaftliche Einheit angesehen; man kann sie mit der Bahneinheit vergleichen. Bei Apothekenkäufen wird stets Grundstück, Einrichtung und Warenlager zu sammen mit Privileg oder Konzession als Einheit und zu einem Gesamtpreise verkauft. Einzelpreise werden nur wegen der Steuern ausgeworfen, zumal der Kaufvertrag über das Warenlager von Stempel- und Umsatzsteuer befreit ist. Der Verkauf des Warenlagers erfolgt auch stets, wie der der Einrichtung, ohne Aufstellung eines besondern Verzeichnisses in Bausch und Bogen, nicht etwa zum Fakturenpreise auf Grund einer Inventur. Es wird der Kaufpreis für das Warenlager im Verkehr wohl niemals auf Grund der Ermittlung des Einkaufspreises oder des Wertes der Waren festgestellt; der Kaufpreis wird immer nur für die ganze wirtschaftliche Einheit: Grundstück, Betriebsrecht, Einrichtung und Warenlager, vereinbart und gezahlt.

Es mag hier noch auf folgendes hingewiesen werden: Durch die Kabinettsorder vom 30. Juni 1894 wurde die Personalkonzession eingeführt und das Apothekengrundstück von der Übernahme durch den Nachfolger ausdrücklich ausgeschlossen. Der Nachfolger eines Personalkonzessionars ist aber verpflichtet, nicht nur die Einrichtung, sondern auch das Warenlager des Vorgängers zu übernehmen. Aus der wirtschaftlichen Einheit:

Grundstück, Betriebsrecht, Einrichtung und Warenlager, ist hier nur das Grundstück ausgeschaltet, Warenlager und Einrichtung ist als Einheit zusammen geblieben für den neuen Konzessionar. Das Warenlager folgt auch bei der Übernahme durch den neuen Konzessionar den gleichen Grundsätzen wie die Einrichtung.

In ähnlichem Sinne bestimmt der § 811 Ziffer 9 der ZPO:

Folgende Sachen sind der Pfändung nicht unterworfen:
9. Die zum Betriebe einer Apotheke unentbehrlichen Geräte, Gefäße und Waren.

Auch hier sind Waren und Einrichtung gleich behandelt. Hiernach ist der Schluß gerechtfertigt,

daß das für den Betrieb einer Apotheke unentbehrliche Warenlager Zubehör eines Apothekengrundstücks ist. Als unentbehrlich wird man dasjenige Mindestwarenlager bezeichnen müssen, welches kraft öffentlichen Rechts in jeder Apotheke stets vorrätig gehalten werden muß.

In der Rechtsprechung hat sich das OLG. Breslau in einer Entscheidung vom 22. Januar 1913 in Sachen Reichelt c/a Bauch 6 U 72/11 im gleichen Sinne ausgesprochen und angenommen, daß nur die den eisernen Bestand bildenden Warenvorräte Zubehör des Apothekengrundstücks sind[1]).

Das RG. hat in einer im „Recht" 1915 Nr. 6 auszugsweise mitgeteilten Entscheidung vom 1. Mai 1914 sich mit der Zubehöreigenschaft der vorrätigen Apothekerwaren beschäftigt und diese nicht als Zubehör angesehen. Eine Begründung ist dort nicht mitgeteilt, es findet sich dort nur die Notiz:

die zum Verkaufe vorätigen Waren sind nicht bestimmt, dem wirtschaftlichen Zwecke des Grundstücks zu dienen und können daher nicht als Zubehör angesehen werden.

Man wird in dieser Entscheidung eine endgültige Stellungnahme zur Zubehörfrage des Apothekenwarenlagers nicht

[1]) Vgl. auch OLG. Dresden vom 14. Juli, 1914 OLG. 30 S. 329 wo bezüglich der Vorräte eines Hotels an Likör, Wein, Bier usw. ausgesprochen ist, daß sie höchstens insoweit als Zubehör angesehen werden können, als sie erforderlich sind, um den Fortbetrieb des Hotels zu sichern.

sehen können; denn es ist nicht ersichtlich, was hier unter den zum Verkaufe vorrätigen Waren verstanden ist. Sind es Waren, die nicht zum vorgeschriebenen Mindestwarenlager gehören, oder wie sie auch außerhalb der Apotheke allgemein feilgehalten werden, so stimmt die Entscheidung mit der hier vertretenen Ansicht überein.

In dem oben mitgeteilten Aufsatze bei Gruchot Bd. 1, S. 37 sind die in der Apotheke vorhandenen Warenstoffe und die im Apothekenbetriebe gefertigten Waren als Zubehör des Apothekengrundstücks erklärt[1]).

Kapitel 7.

Die Apothekenpacht.

1. Die rechtsgeschichtliche Entwicklung.

Die Ansicht der Ministerialinstanz über die Zulässigkeit der Apothekenpacht hat geschwankt.

1. Bis zum Jahre 1821 sah man die Apothekenpacht für zulässig an. 20 Jahre hindurch, vom Erlaß der Apothekerordnung an gerechnet, durften Apotheken verpachtet werden.

2. Von 1821 bis zum Jahre 1870, also nahezu 50 Jahre, hielt man die Verpachtung wieder für unzulässig.

3. Vom Jahre 1870 bis zum Jahre 1886 war sie nach der ausdrücklichen Bestimmung des Ministers gestattet; gerade die Gewerbeordnung von 1869 war der Anlaß, die Apothekenpacht für zulässig zu erklären.

4. Seit dem Jahre 1886 ist die Apothekenpacht wieder verboten.

Die drei in Betracht kommenden Ministerialerlasse sind folgende:

1. Der Ministerialerlaß vom 19. Mai 1821.

---

[1]) Über die Schwierigkeiten der Feststellung des Zubehörs einer Eisenbahn vor Erlaß des Gesetzes über die Bahneinheit vgl. Endemann S. 374ff., S. 387ff.

Die Verpachtung der Apotheken streitet ganz gegen das medizinalpolizeiliche Interesse, in dem bei stattfindenden Mängeln der Pächter sich in der Regel auf den Verpächter und letzterer sich wieder auf den ersteren beruft, so daß die Behörden zweifelhaft werden müssen, an wen sie sich halten sollen. Eben deshalb hat die Apothekenordnung Titel I § 7 zur Qualifikation eines Apothekers den Nachweis verlangt, welchergestalt er die Apotheke rechtsgültig erworben, worunter ein Pachtbesitz nicht verstanden werden kann, und § 4 selbst den Witwen und minorennen Kindern eines Apothekers nicht die Verpachtung der Apotheken, sondern nur deren Verwaltung durch einen qualifizierten Provisor gestattet. Es kann daher auch eine Apothekenverpachtung nicht ferner stattfinden.

Berlin, den 19. Mai 1821.

Ministerium der geistlichen Unterrichts- und Medizinalangelegenheiten.

v. Altenstein.

2. Der Ministerialerlaß vom 28. Februar 1870.

Verfügung vom 28. Februar 1870 (v. Mühler).

Auf den Bericht vom ...., die Zulässigkeit der Verpachtung von Apotheken betreffend, erkläre ich mich damit einverstanden, daß kein Grund vorliegt, die in dieser Beziehung früher angeordneten Beschränkungen, insonderheit die Verfügungen vom 19. Mai 1821 noch ferner aufrechtzurhalten.

Die Zulässigkeit einer Stellvertretung im Betriebe von Apotheken ist nach den Bestimmungen der Gewerbeordnung für den Norddeutschen Bund, namentlich nach den §§ 45 und 151 derselben zu beurteilen; der privatrechtliche Titel aber, auf Grund dessen die Stellvertretung stattfindet, ist einer amtlichen Kognition nicht zu unterwerfen.

3. Der Ministerialerlaß vom 21. September 1886.

Runderlaß, betreffend die Verpachtung von Apotheken, vom 21. September 1886. (Min.-Bl. S. 198.)

Abweichend von den Bestimmungen des Zirkularreskripts vom 19. Mai 1821 (v. Kamptz, Annalen, Band 5, S. 457), welches die Verpachtung von Apotheken als den medizinalpolizeilichen Interessen widersprechend und mit den Bestimmungen der revidierten Apothekerordnung vom 11. Oktober 1801 unvereinbar verbietet, geht der Erlaß vom 28. Februar 1870 (Eulenberg, Medizinalwesen S. 482) von der Annahme aus, daß nach dem Inkrafttreten der Gewerbeordnung die Verpachtung der Apotheken nicht beanstandet werden könne. Zur Begründung dieser Ansicht wird darauf hingewiesen, daß die Zulässigkeit einer Stellvertretung im Betriebe von Apotheken nach den Bestimmungen der Gewerbeordnung für den Norddeutschen Bund, namentlich nach den §§ 45 und 151 derselben zu beurteilen, der privatrechtliche Teil aber, auf Grund dessen die Stellvertretung stattfindet, einer amtlichen Kognition nicht zu unterziehen sei. Diese Ausführung scheint indessen, auch wenn die Grundsätze der Gewerbeordnung über die Stellvertretung hinsichtlich der Apotheken für anwendbar erachtet werden, aus dem Grunde nicht haltbar, weil als Stellvertreter im Sinne der Gewerbeordnung nur solche Personen angesehen werden können, welchen das ganze Geschäft im Namen und für Rechnung des Eigentümers übertragen ist. Da diese Voraussetzungen — vgl. Erkenntnis des Obertribunals vom 19. Dezember 1878 (Oppenhof, Rechtspr. Bd. 19, S. 589), Erk. des Ober-Verw.-Ger. vom 10. Mai 1883 (Reger, Entsch. usw. Bd. 4, S. 21 ff.), Erk. des Reichsgerichts vom 4. März 1881 (Entsch. in Straff. Bd. 3, Seite 419) — bei einem Pächter nicht zutreffen, veranlasse ich Ew. usw. unter gleichzeitiger Aufhebung des erwähnten Erlasses vom 28. Februar 1870, fortan die Verpachtung von Apotheken, soweit dieselbe nicht für bestimmte Fälle durch gesetzliche Vorschriften ausdrücklich gestattet ist, nicht mehr zuzulassen und die Auflösung der dieser Anordnung zuwider zur Zeit bestehenden Pachtverhältnisse, sobald dies nach den Bestimmungen der Pachtverträge ausführbar ist, in geeigneter Weise herbeizuführen.

Berlin, den 21. September 1886.

J. A.

Lucanus.

2. Die Rechtsprechung.

Die Entscheidung des Kammergerichts 7. Zivilsenat vom 18. Mai 1912[1]) hält die Verpachtung von Apotheken für zulässig, weil kein gesetzliches Verbot der Verpachtung entgegensteht. In dieser Entscheidung führt das Kammergericht aus:

Der Beklagte hat eingewendet, daß der Vertrag von 1908

[1]) Abgedruckt Rechtspr. der OLG. 1912 Bd. 25 Nr. 29/30; Apotheker-Ztg. 1912 Nr. 75.

ein Pachtvertrag und daher durch die Apothekerordnung vom 11. Oktober 1801 verboten sei. Es kann auf sich beruhen, ob jener Vertrag ein Pacht- oder ein Verwaltungsvertrag oder beides ist. Denn Pachtverträge über Apotheken sind nicht verboten. Für die privilegierten Apotheken als Realgewerbeberechtigungen gilt der § 48 Gewerbeordnung, und danach ist auch ihre Verpachtung an einen nach § 29 Gewerbeordnung approbierten Apotheker, wie den Beklagten, zulässig. Aber auch für die konzessionierten Apotheken besteht in Preußen kein gesetzliches Verbot der Verpachtung; deshalb braucht auch nicht auf die Frage eingegangen zu werden, ob es mit der Reichsgewerbeordnung zu vereinigen wäre. Weder in der Apothekerordnung von 1801 noch in den späteren preußischen Gesetzen ist die Verpachtung von Apotheken ausdrücklich verboten. Es kann auch nicht zugegeben werden, daß sie den Grundsätzen der Apothekerordnung oder sonstigen Bestimmungen zuwiderliefe. Die Apothekerordnung kennt nur Apothekerprivilegien, die — von Ausnahmen abgesehen — vererblich und veräußerlich sind, und trifft mit Rücksicht auf diesen Umstand Vorschriften, die die Ausübung des Apothekerberufs durch nichtapprobierte Personen verhindern wollen (vgl. §§ 2—5). Wenn sie aber, soweit nur dem Grundsatze Rechnung getragen wird, daß nur dazu befähigte Personen den Apothekerberuf ausüben sollen, die freie Veräußerung der Apotheken gestattet, so ist nicht einzusehen, inwiefern die Verpachtung von Apotheken ihren Grundsätzen widerstreiten sollte. Die preußische Gesetzgebung ist später von der Privilegienverleihung zur Erteilung von Konzessionen für die Errichtung von Apotheken übergegangen. Aber auch die Veräußerung der Konzessionen an dazu befähigte Personen, d. h. approbierte Apotheker, wurde (vgl. Böttger, Apothekergesetze 3, 199) gestattet, und erst seit neuester Zeit werden nur noch unverkäufliche, wahre Personalkonzessionen erteilt.

Die Entscheidung des 21. Zivilsenats des Kammergerichts vom 20. Februar 1914[1]) hält die Verpachtung konzessionierter Apotheken für unzulässig, weil sie eine unzulässige Übertragung der Konzession auf den Pächter bedeutet. Diese Entscheidung wird vom Kammergericht, wie folgt, begründet:

Es mag dahingestellt bleiben, ob die Verpachtung des Gewerbebetriebes einer Apotheke, die auf einer **Realgewerbeberechtigung** beruht, gemäß § 48 der Gewerbeordnung als Übertragung

[1]) Abgedruckt aus der Pharm. Ztg. 1914 Nr. 29; auch OLG. Bd. 30, S. 338.

der Gewerbeberechtigung auf den Erwerber für eigene Rechnung zulässig ist oder nicht. Bei der Beurteilung der Frage nach der Zulässigkeit der Verpachtung des Betriebes einer konzessionierten Apotheke scheidet die nur von Realgewerbeberechtigungen handelnde Vorschrift des § 48 der Gewerbeordnung aus. Die Reichsgesetzgebung hat die Frage nicht geregelt.

Zwar finden die Vorschriften der Gewerbeordnung, wie auf den Betrieb eines jeden Gewerbes, auch auf den Betrieb des Apothekergewerbes Anwendung, aber § 6 der Gewerbeordnung bestimmt ausdrücklich, daß deren Vorschriften auf die Errichtung und Verlegung der Apotheken keine Anwendung finden. Maßgebend sind also die Vorschriften des preußischen Rechts, der §§ 462 und 463 II 8 ALR. und der revidierten Apothekerordnung vom 11. Oktober 1801. Gemäß § 463 a. a. O. sind die Apothekenkonzessionen nach den Vorschriften von Privilegien zu beurteilen. Privilegien, die einer bestimmten Person verliehen worden sind, sind derart an die Person gebunden, daß sie mit deren Abgang erlöschen (§ 63 der Einleitung zum ALR.) und jede Übertragung auf eine andere Person ausschließen. Dies folgt ohne weiteres aus dem Begriffe des Privilegiums, als eines höchst persönlichen Rechtes, wird aber noch dadurch bestätigt, daß die §§ 64 und 65 a. a. O. im Gegensatz hierzu verordnen, daß Rechte und Privilegien, die der Sache ankleben, im Zweifel auf jeden Besitzer übergehen, und daß, wenn der Besitzer zur Ausübung des der Sache anklebenden Rechts unfähig ist, das Recht so lange ruht, bis das Hindernis gehoben ist. Die revidierte Apothekerordnung vom 11. Oktober 1801 erkennt deshalb in § 2 an, daß Apothekenprivilegien, die auf dem Besitze einer Sache beruhen, erblich und veräußerlich sind, nimmt davon aber ausdrücklich diejenigen aus, die dem Besitzer für seine Person verliehen sind, und bestimmt in den §§ 3 und 4, daß Erwerber von Realapothekenprivilegien, die nicht approbierte Apotheker sind, die Apotheken binnen einer gewissen Zeit an einen solchen veräußern müssen und bis dahin durch einen approbierten und vereideten Provisor verwalten lassen dürfen. Das preußische Recht läßt demnach die Übertragung eines Apothekenprivilegiums, das einer bestimmten Person verliehen worden ist, auf eine andere Person nicht zu, und die revidierte Apothekerordnung kennt nicht einmal die Verwaltung auf bestimmte Zeit während der Verhinderung desjenigen, dem die Konzession verliehen ist. Die vielfach vertretene Meinung, das preußische Recht lasse die Übertragung zu, weil es sie nicht ausdrücklich verbiete, ist unhaltbar.

Auch ohne ausdrückliches Verbot kann sich aus dem Zwecke und dem Inhalt eines Gesetzes ergeben, daß es gewisse Rechtsgeschäfte nicht anerkennt und damit verbietet (vergl. Planck Anm. zu § 134 BGB., 4. Auflage, Bd. I, S. 348). Aus § 63 Einleitung zum ALR. folgt, daß es jeder Übertragung persönlicher Privilegien seine Anerkennung versagt, und wenn die revidierte Apothekerordnung unter Hervorhebung der Unvererblichkeit und Unveräußerlichkeit solcher Privilegien selbst die Verwaltung der auf Realberechtigungen beruhenden Apothekenprivilegien für gewisse Fälle zuläßt, so folgt daraus, daß es jede Übertragung verbietet. In diesem Rechtszustande ist durch den Erlaß der Gewerbeordnung nur insofern eine Änderung eingetreten, als die Befugnis zum Betriebe durch einen Stellvertreter ausgeübt werden kann (Entscheid. des Oberverwaltungsgerichts Bd. 48, S. 297). Die Verpachtung überträgt die selbständige Ausübung der verliehenen Berechtigung und den Genuß der damit verbundenen Einkünfte auf den Pächter, sie ist also eine Übertragung des nur dem Verpächter erteilten Privilegiums. Das Gesetz läßt eine derartige Übertragung nicht zu und verbietet sie. Der (Pacht-) Vertrag vom 21. November 1911 ist deshalb sowohl nach § 64 I ALR. als nach § 134 BGB. nichtig. Er ist auch deshalb nichtig, weil er auf eine vom Recht nicht zugelassene Übertragung, also auf eine unmögliche Leistung gerichtet ist (§ 306 BGB.).

3. Die Zulässigkeit der Verpachtung.

Die Zulässigkeit der Verpachtung privilegierter Apotheken wird allgemein angenommen, und zwar auf Grund des § 48 der Reichsgewerbeordnung[1]):

> Realgewerbeberechtigungen können auf jede nach den Vorschriften dieses Gesetzes zum Betriebe des Gewerbes befähigte Person in der Art übertragen werden, daß der Erwerber die Gewerbeberechtigung für eigene Rechnung ausüben darf.

Man nimmt auch an, daß die Verpachtung privilegierter Apotheken dem Ministerialerlaß vom 21. September 1886 nicht widerspricht, weil sie durch § 48 der RGewO. ausdrücklich gestattet sei[2]). Streitig ist nur die Verpachtung konzessionierter Apotheken; man wird aber die Zulässigkeit der Verpachtung aller Apotheken annehmen müssen, weil die Gewerbeberechti-

---

[1]) So Kuhn, Die Rechtsverhältnisse der Apotheker in Preußen; Verwaltungsarchiv Bd. 15 Heft 1.

[2]) So Böttger S. 278ff.

gung für den Pächter ähnlich wie für den Stellvertreter in dem Apothekenbetriebsrecht enthalten ist.

Die Pacht enthält nicht die Übertragung eines Rechts, auch nicht des Betriebsrechts. Der Pächter übt kein eigenes Recht aus, sondern ein fremdes Recht für eigene Rechnung; er will kein fremdes Recht, auch kein Betriebsrecht übertragen haben, sondern lediglich dieses fremde Betriebsrecht für eigene Rechnung nutzen. Der Pächter einer privilegierten Apotheke nutzt ein fremdes, ihm nicht übertragenes Privileg, nicht anders als der Pächter eines Grundstücks das fremde Grundstück nutzt. Ist das Privileg eine gebuchte selbständige Gerechtigkeit, so bleibt der Verpächter dessen eingetragener Eigentümer; das Privileg verbleibt also stets dem Verpächter, und der Pächter hat nur ein obligatorisches Recht auf dessen Nutzung erworben; deshalb sind alle Gründe gegen die Verpachtung, die aus der Unzulässigkeit der Übertragung der Konzession hergeleitet sind, nicht zutreffend; deshalb ist es auch abzulehnen, die Zulässigkeit der Verpachtung privilegierter Apotheken aus § 48 der RGewO. zu folgern, da diese Gesetzesbestimmung lediglich von der Übertragung der Realgewerbeberechtigungen handelt, auch irgendeinen zivilrechtlichen Rechtssatz von der Übertragung gar nicht enthält, vielmehr lediglich eine gewerbepolizeiliche Beschränkung normiert[1]).

Die Verpachtung ähnlicher gewerblicher Betriebe, z. B. eines Hotels, eines Sanatoriums, einer Fabrik, einer Eisenbahn, eines Handelsgeschäfts, wird unstreitig als zulässig angesehen. Daß das Grundstück, die Einrichtung und das Handelsgeschäft eines Apothekers etwa wie die gleichen Vermögensrechte eines Drogisten nach bürgerlichem Recht verpachtet werden können, ist ebenfalls nicht zweifelhaft. Fraglich kann hiernach nur sein, ob der Pächter nach öffentlichem Recht für den Betrieb des Apothekengewerbes einer besondern behördlichen Erlaubnis bedarf, oder ob in dem Apothekenbetriebsrecht schon die öffent-

[1]) Vgl. v. Landmann zu § 48 Anm. 2 und oben S. 95.

lich-rechtliche Erlaubnis für den Pächter ähnlich wie für den Stellvertreter enthalten ist.

Hält man für den Pächter einer Apotheke eine besondere Konzession für erforderlich, so steht nichts entgegen, wenn die zuständige Behörde eine solche Pächterkonzession durch generelle Bestimmung ein für allemal verweigert. Die zuständige Behörde kann dann zwar nicht die Apothekenpacht verbieten; sie könnte aber, was praktisch auf dasselbe herauskommt, ein für allemal bestimmen, daß Pächterkonzessionen niemals erteilt werden dürfen. Es fragt sich, ob nach den bestehenden Gesetzen dies zulässig ist; auch diese Frage ist zu verneinen.

Wenn auch die Zulässigkeit der Pacht ohne besondere behördliche Genehmigung für den Pächter nicht aus § 45 der RGewO. gefolgert werden kann, weil der Pächter kein Stellvertreter ist, so folgt sie doch aus der Apothekerordnung. Nach der Apothekerordnung sah und sieht man die Pacht einer Apotheke allgemein als zulässig an, weil die Apothekerordnung nur Privilegien kennt, und die Verpachtung privilegierter Apotheken nicht in Zweifel gezogen wird. Das Apothekenprivileg ist ein nutzbares Recht, das der Berechtigte nicht selbst zu nutzen braucht, dessen Nutzung ihm vielmehr in jeder zivilrechtlich zulässigen Form gestattet ist. Die Apothekerordnung kennt insbesondere kein besonderes Pächterprivileg. Das gilt auch vom Personalprivileg; es ist nicht richtig, daß das Personalprivileg nur höchst persönlich ausgeübt werden mußte. Nach der rev. ApO. konnte auch der mit bloßem Personalprivileg ausgestattete Apotheker die Direktion seiner gesamten Apotheke einem Provisor überlassen (I. §§ 21 ff.), und die Verpachtung aller privilegierten Apotheken schlechthin hat man bis 1821, also gerade zu einer Zeit, als es noch Personalprivilegien gab, für zulässig gehalten. Man ging eben davon aus, daß das Privileg für den Pächter wie die Betriebserlaubnis für den Nachfolger und Stellvertreter schon in dem Apothekenprivileg enthalten war. Das gleiche muß aber auch von den Apothekenkonzessionen gelten, die auf Grund der Apothekerordnung analog den Privilegien geregelt sind. Die Verleihung einer Konzession setzt die behördliche Feststellung des Bedürfnisses, ein Konkurrenzverfahren, eine Auswahl unter den Bewerbern, die Prüfung der finanziellen Leistungsfähigkeit des Anwärters voraus, alles Bedingungen, die auf den Pächter nicht passen. Auch die Konzession enthält ein nutzbares, dem Privileg ähnliches Recht, und zwar jede Konzession, auch die Personalkonzession und die Filialkonzession; ebenso wie das Personalprivileg kein höchstpersönliches Recht war, sondern das gleiche nutzbare Recht wie das vererbliche Privileg enthielt, nur auf die Lebensdauer des Beliehenen beschränkt. Natürlich scheiden die Fälle aus, wo dem Personalkonzessionar, sei es für seine Vollapotheke, sei es für seine Filiale, als besondere Konzessionsbedingung der Betrieb für eigene Rechnung auferlegt ist[1]).

Aus den §§ 1 und 7 der Apothekerordnung läßt sich ein Pachtverbot nicht herleiten. Wenn dort für die Ausübung der Apothekerkunst ein Privileg vorgeschrieben ist, so ist damit für oder gegen die Pacht nichts entschieden; denn fraglich kann nur sein, ob das Privileg des Besitzers seinen Pächter ähnlich wie seinen Stellvertreter zur Ausübung der Apothekerkunst berechtigt, und das ist gerade bei Privilegien unstreitig; ebensowenig kann aus den §§ 4 und 5 der Apothekerordnung, welche die Gewerbeberechtigung der Witwe und minderjährigen Kinder regeln, etwas gegen die Zulässigkeit der Pacht gefolgert werden, um so weniger, als hier die Gewerbeberechtigung sogar Nichtapothekern verliehen wird, und auch in diesem Falle für privilegierte Apotheken die Zulässigkeit der Pacht nicht bestritten wird.

Hiernach dürfte der Ministerialerlaß vom 21. September 1886 der rechtlichen Grundlage entbehren, und die Verpachtung von Apotheken aller Art ohne besondere Konzession für den Pächter für zulässig zu erachten sein[2]).

---

[1]) Vgl. RG. vom 9. Juli 1909 Medizinal-Arch. 1910, S. 220.

[2]) In Bayern ist die Apothekenpacht mit Genehmigung der Regierung zulässig, ebenso in Hessen.

4. Pachtähnliche Verwaltungsverträge.

Der Rechtsverkehr kann die Apothekenpacht nur schwer entbehren; er sucht sich mit pachtähnlichen Verwaltungsverträgen zu helfen; besonders für die Witwen und minderjährigen Kinder bedeutet das Pachtverbot einen Mißstand, weil sie das wirtschaftliche Risiko ihres Apothekenbetriebes, wenigstens nach außen hin, stets selbst tragen müssen, obwohl sie kraft öffentlichen Rechts gehindert sind, in die Verwaltung ihres Apothekenbetriebes einzugreifen, ihnen auch meist die Sachkunde für die Leitung der Apotheke fehlt; auch für Filialapotheken erweist sich die Pacht als notwendig, weil es wirtschaftlich zweckmäßig ist, dem Leiter der Filialkonzession nicht nur die öffentlich-rechtliche Verantwortlichkeit, sondern auch das wirtschaftliche Risiko aufzuerlegen. In diesen Fällen werden pachtähnliche Verwaltungsverträge geschlossen, und es fragt sich, ob und inwieweit dieselben gültig sind, vorausgesetzt, daß man die Apothekenpacht für unerlaubt hält. Ist der pachtähnliche Verwaltungsvertrag lediglich zur Verschleierung des Pachtverbots abgeschlossen, so ist er nach § 134 BGB. nichtig; liegt aber ein ernstgemeinter Verwaltungsvertrag vor, so ist er gültig, auch wenn das gesamte wirtschaftliche Risiko des Apothekenbetriebes vom Verwalter übernommen wird. Was im einzelnen anzunehmen ist, ist Tatfrage und auf Grund der Auslegung jedes einzelnen Vertrages zu entscheiden. Für diese Auslegung sind im allgemeinen öffentlich-rechtliche Grundsätze maßgebend.

Nach § 45 GewO. ist der Apotheker berechtigt, seinen Gewerbebetrieb durch einen Stellvertreter ausüben zu lassen; derselbe muß nur den für das Apothekergewerbe vorgeschriebenen Erfordernissen genügen; der Stellvertreter braucht keine Konzession. Als Stellvertreter im Sinne des § 45 ist anzusehen, wer das Apothekengewerbe für Rechnung und im Namen eines anderen, im übrigen aber selbständig verwaltet und den Gewerbsinhaber nach außen vertritt, insbesondere die auf das Gewerbe bezüglichen Rechtsgeschäfte für denselben abschließt[1]). Auf die zivilrechtliche Grundlage der Stellvertretung kommt es nicht an; sie kann auf Auftrag, Dienstvertrag, gesetzlicher Vertretung beruhen. Der Dienstvertrag kann dem Stellvertreter einen Teil der Einnahmen, auch alle Erträge des Gewerbebetriebs zusichern. Beteiligung am Gewinn, auch Beteiligung am Verlust kann im Dienstvertrage vereinbart werden; es ist hiernach auch zulässig, das gesamte wirtschaftliche Risiko des Gewerbebetriebes durch Vertrag zwischen Gewerbsinhaber und Verwalter dem letzteren aufzubürden. Entscheidend ist nur, ob nach außen hin der Gewerbebetrieb für Rechnung und im Namen des Gewerbsinhabers geführt wird, und ob die Geschäfte der Apotheke im Namen und für Rechnung desselben abgeschlossen werden, so daß Dritten gegenüber der Gewerbebetrieb von dem Inhaber des Betriebsrechts geführt wird. Schließt also bei pachtähnlicher Verwaltung der Verwalter alle Verträge im Namen des Gewerbsinhabers ab, so ist den Erfordernissen des § 45 GewO. genügt, auch wenn auf Grund des Anstellungsvertrages an den Inhaber des Betriebsrechts eine feste Abgabe zu entrichten ist, gleichgültig, ob der Betrieb Gewinn oder Verlust bringt, und der Verwalter das gesamte Risiko trägt; denn nach außen hin und Dritten gegenüber bleibt der Inhaber des Betriebsrechts berechtigt und verpflichtet; er muß für die Handlungen des Verwalters Dritten gegenüber aufkommen, die von ihm eingegangenen Verbindlichkeiten erfüllen. Der Apothekenbetrieb bleibt sein Gewerbebetrieb und der Verwalter Stellvertreter gemäß § 45 GewO.[2])

---

[1]) So Landmann Anm. 2a. zu § 45.
[2]) So auch Schultzenstein S. 471.

Kapitel 8.

Die Apotheke im Konkurse und in der Zwangsversteigerung.

Der Konkursverwalter ist unstreitig berechtigt, das Apothekengewerbe des in Konkurs geratenen Apothekers fortzuführen. Er braucht keinerlei Konzession, wird vielmehr als Vertreter des Gemeinschuldners im Sinne des § 45 der GewO. angesehen[1]). Seine Vertretungsbefugnis wird aus §§ 1 und 129 Abs. 2 der KonkO. hergeleitet. Bei dieser Rechtslage muß der Konkursverwalter aber ein approbierter Apotheker sein, da der Vertreter gemäß § 45 der GewO. den für das betreffende Gewerbe vorgeschriebenen Erfordernissen genügen muß.

Da der § 45 der GewO. auf das Apothekengewerbe schlechthin Anwendung findet, so wird der Konkursverwalter für alle Apotheken, auch für die mit Privileg oder mit verkäuflicher Konzession ausgestatteten, ein approbierter Apotheker sein müssen, wenn er den Apothekenbetrieb fortsetzen will. Ob gemäß § 79 der KonkO. für den Apothekenbetrieb ein besonderer Konkursverwalter ernannt wird, hängt davon ab, ob die Konkursverwaltung verschiedene Geschäftszweige umfaßt[2]).

Die Frage, ob der Zwangsverwalter das Apothekengewerbe fortzuführen berechtigt und verpflichtet ist, ist streitig; die herrschende Meinung verneint sie. Nach der herrschenden Meinung ist der Zwangsverwalter nur zur Fortsetzung derjenigen gewerblichen Betriebe des Schuldners berechtigt, welche die Ausnutzung des Grundstücks zum Gegenstande haben[3]). Lediglich die Ausnutzung des Grundstücks hat aber den Apotheken-

---

[1]) So v. Landmann. Anm. 2a. zu § 45. OLG. Königsberg vom 21. Oktober 1886. Reger 7, S. 368, Vgl. auch Schultzenstein S. 504.

[2]) Deichmann S. 41. Schultzenstein S. 494 u. S. 505.

[3]) So OVG. vom 4. Januar 1904, JMBl. 1904 S. 105. Schultzenstein S. 459; vgl. auch die Zusammenstellung der Literatur bei Güthe-Jaeckel Anm. 3 zu § 152.

betrieb nicht zum Gegenstande. Güthe hält den Zwangsverwalter für befugt, ein jedes vom Schuldner betriebene Gewerbe fortzusetzen, wenn dies zur Erhaltung des Grundstücks in seinem wirtschaftlichen Bestande erforderlich ist und soweit den im öffentlichen Recht aufgestellten Erfordernissen des Betriebs durch einen Dritten genügt ist. Nach Ansicht Güthes wäre der Zwangsverwalter zur Fortführung des Apothekengewerbes dann verpflichtet, wenn das ganze Grundstück ausschließlich dem Apothekenbetriebe dient. Man wird die Ansicht Güthes ablehnen und sich der herrschenden Meinung anschließen müssen. Güthe folgert seine Ansicht aus § 152 Satz 1 des ZVG.:

Der Verwalter hat das Recht und die Pflicht, alle Handlungen vorzunehmen, die erforderlich sind, um das Grundstück in seinem wirtschaftlichen Bestande zu erhalten und ordnungsmäßig zu benutzen.

Mit Recht nimmt die herrschende Meinung an, daß es sich bei Erhaltung des Grundstücks in seinem wirtschaftlichen Bestande nur um Gewerbe handeln kann, die die Nutzung des Grundstücks bezwecken, nicht auch um andere. Die Fortsetzung des Gewerbebetriebes eines Apothekers bezweckt niemals die Ausnutzung des Grundstücks, sondern die Ausnutzung des Apothekengewerbes, nicht anders als die Fortsetzung eines Warenhausbetriebes in einem ausschließlich zum Warenhaus eingerichteten Grundstücke nur die Fortsetzung dieses Warenhausbetriebes bezweckt. Die Nutzung des Apothekengrundstücks kann nur durch Nutzung der Räume desselben, etwa durch Vermietung, die auch an den Schuldner selbst zulässig ist, erfolgen. Die Ansicht Güthes würde auch dazu führen, daß beim Zusammentreffen von Konkurs und Zwangsverwaltung die Einkünfte aus einem Gewerbebetriebe vielfach den dinglichen Gläubigern zufallen und die persönlichen Gläubiger unter Umständen leer ausgehen würden. Für die Zwangsverwaltung eines Apothekengrundstücks wird man deshalb davon ausgehen müssen, daß der Zwangsverwalter zur Fortsetzung des Apothekenbetriebes nicht berechtigt ist[1]).

Diese Streitfrage hat aber für Apotheken nur Bedeutung für die Personalkonzession. Die Privilegien, soweit sie Bestandteile des Grundstücks sind, auch die ungebuchten selbständigen Gerechtigkeiten, ebenso die verkäuflichen Apothekenkonzessionen, soweit man sie nach der hier vertretenen Ansicht als Bestandteil des Grundstücks ansieht, werden als Bestandteile von der Beschlagnahme ergriffen, gehören zur Immobiliarmasse und unterliegen deshalb der Zwangsverwaltung, ebenso natürlich die selbständig gebuchten Apothekenprivilegien, wenn in diese die Zwangsverwaltung eingeleitet ist. In allen diesen Fällen gehören die Nutzungen des von der Beschlagnahme betroffenen Apothekenbetriebsrechts zur Zwangsverwaltungsmasse. Auch hier kommt in Betracht, ob der Zwangsverwalter als Stellvertreter des Schuldners im Sinne des § 45 der GewO. gilt. Die Frage wird für alle diejenigen Gewerbebetriebe, zu deren Fortsetzung der Zwangsverwalter auf Grund des § 152 des ZVG. berechtigt ist, allgemein bejaht[2]); für Apotheken ergibt sich daraus die Folgerung, daß der Zwangsverwalter einer privilegierten oder einer mit verkäuflicher Konzession ausgestatteten Apotheke ein qualifizierter Apotheker sein muß, wenn er den Apothekenbetrieb fortsetzen will[3]). Schultzenstein ist der Meinung, daß auch die Realgewerbeberechtigung, und selbst wenn die Realgberechtigung gemäß § 96 BGB. als Bestandteil des beschlagnahmten Grundstücks gilt, dem Zwangsverwalter gleichwohl nicht das Recht verleiht, das auf Grund der Realgewerbeberechtigung betriebene Gewerbe fortzusetzen, weil auch hier die Zwangsverwaltung immer nur eine solche des Grund-

[1]) So auch speziell für Apotheken OLG. Bamberg vom 17. Mai 1913, Recht 1913, Nr. 2510. Dort ist auch ausgesprochen, daß die Bestellung des Konkursverwalters über das Vermögen eines Apothekers gleichzeitig zum Zwangsverwalter des Apothekengrundstücks wegen Interessenwiderstreits nicht sachgemäß ist.

[2]) Vgl. v. Landmann Anm. 2a zu § 45.

[3]) Vgl. auch Schultzenstein S. 505.

stücks und also darauf beschränkt bleibt, die Nutzungen des Grundstücks für die dinglichen Gläubiger in Anspruch zu nehmen[1]). Nach dieser Ansicht hat auch bei Realgewerbeberechtigungen der Zwangsverwalter nur das Recht, solche Gewerbe fortzusetzen, welche die Ausnutzung des Grundstücks zum Gegenstand haben. Diese Ansicht ist aber unzutreffend; denn die Realberechtigung selbst ist Gegenstand der Zwangsverwaltung, sei es als ein grundstücksgleiches Recht, sei es als Bestandteil eines solchen. Und die Nutzung der Realgewerbeberechtigung besteht eben in den Nutzungen des auf Grund derselben betriebenen Gewerbes. Der Zwangsverwalter ist aber nicht nur zur Nutzung des Grundstücks oder des grundstücksgleichen Rechts, sondern auch seiner Bestandteile berechtigt und verpflichtet[2]). Daß aber die Beschlagnahme der selbständig gebuchten Apothekenprivilegien zulässig und die Beschlagnahme des Apothekengrundstücks auch die subjektiv-dinglichen Privilegien mit umfaßt, ist unstreitig[3]). Nur über die Bestandteilseigenschaft der ungebuchten selbständigen Gerechtigkeiten und der verkäuflichen Konzessionen herrscht Streit.

Bei der Zwangsversteigerung einer Apotheke, die auf Grund einer verkäuflichen Apothekenkonzession betrieben wird, ist für die Besteuerung von Bedeutung, ob es zweckmäßig ist, die Zusicherung des Regierungspräsidenten, daß dem qualifizierten Ersteher die Konzession zur Fortführung der Apotheke werde verliehen werden, als besondere Versteigerungsbedingung festzustellen. Durch diese Zusicherung wird im Rechtsverkehr der Übergang der verkäuflichen Konzession auf den Ersteher zum Ausdruck gebracht. Das Gebot wird in der Regel, besonders bei kleinen, geringwertigen Apothekengrundstücken, den Wert des Grundstücks wesentlich übersteigen, da es die Vergütung für die verkäufliche Konzession mitenthält,

---

[1]) Schultzenstein S. 464.

[2]) Vgl. auch OVG. vom 4. Januar 1904, JMBl. 1904, S. 105, wo zwischen Realschankgerechtigkeit und persönlicher Konzession unterschieden ist.

[3]) Güthe-Jaeckel S. 8 Vorbem. und Anm. 1 zu §§ 21/22, S. 122.

und diese Konzession nicht selten einen höhern Wert hat als das zur Zwangsversteigerung gestellte Grundstück. Da die verkäufliche Konzession stempelrechtlich besonders erfaßt wird, auch von der Umsatzsteuer befreit ist, fragt es sich, wie der Ersteher eine doppelte Besteuerung vermeidet; denn wenn er sein Gebot im Zwangsversteigerungsverfahren ohne jede Beschränkung abgibt, wird es als Gebot für das Grundstück angesehen und unterliegt seinem ganzen Betrage nach der Besteuerung für Grundstückskäufe, obwohl ein großer Teil desselben den Kaufpreis für die verkäufliche Apothekenkonzession enthält. Es ist deshalb notwendig, schon beim Gebot außer Zweifel zu lassen, daß der den Grundstückswert übersteigende Teil desselben die verkäufliche Konzession betrifft. Als Mittel hierzu dient die besondere Versteigerungsbedingung, durch die der Übergang der verkäuflichen Konzession, also deren Miterwerb zum Ausdruck gebracht wird. Bei der ungebuchten selbständigen Gerechtigkeit gibt es dieses Mittel nicht, wenn sie als Bestandteil mit ausgeboten wird; auch diese unterliegt der Besteuerung grundstücksgleicher Rechte nicht. Hier ist nur das Mittel gegeben, schon beim Bieten zum Ausdruck zu bringen, daß der den Wert des Grundstücks übersteigende Teil des Gebots als Vergütung für das Privileg gelten soll.

Streitigkeiten zwischen Zwangsverwalter und Konkursverwalter oder bei Geschäftsaufsicht auch der Aufsichtsperson über die Nutzungen aus dem Apothekenbetriebe oder die Zubehöreigenschaft von Betriebsrecht, Warenlager oder Geschäftseinrichtung können sowohl im Prozeßwege als auch im Wege der Erinnerung und Beschwerde gemäß § 766 ZPO. ausgetragen werden. Das Kammergericht nimmt an, daß *nur* Erinnerung und Beschwerde aus § 766 ZPO. zulässig ist, da es sich nicht um einen Eigentumsstreit, sondern nur um einen Streit über die Zuständigkeit handle[1]); diese Ansicht wird vom Reichsgericht nicht geteilt, das auch den Prozeßweg zuläßt[2]).

---

[1]) So KG. vom 4. Juli 1907, OLG. 15, S. 33; auch **Güthe-Jaeckel** Anm. 4 zu § 152 ZVG.

[2]) So RG. vom 7. Juli 1915, Pharm. Ztg. 1915 Nr. 80, in einem Streite

Daß bei Mobiliarzwangsvollstreckung gemäß § 811 Ziffer 9 ZPO. die für den Apothekenbetrieb unentbehrlichen Geräte, Gefäße und Waren der Pfändung nicht unterworfen sind, ist bereits hervorgehoben.

Kapitel 9.

Die im Rechtswege verfolgbaren Ansprüche aus dem Apothekenbetriebsrecht.

Wer einen Gewerbebetrieb begonnen hat, sei es auf Grund allgemeiner Gewerbefreiheit, sei es auf Grund einer Konzession oder eines Privilegs, besitzt ein subjektives öffentliches und privates Recht auf den eingerichteten und ausgeübten Gewerbebetrieb, das ihm nur unter den vom Gesetz festgestellten Voraussetzungen entzogen werden kann. Unerlaubte Eingriffe in dieses Recht gewähren Anspruch auf negatorische Abwehr und Schadenersatz[1]). Das Recht auf den eingerichteten und ausgeübten Gewerbebetrieb wird als ein „sonstiges Recht" im Sinne des § 823 BGB. angesehen; als solches gilt unzweifelhaft das Apothekenprivileg, auch wenn auf Grund desselben der Gewerbebetrieb noch nicht eingerichtet und ausgeübt ist; ob auch die Apothekenkonzession, mag dahingestellt werden; da diese Frage kaum praktisch, nach der hier vertretenen Auffassung muß auch die Apothekenkonzession als ein sonstiges Recht im Sinne des § 823 BGB. angesehen werden.

Dieses Recht auf den eingerichteten und ausgeübten Gewerbebetrieb unterliegt der Zwangsvollstreckung, sofern eine Ausübung desselben durch Stellvertreter möglich ist; unter der gleichen Voraussetzung gehört es auch zur Konkursmasse. Die Zwangsvollstreckung in dasselbe findet gemäß § 857 der

zwischen Konkursverwalter und Zwangsverwalter über die Apothekeneinrichtung.

[1]) So v. Landmann Anm. 2b zu § 1 S. 57 und die dort ausführlich angeführte umfangreiche Literatur, auch RG. vom 27. Februar 1904 Bd. 58, S. 29 und die dort zitierte Rechtsprechung und RG. vom 28. September 1911 Bd. 77, S. 218.

ZPO. statt, wonach die Zwangsvollstreckung auch in unveräußerliche Rechte zulässig ist, sofern die Ausübung einem anderen überlassen werden kann. Das Vollstreckungsgericht ist befugt, die erforderlichen Anordnungen behufs Ausübung des Rechts zu erlassen. Es kann eine Verwaltung anordnen und einen gewerblichen Stellvertreter gemäß § 45 der GewO. bestellen, der an Stelle des Schuldners das Recht zugunsten der Gläubiger ausnutzt, also die Einkünfte aus dem Gewerbebetriebe zugunsten der Gläubiger verwertet[1]).

Eine Verletzung des subjektiven Rechts auf den eingerichteten und ausgeübten Gewerbebetrieb liegt nur dann vor, wenn sich die rechtswidrige Handlung des anderen unmittelbar gegen den Bestand des Gewerbebetriebes richtet, dieser tatsächlich gehindert oder seine rechtliche Zulässigkeit verneint und seine Schließung und Einschränkung verlangt wird. In der bloßen nachteiligen Einwirkung auf den Ertrag des Geschäfts liegt eine solche Verletzung nicht; für den rechtswidrigen Eingriff ist notwendig eine Antastung des Gewerbebetriebes als solchen, eine unmittelbare Hinderung und Hemmung des Anbietens und Abschließens von Verkäufen oder irgendwelchen Betriebs- oder Vertriebshandlungen des schutzberechtigten Gewerbetreibenden (so RG. vom 28. September 1911, Bd. 77, S. 219 und die dort angeführte Literatur). Nur bei derartigen Eingriffen in das Recht auf den Gewerbebetrieb ist gemäß § 823 BGB. der Anspruch auf Unterlassung und Entschädigung gegeben.

Der Gewerbetreibende hat aber, abgesehen von dem Schutz seines Rechts auf den eingerichteten und ausgeübten Gewerbebetrieb, einen Anspruch auf Unterlassung von Eingriffen in seinen allgemeinen Rechtskreis, und zwar dann, wenn durch eine unerlaubte Handlung eines anderen ein ihn dauernd schädigender Zustand geschaffen wird, der nur durch den Zwang zur Unterlassung weiterer Störungen beseitigt werden kann, so daß die Unterlassung die Wiederherstellung des früheren

[1]) Schultzenstein in der Zeitschr. für Zivilproz. Bd. 33, S. 470.

Zustandes im Sinne des § 249 BGB. bedeutet. Voraussetzung ist, daß eine Wiederholung der unerlaubten Handlung für die Zukunft ernstlich zu befürchten ist. Errichtet also jemand ein Apothekengewerbe ohne die behördliche Konzession oder ohne die erforderliche Approbation, so liegt in dieser unerlaubten Handlung keine unmittelbare Antastung des Gewerbebetriebes eines Apothekers, keine Hemmung oder Hinderung seines Gewerbebetriebes, sondern nur eine unerlaubte Einwirkung auf den Ertrag des Apothekenbetriebes; gleichwohl kann auf Unterlassung geklagt werden, weil diese unerlaubte Handlung in den allgemeinen Rechtskreis des Apothekers eingreift, die Wiederholung des unerlaubten Arzneiverkaufs für die Zukunft zu befürchten ist, so daß erst der Zwang zur Einstellung des unerlaubten Apothekenbetriebs den frühern Zustand wiederherstellt[1]). Neben dem Unterlassungsanspruch besteht auch hier der Anspruch auf Entschädigung.

Verstößt aber ein Drogenhändler fortgesetzt gegen die Kaiserliche Verordnung vom 22. Oktober 1901, so kann er auf Unterlassung nicht verklagt werden, sondern lediglich auf Ersatz des durch diese nach § 367 Nr. 3 des StrGB. verbotenen Handlungen verursachten Schadens, weil schon das Strafgesetz ihn zur Unterlassung durch öffentliche Strafe anhält und dieses auch den gesetzlich verordneten Schutz gegen Wiederholung dieser Einzelhandlungen normiert[2]).

Die Feststellung des eingerichteten und ausgeübten Gewerbebetriebes ist auch gemäß § 2 der rev. ApO. von Bedeutung. Nach § 2 sind nur die Apothekenprivilegien, welche einmal an einem Orte fundiert sind, vererblich und veräußerlich, es sei denn, daß sie dem Besitzer für seine Person verliehen worden sind. Ein rechtswirksames vererbliches und veräußerliches Apothekenprivileg liegt hiernach nur dann vor, wenn es zur Zeit des Inkrafttretens der rev. ApO. bereits an einem Orte fundiert war, d. h. wenn auf Grund desselben der Apothekenbetrieb bereits eingerichtet und ausgeübt war, so RG.

[1]) Vgl. § 15 der GewO. RG. 77, S. 219.
[2]) Vgl. RG. Bd. 70, S. 223.

vom 28. Januar 1895 bei Gruchot, Bd. 39, S. 1023 und RG. vom 14. November 1901 bei Gruchot, Bd. 46, S. 1118. Daraus folgt, daß der Staat, wenn er die Vererblichkeit und Veräußerlichkeit eines zur Zeit der Emanation der rev. ApO. bereits fundierten Apothekenprivilegs bestreitet, die Beweislast dafür hat, daß dasselbe nur für die Person verliehen ist, so Preußisches Obertribunal vom 3. Juli 1877 bei Böttger, Apothekengesetzgebung II, S. 16. War der Apothekenbetrieb zur Zeit des Inkrafttretens der rev. ApO. nicht fundiert, also nicht eingerichtet und ausgeübt, so liegt ein vererbliches und veräußerliches Privileg nicht vor. Das ist erheblich für alle diejenigen Fälle, in denen im Grundbuche ein Privileg eingetragen ist, das aber seit Inkrafttreten der rev. ApO. nicht ausgeübt ist, auch wenn für die Gewährung dieses Privilegs ein Kanon oder andere Abgaben im Grundbuche vermerkt sind. Ein solches Privileg gewährt kein Apothekenbetriebsrecht, es gilt auch nicht als ruhend, sondern als durch die rev. ApO. aufgehoben, die nur diejenigen Privilegien als vererblich und veräußerlich aufrechterhalten hat, welche damals bereits fundiert waren. Die Versagung der Anerkennung solcher Privilegien ist vom Reichsgericht in den vorgenannten Entscheidungen gebilligt.

Gewährt der eingerichtete und ausgeübte Gewerbebetrieb ein subjektives privates Recht auf diesen Betrieb, so kann auch auf Feststellung dieses Rechts gemäß § 256 der ZPO. im ordentlichen Rechtswege geklagt werden. Das ist für Apothekenprivilegien unstreitig, aber auch für alle Gewerberechte, also auch für Apothekenkonzessionen anzunehmen. Für Apothekenkonzessionen hat diese Feststellung die Bedeutung, daß mit der Feststellung auch die aus der Konzession folgenden Ansprüche festgestellt sind, bei verkäuflichen Konzessionen insbesondere das Präsentationsrecht, bei unverkäuflichen das Recht auf Übernahme von Warenlager und Geschäftseinrichtung. Die Feststellungsklage ist, wenn Staatsbehörden das Gewerberecht bestreiten, gegen den Staat, nicht aber gegen den Fiskus zu richten, wobei der Staat durch diejenige Behörde vertreten wird, welche das Gewerberecht bestritten hat. In der Regel wird der Staat durch den Regierungspräsidenten vertreten werden, da die Verfügung in Ansehung bereits bestehender Apotheken dem Regierungspräsidenten zusteht und nur die Verleihung neuer Konzessionen dem Oberpräsidenten obliegt[1]).

Der Rechtsweg ist auch zulässig bei rechtswidrigen Eingriffen der Verwaltungsbehörden in das Recht auf den Gewerbebetrieb; jedoch kann die Klage nicht auf Aufhebung der störenden Verwaltungsakte, sondern gemäß §§ 74, 75 der Einleitung zum ALR. nur auf Entschädigung gerichtet werden[2]). Wird also das Präsentationsrecht nicht beachtet oder der Antrag auf Festsetzung der Konzessionsbedingung auf Übernahme von Einrichtung und Warenlager von der Verwaltungsbehörde abgelehnt, so ist die Klage im Rechtswege auf Entschädigung gegeben.

Kapitel 10.

Ablösung der Apothekenbetriebsrechte.

Nahezu so alt wie die Konzessionen ist der Ruf nach einer Apothekenreform; schon die Kabinettsorder vom 5. Oktober 1846 stellt eine definitive gesetzliche Regulierung in Aussicht; an Reformversuchen hat es nicht gefehlt, der Weg der Reform ist viel umstritten, die Vorschläge sind außerordentlich zahlreich, die Literatur über sogen. Gewerbefrage der Apotheke kaum übersehbar. Das Beste, was über die Apothekenreform gesagt werden kann, dürfte der sogen. Nieberdingsche Entwurf vom Jahre 1877 enthalten, der sowohl die Gründe für als gegen die verkäufliche Apotheke darlegt.

Die Reformversuche scheiterten wohl zu einem Teile an der Ablösungsfrage; darunter wird die Frage verstanden, ob

---

1) So RG. vom 28. Januar 1895 bei Gruchot Bd. 39 S. 1023 und Zirkularverfügung vom 13. September 1845, MBl. für die innere Verwaltung 1845 S. 301, auch RG. vom 21. April 1886 Bd. 15 S. 189, auch RG. Bd. 70 S. 371.

2) Vgl. RG. vom 1. Juli 1912 Bd. 80 S. 19ff.

und wie die veräußerlichen Betriebsrechte vom Staate abzulösen und den Berechtigten zu entschädigen seien. Die zahlreichen Vorschläge über die Ablösungsfrage stimmen dahin überein, daß alle verkäuflichen Betriebsrechte und nicht nur die Privilegien abzulösen seien. Bei der Frage der Aufhebung der verkäuflichen Betriebsrechte durch den Staat ist für die Entschädigung wohl niemals ein Unterschied zwischen Privileg und verkäuflicher Konzession gemacht, und auch der jüngste Entwurf einer reichsgesetzlichen Regelung vom Jahre 1907, der die Ablösung den Bundesstaaten überlassen wollte, hat für das Recht auf Ablösung zwischen verkäuflicher Konzession und Privileg nicht unterschieden[1]).

[1]) Vgl. Schelenz S. 742, 746, 747, auch den Aufsatz: „Ablösung und Verstaatlichung" in Nr. 98 der Pharm. Ztg. 1916.

Literaturverzeichnis.

Achilles, Die preußischen Gesetze über das Grundeigentum und Hypothekenrecht vom 5. Mai 1872. 4. Aufl. Berlin 1894.
Berendes, Das Apothekenwesen. Stuttgart 1907.
Borgstette, Die Apothekengesetze in Preußen. Münster 1906.
Böttger, Die Apothekengesetzgebung des Deutschen Reichs und der Einzelstaaten. Berlin 1880.
Böttger-Urban, Die preußischen Apothekengesetze 1913; hier zitiert Böttger.
Deichmann, Preußische Apothekenbesitzverhältnisse. Marburg 1913.
Dernburg, Bürgerliches Recht. 1902.
— Preußisches Privatrecht. 5. Aufl.
Eger, Handbuch des Eisenbahnrechts. 1889.
— Kommentar zum Kleinbahngesetz vom 28. Juli 1892. 2. Aufl. 1904.
Endemann, Das Recht der Eisenbahnen. Leipzig 1886.
Eulenburg, Das Apothekenwesen in Preußen. 1873.
Foerster-Eccius, Preußisches Privatrecht. 6. Aufl. Berlin 1892.
Gleim, Kommentar zum Gesetz über die Bahneinheit. 1896.
— Das Gesetz über die Kleinbahnen und Privatanschlußbahnen. 1907.
Günzel, Das deutsche Apothekergewerbe. Leipzig 1905.
Güthe, Die Grundbuchordnung für das Deutsche Reich. Berlin 1903.
Güthe-Jaeckel, Kommentar zum Zwangsversteigerungsgesetz. 5. Aufl. 1915: zitiert: Güthe-Jaeckel.
v. Holtzendorff, Rechtslexikon. Leipzig 1880.
Georg Jellinek, System der subjektiven öffentlichen Rechte. 1905.
Walter Jellinek, Der fehlerhafte Staatsakt. Tübingen 1908.
Illing-Kautz, Die Reichsgewerbeordnung. 4. Aufl. 1895.
Koch, Deutschlands Eisenbahnen. Marburg 1860.
Kormann, System der rechtsgeschäftlichen Staatsakte. Berlin 1910.
— Rechtliche Natur und Bedeutung der südafrikanischen Bergrezesse in der Zeitschrift für Kolonialpolitik, 13. Jahrgang 1911.
Kriegk, Deutsches Bürgertum im Mittelalter. Frankfurt a. M. 1868.
Kuhn, Die Rechtsverhältnisse der Apotheker in Preußen bezüglich der Stellvertretung, der Verpachtung der Apotheken und des Haltens von Lehrlingen im Verwaltungsarchiv Bd. 15 S. 60 ff.
v. Landmann, Kommentar zur Gewerbeordnung. 6. Aufl. München 1911.
Lindes, Das Apothekenwesen. 1843.
Matthiessen, Befugnis des Zwangsverwalters zur Fortsetzung oder Einrichtung eines Gewerbebetriebes auf dem Grundstücke des Schuldners in der Zeitschrift für Zivilprozeß Bd. 31, S. 315.
Otto Mayer, Deutsches Verwaltungsrecht, Bd. I. 1914. Bd. II., 1896.
Meili, Studien über die rechtliche Natur und Wirkungen der von einer Eisenbahngesellschaft gegenüber Gründungsgesellschaften oder „Komitees eingegangenen Verpflichtung zum Bau und Betrieb einer Eisenbahn in Goldschmidts Zeitschrift für Handelsrecht 1879, Bd. 24, S. 339.

Zeitschrift für die Geschichte des Oberrheins von Mone. Karlsruhe 1860. 1861.

Nelken, Das Gewerberecht in Preußen. 1906.

Neukamp, Gewerbeordnung. Leipzig 1906.

Pistor, Das Apothekenwesen. Berlin 1894.

Radeke, Das deutsche Apothekenprivilegienrecht. Würzburg 1912.

Rechtsgutachten in Sachen des Interkantonalen Vorbereitungskomitees der Gaubahn gegen die Gesellschaft der Schweizerischen Zentralbahn von Jhering, Olten, Buchdruckerei des Volksblatts vom Jura, von Renaud, Basel 1877 und Heusler, Basel 1877.

Rehm, Die rechtliche Natur der Gewerbekonzession. München 1889.

Reyscher, Die Realgewerberechte in Zeitschr. für deutsches Recht, Bd. 5, S. 53.

v. Rohrscheidt, Gewerbeordnung. Leipzig 1901.

Schelenz, Geschichte der Pharmazie. Berlin 1904.

Schmid, Über dingliche Gewerberechte im Archiv für zivilrechtliche Praxis, Bd. 44, S. 1 ff.

Schultzenüein, Persönliche gewerbliche Konzession und Erbrecht im Verwaltungsarchiv, Bd. 10, S. 113.

— Über die Befugnis des Zwangsverwalters und des Konkursverwalters zum Gewerbebetriebe statt des Schuldners in der Zeitschrift für Zivilprozeß, Bd. 33, S. 417, hier zitiert Schultzenstein.

Seiler, Die rechtliche Natur der Eisenbahnkonzessionen. Zürich 1888.

Staack, Das Medizinal- und Gesundheitswesen. Kiel und Leipzig 1891.

Sundheim, Geschichte der Gesetzgebung über das Apothekenwesen in Deutschland. Gießen 1833.

Thomasius, De jure circa pharmacopolia civitatum. Halle 1711.

Turnau-Förster, Das Liegenschaftsrecht. 3. Aufl. Paderborn 1906.

Wernich, Zusammenstellung der gültigen Medizinalgesetze Preußens. Berlin 1887.

Ziurek, Sammlung der Gesetze und Verordnungen für den Verkehr mit Arzneien. Berlin 1855.

Außerdem die gebräuchlichen Gesetz- und Spruchsammlungen. Bei den Entscheidungen der höchsten Gerichte sind auch die in der Apothekerzeitung (Selbstverlag des Deutschen Apothekervereins, Berlin NW 87, Levetzowstraße 16b) und der Pharmazeutischen Zeitung (Verlag von Julius Springer in Berlin) abgedruckten Entscheidungen berücksichtigt.

Druck der Spamerschen Buchdruckerei in Leipzig.